医療情報学入門

第2版

樺澤一之・豊田修一 著

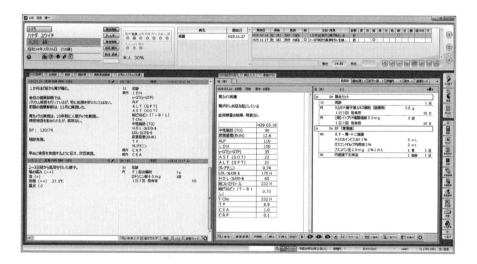

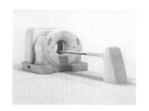

共立出版

は じ め に

　近年，情報通信技術（ICT）の種々の分野への利用・応用は急速に進みつつあり，医療の分野でも例外ではない。医療情報学は，情報を蓄積・分析することで医療の世界で患者サービス，診療，介護，研究などに役立てようとする学問である。その分野には，医療情報システム（病院情報システム，地域医療情報システムなど），生体情報処理，画像処理，人工知能，モデル化とシミュレーションなど多岐にわたっている。ここで，医療を取り巻く環境を考えると，医療の高度化，患者数の増加，医学情報（検査・治療方法，薬剤，治療材料など）の増加，医療施設の連携や医療施設と役所の連携などが進行しており，有効な対応のために情報通信技術（医療情報学）が幅広く利用されている。現在，医療・介護施設は医療の知識と情報通信技術を身につけた専門職を要望している。その期待に応えるため医療情報学会では医療情報技師（学会認定資格）の認定試験を実施している。医科系大学・大学院においても今や医療情報学の教授は必須なものになりつつある。医療情報システムは医療情報学の中核であり，患者の健康維持・促進，健康回復および病院における健全経営への支援や国レベルでの経済的効果という点でその有効性は認められつつあることから，医療の世界で活躍する学生・院生が身につけておかなければならない知識である。筆者らは，十数年間に渡って，コメディカルを養成する大学・大学院で医療情報学を教授してきたが，医療情報学のもつ多様さ（医学，コンピュータ・ネットワーク技術など）の故に苦労が多かった。コメディカルを養成する大学の学生に対して使用する教科書，参考書に適切なものが少ないことから，2006年に，医療情報学を理解する上で必要な基本的な情報通信技術（理論）と，医療情報学の一分野である医療情報システムについて限定して解説した「医療情報学入門」の第1版を執筆した。第1版は執筆から10年ほど経過しており，情報通信技術の進歩は日進月歩であること，それに伴い医療情報システムも変化・発展が目覚ましく，第1版の内容も現状に即していないものとなりつつある。特に，電子カルテの発展は目覚ましく，小規模病院・医院においても利用されている。また，医療情報システムには，情報視覚化（グラフ表現，データの見える化など）など新たな技術・理論が応用されている。また，医療費分析のための蓄積したデータの活用もすすんでいる。そこで，今回，第1版に最新の概念，技術・理論（医療情報の標準化，医療情報倫理，地域医療情報システム，お薬手帳，病院管理，医療データの利活用）を盛り込み改編したものを執筆した。

　最後に，電子カルテシステム（Medical Recepty NEXT）および調剤薬局システム（Recepty NEXT）について資料を提供して頂いた「株式会社ＥＭシステムズ」に謝意を表します。

2017年11月　　　　　　　　　　　　　　　樺澤一之（担当：第1, 2, 3, 6, 8, 9章）
　　　　　　　　　　　　　　　　　　　　　豊田修一（担当：第4, 5, 7, 10章）

目　　次

第1章　医療と情報 ……………………………………………………………………… 1
　1.1　医療情報システムとは何か ……………………………………………………… 2
　1.2　医療における情報処理技術利用の意義 ………………………………………… 2

第2章　情報処理の基礎 ………………………………………………………………… 5
　2.1　コンピュータの基礎 ……………………………………………………………… 5
　　2.1.1　コンピュータの内部でのデータ表現 ……………………………………… 6
　　　(1)　情報の単位 …………………………………………………………………… 6
　　　(2)　2 進 数 ……………………………………………………………………… 6
　　　　　A．2進数の10進数への変換 ………………………………………………… 7
　　　　　B．10進数の2進数への変換 ………………………………………………… 7
　　　　　C．2進数の演算 ……………………………………………………………… 7
　　　　　　　a．2進数の加算／b．2進数の乗算／c．2進数の除算／d．2進数の減算
　　　(3)　コンピュータ内部での数値データの表し方 ……………………………… 10
　　　　　A．固定小数点表示 …………………………………………………………… 10
　　　　　B．浮動小数点表示 …………………………………………………………… 10
　　　(4)　コンピュータ内部での文字データの表し方 ……………………………… 11
　　　　　A．EBCDIC コード：Extended Binary Coded Decimal Interchange Code ……… 11
　　　　　B．ASCII コード：American Standard Code for Information Interchange ……… 11
　　　　　C．JIS コード：JIS code ……………………………………………………… 12
　　　　　D．ユニコード：Unicode …………………………………………………… 12
　　　　　E．BCD コード：Binary Coded Decimal …………………………………… 12
　　2.1.2　論理と論理演算 ……………………………………………………………… 13
　　2.1.3　ハードウエア ………………………………………………………………… 14
　　　(1)　制御装置（Control Unit）…………………………………………………… 15
　　　　　A．命令制御 …………………………………………………………………… 16
　　　　　B．割り込み制御 ……………………………………………………………… 18
　　　(2)　演算装置（arithmetic unit）………………………………………………… 18
　　　(3)　記憶装置 ……………………………………………………………………… 18
　　　　　A．主記憶装置 ………………………………………………………………… 19

　　　　　B．補助記憶装置 …………………………………………………………… *19*
　　　　　　　a．磁気ディスク（固定ディスク）装置／b．フラッシュメモリデバイス／
　　　　　　　c．CD装置とDVD装置／d．光磁気ディスク装置／e．磁気テープ装置
　　　(4)　入力装置 …………………………………………………………………… *22*
　　　(5)　出力装置 …………………………………………………………………… *23*
　　　(6)　入出力インタフェース …………………………………………………… *23*
　　　(7)　バス（bus）………………………………………………………………… *25*
　　　(8)　パソコンで利用されている種々のコネクタ …………………………… *25*
　　2.1.4　ソフトウエア ………………………………………………………………… *26*
　2.2　ネットワークの基礎 ………………………………………………………………… *27*
　　2.2.1　ネットワークのプロトコル ………………………………………………… *28*
　　　(1)　OSI参照モデル …………………………………………………………… *28*
　　　(2)　TCP/IP（Transmission Control Protocol/Internet Protocol）………… *30*
　　　(3)　IPアドレス（Internet Protocol Address）……………………………… *32*
　　2.2.2　ネットワーク・システムの種類 …………………………………………… *34*
　　　(1)　LAN（Local Area Network）……………………………………………… *34*
　　　　　A．トポロジー ……………………………………………………………… *34*
　　　　　　　a．スター型（Star）／b．バス型（Bus）／c．リング型（ループ型）(Ring/Loop)
　　　　　B．データ転送手順 ………………………………………………………… *36*
　　　　　　　a．CSMA／CD方式（Carrier Sense Multiple Access with Collision Detection）／
　　　　　　　b．トークン・リング方式（Token Ring）／
　　　　　　　c．スロッテッド・リング方式（Slotted Ring）
　　　　　C．LANの種類 ……………………………………………………………… *37*
　　　　　　　a．イーサネット（Ethernet）／b．FDDI（Fiber Distributed Data Interface）／
　　　　　　　c．ATM（Asynchronous Transfer Mode）
　　　　　D．ネットワークの接続 …………………………………………………… *39*
　　　　　　　a．NIC（Network Interface Card）／b．ターミネータ（Terminator）／
　　　　　　　c．トランシーバ（Transceiver）／d．リピータ（Repeater）／e．ハブ（Hub）／
　　　　　　　f．ブリッジ（Bridge）／g．ルータ（Router）／h．ブルータ（Brouter）／
　　　　　　　i．スイッチング・ハブ（Switching hub）
　　　(2)　WANまたはグローバルネットワーク（Wide Area Network, Global Network）… *42*
　　　　　A．加入電話回線 …………………………………………………………… *42*
　　　　　B．パケット交換回線（Packet Switching Line）……………………… *42*
　　　　　C．ISDN（Integrated Services Digital Network）…………………… *42*
　　　　　D．高速回線（ブロードバンド）………………………………………… *43*

(3) インターネット（Internet）……………………………………………………… *43*
　　　　A．インターネット上のアドレス………………………………………………… *43*
　　　　B．LAN サーバ……………………………………………………………………… *43*
　　　　　a．ファイアウォールサーバ(Firewall Server)／b．WWW サーバ(WWW Server)／
　　　　　c．プロキシサーバ（Proxy Server）／d．メール・サーバ（Mail Server）／
　　　　　e．ダイアルアップ・サーバ（Dial up Server）
　　　　C．インターネットの活用………………………………………………………… *45*
　　　　　a．情報の交換（電子メール：Electronic Mail）／b．1対他の情報伝達／
　　　　　c．情報の検索（WWWなど）／d．ファイルの交換(FTP：File Transfer Protocol)／
　　　　　e．コンピュータの遠隔操作（Telnet）
2.3　情報セキュリティ……………………………………………………………………… *46*
　2.3.1　情報セキュリティに対する脅威……………………………………………… *47*
　　　(1) 盗み聴き（盗聴）・盗み見……………………………………………………… *47*
　　　(2) 漏　　洩………………………………………………………………………… *47*
　　　(3) 改　ざん………………………………………………………………………… *48*
　　　(4) なりすまし……………………………………………………………………… *48*
　2.3.2　情報セキュリティに対する対策……………………………………………… *48*
　　　(1) 暗　　号………………………………………………………………………… *48*
　　　　A．秘密鍵暗号方式（secret key encryption system）……………………… *49*
　　　　B．公開鍵暗号方式（public key encryption system）……………………… *50*
　　　(2) 認証と認証局…………………………………………………………………… *50*
2.4　データベース…………………………………………………………………………… *51*
　2.4.1　階層型データベース…………………………………………………………… *54*
　2.4.2　ネットワーク型データベース………………………………………………… *55*
　2.4.3　関係データベース……………………………………………………………… *55*
　　　(1) SQL（Structured Query Language）………………………………………… *58*
　　　(2) データベースの定義…………………………………………………………… *58*
　　　(3) データ操作……………………………………………………………………… *59*
　　　　A．SELECT コマンド……………………………………………………………… *61*
　　　　B．INSERT コマンド……………………………………………………………… *62*
　　　　C．UPDATE コマンド……………………………………………………………… *63*
　　　　D．DELETE コマンド……………………………………………………………… *64*
　　　(4) 正　規　化……………………………………………………………………… *64*
　　　　A．第1正規化……………………………………………………………………… *65*
　　　　B．第2正規化……………………………………………………………………… *65*

　　　　　　　　　　　C．第3正規化 ·· 66

第3章　医療情報倫理 ·· 69
　3.1　医療情報の取扱いに関する倫理 ·· 69
　3.2　医療情報の取扱い ·· 74

第4章　医療情報の特性 ·· 77
　4.1　医療情報の種類と特性 ··· 77
　　4.1.1　診 療 録 ·· 77
　　4.1.2　紙カルテから電子カルテへ ··· 79
　　4.1.3　医療情報の種類 ··· 80
　　4.1.4　医療情報の特性 ··· 81
　4.2　医療情報システムの特性 ·· 83
　　4.2.1　企業のデータ処理プロセスと医療のデータ処理プロセス ························· 83
　　4.2.2　効率と倫理のトレードオフ ·· 83
　　4.2.3　医療情報の相互運用性と標準化 ··· 84
　　4.2.4　医療情報システムの安全管理 ··· 85
　　4.2.5　電子化3原則 ·· 86
　4.3　医療情報システム発展の経緯と現状 ··· 88
　　4.3.1　発展の経緯 ··· 88
　　4.3.2　電子カルテの普及率 ··· 88
　　4.3.3　レセプトの電算化 ·· 89

第5章　電子カルテシステム ·· 93
　5.1　オーダエントリシステム ·· 93
　　5.1.1　オーダエントリシステムの概要 ··· 93
　　5.1.2　オーダ種類 ··· 94
　　5.1.3　オーダエントリシステム導入前後の比較 ··· 97
　　5.1.4　オーダの流れ ·· 98
　5.2　電子カルテシステムの機能 ··· 99
　　5.2.1　電子カルテと診療情報 ··· 100
　　5.2.2　情報の一元管理 ·· 100
　　5.2.3　統合的ビュー ·· 101
　　5.2.4　データの収集・入力・集積 ·· 104
　5.3　看護系システム ·· 106

5.3.1 看護と電子カルテシステム……106
5.3.2 クリニカルパス……107
5.3.3 看護管理支援システム……109
5.4 診療支援機能と予約機能……109
5.4.1 電子カルテシステムの診療支援機能……109
5.4.2 看護業務における支援……110
5.4.3 予約機能……112
5.5 電子カルテシステムの実際……113
5.5.1 胃内視鏡検査の患者の場合……113
(1) 診療エピソード……113
(2) 3月16日……114
(3) 3月21日……117
5.5.2 糖尿病患者の場合……121
(1) 診療エピソード……121
(2) 4月5日……123
(3) 5月10日……125
5.6 システム管理……129
5.6.1 利用者教育……129
5.6.2 利用者管理……130
5.6.3 高信頼性システム……130
5.6.4 信頼性の指標……131
5.6.5 システムの稼働率……132
5.7 電子カルテシステムの今後……133
5.7.1 電子カルテシステムの展開……133
5.7.2 ヒューマンコンピュータインタラクション……134

第6章 部門システム……137

6.1 医事システム……137
6.1.1 日本の社会保険制度……138
(1) 医療保険……138
(2) 年金保険……138
(3) 業務災害補償保険……139
(4) 雇用保険……139
(5) 介護保険……139
6.1.2 医療保険の仕組み……139

6.1.3　医事システムの機能 …………………………………………………… 140
　　　　(1)　初診患者管理 ……………………………………………………… 141
　　　　(2)　患者受付 …………………………………………………………… 141
　　　　(3)　外来カルテ管理 …………………………………………………… 142
　　　　(4)　会計・収納 ………………………………………………………… 142
　　　　(5)　保険請求 …………………………………………………………… 143
　　　　(6)　医事統計 …………………………………………………………… 143
　　　　(7)　マスター管理 ……………………………………………………… 143
　　　　(8)　他システム連携 …………………………………………………… 144
　　6.1.4　レセプト電算処理（レセ電算）システム ……………………………… 144
　6.2　臨床検査システム ………………………………………………………………… 145
　　6.2.1　検査オーダ関連システム ………………………………………………… 145
　　6.2.2　臨床検査室システム ……………………………………………………… 147
　　　　(1)　血液，生化学などの検査 ………………………………………… 147
　　　　(2)　細菌検査システム ………………………………………………… 147
　　　　(3)　病理検査システム ………………………………………………… 148
　6.3　看護システム ……………………………………………………………………… 148
　6.4　薬剤システム ……………………………………………………………………… 148
　6.5　給食システム ……………………………………………………………………… 150
　6.6　病歴システム ……………………………………………………………………… 151
　6.7　放射線情報システム ……………………………………………………………… 152
　　6.7.1　RIS ……………………………………………………………………… 152
　　6.7.2　PACS …………………………………………………………………… 153
　6.8　物品管理システム（SPDシステム）…………………………………………… 155

第7章　地域連携システム・医療を支えるシステム …………………………………… 159
　7.1　地域医療連携システム …………………………………………………………… 159
　　7.1.1　医療機能分化 ……………………………………………………………… 159
　　7.1.2　地域連携ネットワーク …………………………………………………… 160
　　7.1.3　地域連携クリニカルパス ………………………………………………… 161
　7.2　介護保険制度と関連システム …………………………………………………… 163
　　7.2.1　介護保険制度と地域包括ケアシステム ………………………………… 163
　　7.2.2　介護情報システム ………………………………………………………… 166
　　7.2.3　訪問看護業務支援システム ……………………………………………… 166
　　7.2.4　介護関連システム ………………………………………………………… 167

7.3 遠隔医療・スマートフォンによる健康管理 ……………………………………… 167
　7.3.1 遠隔医療 ………………………………………………………………… 167
　7.3.2 スマートフォンによる健康管理 ……………………………………… 168
　7.3.3 スマートフォンによる健康管理の実際 ……………………………… 169
7.4 医薬品とお薬手帳 ……………………………………………………………… 170
　7.4.1 医薬品の分類 …………………………………………………………… 170
　7.4.2 医療用医薬品 …………………………………………………………… 170
　7.4.3 お薬手帳 ………………………………………………………………… 172
7.5 調剤薬局システム ……………………………………………………………… 173
　7.5.1 調剤薬局と処方医 ……………………………………………………… 173
　7.5.2 調剤薬局システムの実際 ……………………………………………… 174
　　(1) 調剤エピソード ……………………………………………………… 174
　　(2) 3月21日の調剤 ……………………………………………………… 175

第8章 医療情報の標準化 …………………………………………………………… 179

8.1 標準化のためのプロセス ……………………………………………………… 180
8.2 交換規約，用語やコード，フォーマット …………………………………… 180
　8.2.1 交換規約 ………………………………………………………………… 180
　　(1) HL7（Health Level Seven） ………………………………………… 180
　　(2) DICOM（Digital Imaging and Communications in Medicine） …… 181
　8.2.2 用語やコード …………………………………………………………… 181
　　(1) 病名　ICD-10（International Statistical Classification of Diseases and Related Health Problems） ……………………………………………………… 181
　　(2) 医薬品 HOT コード（Standard Master for Pharmaceutical Products） ………… 182
　　(3) 検査 JLAC10 ………………………………………………………… 182
　　(4) 画像 JJ1017 ………………………………………………………… 182
　8.2.3 フォーマット …………………………………………………………… 183

第9章 病院管理と安全管理 ………………………………………………………… 185

9.1 病院管理 ………………………………………………………………………… 187
　9.1.1 病院管理のための情報分析 …………………………………………… 187
　9.1.2 病院管理のためのデータ ……………………………………………… 187
9.2 安全管理（リスクマネージメント）………………………………………… 189
　9.2.1 医療におけるリスク …………………………………………………… 189
　9.2.2 医療におけるリスクマネージメント ………………………………… 191

第10章　医療データの利活用 … 193

- 10.1　データウエアハウス … 193
  - 10.1.1　業務系データベースと情報系データベースの比較 … 193
  - 10.1.2　データウエアハウスの特徴 … 194
  - 10.1.3　コンセプト・ハイアラーキ … 195
- 10.2　情報視覚化 … 196
  - 10.2.1　グラフ表現 … 196
  - 10.2.2　データの見える化と情報視覚化技術 … 198
- 10.3　データヘルス計画とレセプトデータベース … 200
  - 10.3.1　生活習慣病の予防と特定健康診査 … 200
  - 10.3.2　データヘルス計画 … 201
  - 10.3.3　NDBとKDB … 202
  - 10.3.4　保健統計調査 … 205
  - 10.3.5　政府統計ポータルサイト（e-Stat） … 209
- 10.4　地域の健康課題の分析 … 210
  - 10.4.1　保健統計の指標 … 210
  - 10.4.2　健康課題分析の例 … 213
    - (1)　例1：平均寿命，健康寿命，死因別年齢調整死亡率の把握 … 214
    - (2)　例2：対象集団の介護状況の特徴の把握 … 215

索　引 … 217

第1章
医療と情報

　情報は現在世の中に広く使用されているが，人類の歴史とともに存在するものである。ただし，人間が情報として認識されるようになったのは，20世紀半ばになってからであり，一般の人々が情報について認識するようになったのは，種々の情報機器が使用されるようになった今世紀の後半からであろう。コンピュータやネットワークの進歩は，情報化社会という言葉を生み出し，また，Alvin Toffler[1]は，情報化の時代を農耕時代，産業革命につぐ人類文化の「**第三の波**」といっている。情報とは，広辞苑では「あることがらについての知らせ」とか「判断を下したり行動を起こしたりするために必要な知識」と説明されている。また，別の著書では「情報とは，事象，事物，過程，事実などの対象について知りえたことで，概念を含んでおり，一定の文脈の中において特定の意味をもつもの，意味のあるデータ（data）」と説明されている。ここで，データとは，情報と区別して，「情報の表現であり，伝達，解釈，処理などに適するように形式化，符号化されたもの。また，再度情報として解釈できるもの」と解釈する著書もある。

　次に情報を医療の世界に限定した**医療情報**とは何かについて考える。医療情報とは何かについて，またその定義を明確にするのは難しい。医療情報が使われる場所やケースによってその定義は異なるが，一般的に，医療情報「医療情報システム編」に定義されているように「医療の実践に伴って生じる情報一般」とするのが適切であろう。医療従事者側，患者側からながめて見た場合，その内容は異なってくる。医療従事者側の情報とは医療従事者が研究や治療に用いる情報で，治療を施す立場の情報であり，医学的専門知識を前提にしていること，情報量・質ともに広く深いことなどである。患者側から見た場合の情報は，治療を受ける立場の情報であり，専門的知識は無いか少なく，情報が個々人により限定されるなどである。

　医療情報を学問としてとらえる医療情報学は，その歴史的な背景は比較的新しく，学問的に確立されたのは十数年前である。このように医療情報学は比較的新しい学問であるが，情報処理技術（Information Technology）の世界的発展にともない，近年，加速度的にその内容を充実させてい

1　アルビン・トフラー（Alvin Toffler）：1980年代に活躍した文明批評家・未来学者であり，著作に"The Third Wave"（第三の波-エレトロニクス革命によるハイテクノロジー時代の到来）がある。

る。医療情報学（Medical Informatics）と医療情報処理（Medical Information Processing），どちらの言葉を使ったらよいか判断に迷うが，本書では，比較的広い意味の医療情報学を使用する。医療情報学には各種の分野があり，そのカテゴリ化については論議があるが，医療情報システム（病院情報システム，地域医療情報システムなど），生体情報処理，画像処理，人工知能，モデル化とシミュレーションなど多岐にわたっている。また，これらは，多岐の数学理論，情報処理論などをベースに成立している。これらのすべてを解説することは，入門という内容から適切でない。したがって，本書では情報処理技術の基礎，医療情報システム（特に病院システム）を中心として概説する。最近の病院情報システムでは電子カルテの普及が目覚ましく，特に電子カルテシステムについては詳述する。情報システムを構築した場合，安定した運用を行う必要があるが，情報システムは様々な危険にさらされており，その危険からシステムを守る対策や障害が起こった場合の対応，また，システムの機能追加，修正，システムソフトのバージョンアップなども行わなければならない。このような情報システムの安定運用のための管理（リスクマネージメント）についても最後の章で解説する。

1.1 医療情報システムとは何か

医療情報システムについての定義は定まったものはなく，しいていえば「医療の実践によって発生する情報を取り扱うシステム」といってよいであろう。医療情報システムの明確な定義はなく，概念的な定義や具体的定義がある。本書では，具体的に医療情報システムを，病院情報システム，安全管理（リスクマネジメント）システム，地域医療情報システム，遠隔医療システム，介護・福祉情報システム，医学研究情報システム，行政システムとしてとらえ，各システムについて解説する。

1.2 医療における情報処理技術利用の意義

医療機関・福祉施設・行政など，あらゆる医療の分野で情報処理技術は利用されており，患者自身も情報処理技術の利用者である。医療機関（病院）での利用は，医事会計の効率化という病院経営的要求から始まり，オーダリングシステム[2]として発展してきた。現在は，診療録や放射線検査結果をコンピュータに入力する電子カルテが利用されている。利用目的も，経営的な支援から，正確・迅速な情報の伝達，高度医療提供の支援や患者への情報提供ツールなどに変化してきた。行政においても，迅速でかつ効率的なサービスを提供するためには情報処理の技術が不可欠である。介護保険は地域の行政と密接な関係があり，介護保険システムは社会保険システムと連携して，高齢

---

[2] 医師がデータの発生したところでデータをコンピュータに入力し，会計，治療，検査などの医療行為に利用するコンピュータシステム。

者台帳管理業務，要介護者認定業務，介護保険事業計画策定など広範囲な利用が進められている。インターネットの普及・発展により患者自身，医療関連ホームページの閲覧によって病気についての情報，薬剤情報，医療機関情報，検査に関する情報などを知ることができる。また，患者は在宅ケアシステムにより自宅で専門医の診断や診療の支援を受けることができる。

　前述のように，情報が認識されるようになったのは20世紀になってからであり，その処理技術は，生体から観測される信号の分析に適用されたのが最初であろう。その後，CTやMRIの開発にみられるように，情報あるいは情報処理技術は，医療の分野においてもその影響の度合いを深めている。

　ここで，医療と情報システムについて考えてみよう。患者や地域住民，広くは国民全体が医療・福祉に対して最も期待するものは，癌の新薬の開発や放射線治療法などの治療的なもの，浸襲性が少ない精密な検査法，病院の待ち時間の解消，介護保険システムの充実など非常に広範囲に及ぶ。ただ，本質的には，患者の速やかな健康回復の促進と健常人の健康維持であろう。したがって，情報システムあるいは情報処理技術は，その効果的支援を行うものでなくてはならない。例えば，病院でのコンピュータを利用した放射線検査機器（CT，MRIなど）やそれらの画像をコンピュータに蓄積・通信するシステム（PACS：Picture Archiving & Communication System）開発は，患者に苦痛を与えることなく，正確な病気診断を行うことを可能にした。また，オーダリングシステムを中心とするHIS（Hospital Information System）は，待ち時間の解消や正確な診療情報の伝達を可能にしたことで，患者に対するサービスの向上を実現した。また，介護保険におけるその重度を決定するシステムは，迅速かつ正確に要介護度の判定を行うことで被介護者への支援となっている。いずれも，突き詰めていくと，直接・間接的に患者や被介護者の速やかな健康回復と健康維持に効果をあげている。情報処理技術のもう一つの側面は，増大する医療費への対応の期待であろう。アメリカでは，医療費の膨張に対応するため**DRG-PPS**[3]**方式**が導入されたが，DRG体制の中で，病院は一定の在院日数の中で，費用の節減と，同時に質の高いケアの提供，さらによい状態での退院をさせなければならなくなった。これを解決するツールとして考え出されたのが**クリティカル・パス**（Critical Path）である。クリティカル・パスの運用により一層の経済的効果・質の高いケアを提供するには情報処理技術や情報システムの利用が不可欠である。例えば情報処理技術を効果的に利用した臨床マネージメントツールなどを導入することで，現在の医療費の高騰を抑制できる可能性はある。以上のように情報処理技術は，患者の健康維持・促進，健康回復および病院における健全経営への支援や国家レベルでの経済的効果という点でその有効性は認められつつあり，医療，患者，あるいは国の立場からのいずれにおいても，情報処理技術および情報処理技術革命の推進は意義あることと考えられる。

3　DRG-PPS（Diagnostic Related Groups/Prospective Payment System）：診断群分類／包括支払い方式の略。医療費の定額払い方式であり，各種の疾病を医療資源の必要度から数百程度の診断群に分類して（DRG），その診断群ごとに標準的な医療費を定めて支払う（PPS）方法のことをいう。

第2章
情報処理の基礎

　医療情報学は，多岐にわたる数学理論，情報処理論（コンピュータアーキテクチャー，ネットワーク論など）に基礎がおかれている。本章では，医療情報学を理解する上で必要な，基本的な情報処理理論について解説する。

2.1　コンピュータの基礎

　コンピュータという言葉が用いられるようになってから，現在のような小型・高速なものが出現するまでの発展段階は過去50年から60年間の非常に短期間の間であった。その短期間の間に急速な発展を遂げたコンピュータではあるが，それ以前に種々の計算用具や計算機が開発され使用されており，その歴史は5,000年ほどである。現在のコンピュータは，計算用具や計算機械を考慮した5,000年の歴史の1％の期間で飛躍的な発展を遂げている。

　コンピュータの動作の仕組（プログラム内蔵方式，stored program system）は，1945年にフォン・ノイマン（J. V. Neumann）が「電子計算機の論理設計序論」の中で発表し，現代のコンピュータに引き継がれている。プログラム内蔵方式の概念は，計算手順をコンピュータ内にあらかじめ記憶させておき，その手順を順次取り出して計算を実行するものであり，この新しい方式を取り入れた最初のコンピュータが，1949年にケンブリッジ大学のウィルクス（M. V. Wilkes）らによって開発されたEDSAC（Electronic Delay Storage Automatic Computer）である。このとき初めてコンピュータ（computer）という言葉が用いられた。

　コンピュータはハードウエア（hardware）とソフトウエア（software）で構成されている。ハードウエアはコンピュータの機械そのものを表す言葉であるが，コンピュータは機械（ハードウエア）だけでは動かない。電気製品を利用する場合，人間がボタン操作で種々の指示を機械に対して行い作動させるが，それと同じようにコンピュータを動かすためには，コンピュータに対して人間が情報の処理手順に従った一連の命令を与え，コンピュータはその命令に従い作動する。それらの命令群がソフトウエアである。

2.1.1 コンピュータの内部でのデータ表現

(1) 情報の単位

コンピュータは,「ある」か「ない」かの2値情報を扱っており,電子回路を用いて構成されている。電子回路で情報を扱うには電圧の高低を用いるのが便利であり,この電圧の高低を数字の「0」と「1」で表現している。通常,コンピュータの内部で用いるデータは「0」と「1」のみであり,これを**論理**(logic)といい,この一対の組合せを**ビット**(bit)と呼んでいる。ビット(1ビット)はコンピュータで扱われる最小の単位である。我々が日常扱う数字は0,1,……,9の10種類記号を用いており,この数の体系を**10進法**(decimal system)といい,10進法で表された数を**10進数**(decimal digit)という。これに対して,コンピュータ内部でデータ表現である「0」と「1」からなる数の体系を**2進法**(binary system)といい,2進法で表された数を**2進数**(binary digit)という。ビットは binary digit の略語である。1ビットでは,「ある」か「ない」か「真」か「偽」かのような二者択一的な状態しか表現できないが,複数のビットを組合せることで中間的な状態が表現できる。さらに,より多くのビットを用いることで細やかな状態やたくさんの種類を持つ情報を区別して表現できる。ビット(b)は情報を表現するための基本的な最小単位であり,1桁の2進数で表現される情報は1ビット,2桁で2ビット,3桁で3ビット,……という。扱う情報が多くなるとこのビットの単位は小さすぎるので8ビット単位にまとめて扱う場合が多く,8ビットの集まりを1**バイト**(byte)といい1[B]のように表現する。長さや重さの単位は,1 km = 1,000 m や 1 kg = 1,000 g のように 10^3 = 1,000 倍に**キロ**(k)という接頭語をつけて大きな距離や重さに対応している。情報の単位では,2^{10} = 1,024 ごとに接頭語をつけ,1,024B = 1KB,1,024KB = 1MB,1,024MB = 1GB,1,024GB = 1TB を用いている。接頭語 K,M,G,T はそれぞれ「キロ」「メガ」「ギガ」「テラ」と読む。10進数の演算で11番目の数字10は9 + 1の桁上がりで作られるが,2進数の3番目の数字は1 + 1の桁上がりで作られる。すなわち,10進演算では9 + 1 = 10で,2進演算では1 + 1 = 10である。

(2) 2 進 数

コンピュータの内部では,「ある」か「ない」かの2値情報を扱っており,それを「0」と「1」で表現していることは前述したが,ここで2進法について概説する。

10進数の2は2進数ではどのように表現されるであろうか。10進数で,10は9 + 1 = 10(桁上がり)で作成されるように,2(10進数)は,2進数で1 + 1 = 10(桁上がり)で作られる。

```
  10進数の加算      2進数の加算
       1                1
   +   1            +   1
   ─────            ─────
       2               10
```

同様に,10進数の3は以下のように表される。

2.1 コンピュータの基礎

```
10進数の加算        2進数の加算
      1                1
   +  2            +  10
   ───              ───
      3               11
```

11と書くと10進数では十一，2進数では三を意味する．ここで，10進数と2進数を区別するため，10進数→$11_{(10)}$，2進数→$11_{(2)}$として表現する．

A．2進数の10進数への変換

我々は日常10進数を用いて数値を表現している．数字を7，6，7の順に並べて767のように書き「七百六十七」と読む．これは数字が書かれている位置（桁）が意味を持っていることを示しており，このような表現を**位取り記数法**という．数字"7"はその位置により異なる数値を表現している．これを数学的に表現すると次式のように，10^2，10^1，10^0の重みをつけて表すことができ，この重みを**基数**（radix）という．

$$767_{(10)} = 7 \times 10^2 + 6 \times 10^1 + 7 \times 10^0$$

このように各位に重みをつけて書き表す方法を**基数記数法**（radix numeration system）という．また，**位取り記法**ともいう．10進数の基数は10であり，2進数の基数は2となる．基数記数法で，ある基数nで表したn進数を別の基数mで表したm進数に変換することを**基数変換**（radix transmission）という．情報科学の世界では，2進数のほかに，**8進数**（octal number）や**16進数**（hexadecimal number）がよく使用される．r進数のNを10進数に変換するには

$$N = a_{n-1}a_{n-2}\cdots a_1 a_{0(r)} = a_{n-1} \times r^{n-1} + a_{n-2} \times r^{n-2} + \cdots + a_1 \times r^1 + a_0 = b_{m-1}b_{m-2}\cdots b_{0(10)}$$

とする．8進数の$765_{(8)}$を10進数に変換するには

$$765_{(8)} = 7 \times 8^2 + 6 \times 8^1 + 5 \times 8^0 = 501_{(10)}$$

であり，16進数の$B65E_{(16)}$は

$$B65E_{(16)} = 11 \times 16^3 + 6 \times 16^2 + 5 \times 16^1 + 14 \times 16^0 = 46686_{(10)}$$

となる．16進数のA，B，C，D，E，Fは10，11，12，13，14，15を示す．

B．10進数の2進数への変換

10進数をr進数に変換するには，商が0になるまで基数で割り，余りを下式のように下から順に並べたものが変換された数値である．例として$18_{(10)}$を2進数に変換する．なお，最後の割り算は，余りが一つ前の商と同じであるので省略する．

```
2 ⌊18    余り         答え  1 0 0 1 0 (2)
2 ⌊ 9 ……0  ↑
2 ⌊ 4 ……1  │
2 ⌊ 2 ……0  │
    1 ……0  │
```

C．2進数の演算

10進数の演算では，加算，減算，乗算，除算（四則演算）があるが，2進数でも同様に演算が

行われる。

a．2進数の加算
最初に2進数の加算は，次の「2進数の加算の規則」が用いられる。

$0 + 0 = 0$

$0 + 1 = 1$

$1 + 0 = 1$

$1 + 1 = 11$

10進数の $6_{(10)}$ と $5_{(10)}$ を10進数演算により加算すると $11_{(10)}$ になる。10進数の $6_{(10)}$ と $5_{(10)}$ は，それぞれ2進数の $110_{(2)}$ と $101_{(2)}$ であるから，上の2進数の加算の規則を適用し2進数の加算をすると，以下のように $1011_{(2)}$ となる。

```
      10進数              2進数
        6(10)              110(2)
    +   5(10)          +   101(2)
       11(10)             1011(2)
```

b．2進数の乗算
2進数の乗算には，加算と同様に，次の乗算の規則を適用して計算を行う。

$0 \times 0 = 0$

$0 \times 1 = 0$

$1 \times 0 = 0$

$1 \times 1 = 1$

10進数の $6_{(10)}$ と $5_{(10)}$ を10進数演算により乗算を行うと $30_{(10)}$ になる。加算の場合と同様に，10進数の $6_{(10)}$ と $5_{(10)}$ は，それぞれ2進数の $110_{(2)}$ と $101_{(2)}$ であるから，上の2進数の加乗算の規則を適用し2進数の乗算を行うと，以下のように $11110_{(2)}$ となる。

```
      10進数              2進数
        6(10)              110(2)
    ×   5(10)          ×   101(2)
       30(10)              110(2)
                           000(2)
                           110(2)
                         11110(2)
```

c．2進数の除算
2進数の除算は10進数の場合と同様に行うことができる。例えば，$20_{(10)}$ を $4_{(10)}$ で割ると，商が5で余りが0となる。$20_{(10)}$ と $4_{(10)}$ は2進数の $10100_{(2)}$ と $100_{(2)}$ であり，除算は以下のように行われる。以下の除算の式では，煩雑になるため2進数を表す記法の（2）は省略する。

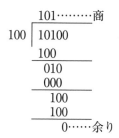

d．2進数の減算

10進数の$5_{(10)}$と$3_{(10)}$を10進数演算により減算を行うと$2_{(10)}$になる。10進数の$5_{(10)}$と$3_{(10)}$は，それぞれ2進数の$101_{(2)}$と$11_{(2)}$であり，その除算は以下のように行われ$10_{(2)}$となる。

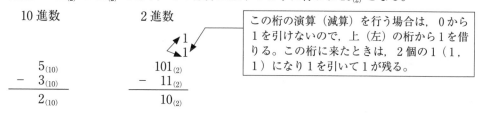

このように減算は加算と比較して少し面倒である。ここで，減算を簡単に行う方法を考えてみよう。そのために，**補数**（complement）という考え方を導入する。補数は，基数をrとしたときrの補数という表現をする。2の補数は2^mからm桁の2進数を引いたものをいう。$1011_{(2)}$の補数は，$1011_{(2)}$が4桁なので，$2^4 = 16_{(10)} = 10000_{(2)}$，したがって，$10000_{(2)} - 1011_{(2)} = 0101_{(2)}$となり，$0101_{(2)}$が$1011_{(2)}$の2の補数になる。$2-1$（$=1$）の補数は，$2^m - 1$から$m$桁の2進数を引いたものとなり，$1011_{(2)}$の1の補数は，$2^4 - 1 = 10000_{(2)} - 1_{(2)} = 1111_{(2)}$から$1011_{(2)}$を引くと$0100_{(2)}$が1の補数となる。このことから，2進数の1の補数を求めるには，0と1を反転させればよい。また，2の補数は1の補数に$1_{(2)}$を足せばよい。この補数を使って以下のように，減算を加算で行うことができる。

$101_{(2)} - 11_{(2)}$の減算を行う

①桁数を合わせる　　$101_{(2)} - 011_{(2)}$

②$011_{(2)}$の1の補数を求める

　$011_{(2)}$の0と1を反転させる　→　$100_{(2)}$（$011_{(2)}$の1の補数）

③$011_{(2)}$の2の補数を求める　→　$100_{(2)}$に$1_{(2)}$を加える　→　101（$011_{(2)}$の2の補数）

④　　$101_{(2)}$
　　$+\ 101$
　　$\overline{1\,|\,010_{(2)}}$ ←―――― 先頭の桁の$1_{(2)}$を除いた$010_{(2)}$が答えとなる。

この演算を10進数で行ってみよう。

3の2の補数

　　　5−3＝5＋(−3)　→　5＋(10−3)＝5＋7＝12　→最上桁の1を除いた2が答え。

ここで最上位桁の1を除く理由をこの演算を用いて説明しよう。

　　　5−3＝5＋(−3)　→　5＋(10−3)＝(5−3)＋10＝2＋10　→5−3に10がプラスされており，
　　　　　　　　　　　　　　　　　　　　　　　　　　　　　　最上桁の1を削除すると等しくなる。

　コンピュータの演算では，減算回路を作るよりも加算回路を作るほうが簡単なため，通常，減算は補数を使った加算で行われる。

(3) コンピュータ内部での数値データの表し方

　数値をコンピュータの中で表現するには，一般的には前述の2進表現（純2進表現）を用いる。2進数で数値を表現する場合は，**固定小数点表示**（fixed point representation）という方法がとられ，固定小数点表示は比較的小さい数字を表現する場合には適しているが大きな数値の表現には適さず，**浮動小数点表示方法**（floating-point representation）を用いる。

A．固定小数点表示

　2進数の一番左側のビットを最上位ビット，一番右側のビットを最下位ビットとすると，**固定小数点表示**（fixed point representation）方法は最上位ビットを符号（0→＋，1→−）とし，小数点の位置を整数の場合は最下位に，小数の場合は最上位の次に固定して数字を表現する方法である。整数を表現する場合に用いられる。例えば，10進数の167を固定小数点表示（16ビット）で表すと

　　　0 0 0 0 0 0 0 0 1 0 1 0 0 1 1 1
　　　↑――符号ビット　　小数点――▶▲

となる。10進数では「符号と絶対値」という形で数値の正負を表しているが，2進数では，前述の補数という概念で表現すると，補数が数値の負の表現といってよいであろう。例えば，10進数の87は，8ビットの2進数で表すと$01010111_{(2)}$となり，2の補数は$10101001_{(2)}$で表されるから−87は$10101001_{(2)}$で表される。マイナスの数であるかどうかは先頭ビットで判定できる。8ビットで取りうる整数は，正の数は$00000000_{(2)}$〜$0111111_{(2)}$，0〜127で，負の数は$10000000_{(2)}$〜$11111111_{(2)}$，−128〜−1となる。したがって，8ビットの固定小数点表示方式で表現できる整数は−128〜＋127となる。

B．浮動小数点表示

　実数をコンピュータ内部で取り扱う場合は，以下に述べる**浮動小数点表示**（floating-point representation）方法を用いる。数値を，各桁の値の並びである「仮数部」（mantissa）と，小数点の位置を表す「指数部」（exponent）で表現する方法である。仮数部に，底（base）を指数でべき乗した値をかけて実数を表現する。また，先頭の0の無駄をなくすよう左詰めにして先頭が0でない数値になるようにする。これを**正規化**（normalization）という。

符号 仮数 × 基数^{指数} ⟹ 例 $256_{(10)}$ → $+0.256 \times 10^3$

2進数では，$0000000010100111_{(2)}$ を正規化すると 0.10100111×2^8 これを32ビットの浮動小数点表示すると以下となる。

```
     8ビット    23ビット
 0   00001000  10100111……0
 符号  指数部     仮数部
```

となる。ただし最上位ビットは符号（0→＋，1→－）を表す。

(4) コンピュータ内部での文字データの表し方

コンピュータ内部での情報の表現は0と1の組合せで行われていることは前節で述べた通りである。ワードプロセッサでもわかるようにコンピュータは文字を記憶したり印刷したりして処理を行っている。このため，数値だけでなく，文字を処理するため，0と1の組合せを使って表現する方法が必要となる。我々が日常用いる数字や文字の種類を考えてみると，数字と英字で36種類がありこれを2進数で表すには，6ビット必要である。$2^6=64$ であるから英字，数字の他にピリオド，カンマなどの記号を考慮しても64種用意してあれば十分であり，初期のコンピュータは6ビットで文字を表現していたが，現在では8ビット（1バイト）を用いて文字を表現している。ただし，8ビットでは 2^8，つまり256種類の文字しか扱うことができないので，日本語の漢字，カタカナなどを加えた文字を扱うことができないので，2バイト（16ビット）を用いている。文字や記号をコンピュータで扱うために，文字や記号一つ一つに割り当てられた固有の数字のことを**文字コード**（character code）という。文字をコード化するにあたり，コンピュータの種類や製造メーカあるいは国ごとにコード体系を定め使用した場合，情報はそのコンピュータや製造メーカあるいはその国のコンピュータでしか利用できず，非常に不便である。したがって，国あるいは世界単位で文字コードを標準化する必要があり，代表的なコード体系に **EBCDIC コード**（エビスディックコード），**ASCII コード**（アスキーコード），**JIS コード**，**Unicode コード**（ユニコード）などがある。

A．EBCDIC コード：Extended Binary Coded Decimal Interchange Code

IBM社が策定した8ビットの文字コード体系であり，汎用大型コンピュータ（後述のコンピュータの種類参照）などで利用されている。

```
 例   A → 1100 0001 (2)
      B → 1100 0010 (2)
      0 → 1111 0000 (2)
      1 → 1111 0001 (2)
```

B．ASCII コード：American Standard Code for Information Interchange

1963年にアメリカ規格協会（ANSI）が定めた，情報交換用の文字コードの体系。7ビットで表現され，128種類のローマ字，数字，記号，制御コードで構成されている。実際にはコンピュータは1文字を8ビット（1バイト）で表現するため，256種類の文字を扱うことができる。

例　A → 100 0001₍₂₎
　　 B → 100 0010₍₂₎
　　 0 → 011 0000₍₂₎
　　 1 → 011 0001₍₂₎

C．JIS コード：JIS code

JIS 規格によって規定されている日本語の文字コードの一つである。ネット上でよく使われる文字コードである。JIS コードでは，数字，英文字，カタカナ，各種記号，機能文字など 256 種類が 8 ビットコードとして JIS X 0201 で決められている。

D．ユニコード：Unicode

Apple 社，IBM 社，Microsoft 社など米国の情報関連企業が中心となって提唱し，1993 年に国際標準化機構（ISO）で ISO/IEC 10646 の一部（UCS-2）として標準化された文字コード体系である。すべての文字を 16 ビット（2 バイト）で表現し，1 つの文字コード体系で多国語処理を可能にしようとするものである。世界の主要な言語のほとんどの文字を収録している。

E．BCD コード：Binary Coded Decimal

EBCDIC コード，ASCII コード，JIS コード，ユニコードは英字，漢字や数字などをコンピュータの内部で表現する場合のコード体系であるが，数字は 2 進数で処理すれば問題はない。しかし，我々が扱う 10 進数のデータをコンピュータの内部で表現・処理できれば非常に便利である。このために，10 進数の各桁を 4 ビットの 2 進数で表す BCD（Binary coded Decimal，2 進化 10 進数）コードがある。10 進数の 0 〜 9 は，$0_{(10)}$ → $0000_{(2)}$，$1_{(10)}$ → $0001_{(2)}$，$2_{(10)}$ → $0010_{(2)}$，$3_{(10)}$ → $0011_{(2)}$，…，$9_{(10)}$ → $1001_{(2)}$ で表される。例えば，$179_{(10)}$ は，0001 0111 1001 となる。BCD コードは 4 ビットを用いているが，現在のコンピュータはバイトマシンといって 8 ビットを処理単位としている。このために，上位 4 ビットにダミーのビット列を割り当てて，全体の 8 ビットとして表す方法もある。ダミーのビット列として IBM 社は 1111 を採用し，アメリカ標準規格は 0011 を採用した。前者は主として大型汎用機で使用され，後者は主としてミニコン，パソコンで使用される。8 ビットで数字 1 桁を表すとき，上位 4 ビットを**ゾーン部**（zone part）といい，下位 4 ビットを**数値部**（numeric part）という。8 ビット表現を**アンパック形式**（unpacked format）といい，下位 4 ビットで 1 桁を表すことを**パック形式**（packed format）という。

例　　パック形式　　　　　　　アンパック形式（ゾーン形式）
　　 3　 5　 9　　　　　　3　　　　　5　　　　　9
　　011 0101 1001　　　1111 0011　1111 0101　1111 1001
　　　　　　　　　　　　　‿‿‿　　　‿‿‿　　　‿‿‿
　　　　　　　　　　　　　ゾーン部　　ゾーン部　　ゾーン部

2.1.2 論理と論理演算

前節で述べたようにコンピュータの中ではすべてのデータは論理0と1の組合せとして表現されている。論理を数学的に扱う代数があり，それを**論理代数**もしくは**ブール代数**（Boolean Algebra）という。ブール代数では，論理値をとる論理変数とそれらを変数として持つ論理関数を扱い，演算子として表2.1で示した否定，積，和の論理演算が定義されている。単項演算子は一つの論理変数に作用する。

表 2.1 ブール代数で用いる演算子

分　類	記号	意味	読み方	書き方
1項演算子	ー	否　定	ノット（NOT）	$\overline{A}$
2項演算子	・	論理積	アンド（AND）	$A \cdot B$
2項演算子	＋	論理和	オ　ア（OR）	$A + B$

2項（多項）演算子は二つ以上の論理変数に作用し，演算結果もまた論理値となる。表2.2に演算子と論理の関係を示す。

論理変数は，普通の数学の関数のように，論理関数を用いて，

$$Y = F(A, B, C, \cdots)$$

と表現される。ここで，A，B，C，…は論理変数，Fが論理関数である。論理関数，論理変数ともに，1または0の値をとる。一般の記号論理学では1が真，0が偽となる。後述の論理回路では，1がHigh（例えば5V），0がLow（0V）である。論理変数の個数をnとすると，その組合せは高々2^nであり論理変数と関数値を表の形で表現することができる。その例を表2.3に示す。

このような表を**真理値表**（Truth Table）という。表の左が変数の組合せであり，右が関数値である。真理値表を使うことで関数の式が未知の場合でも目的とする関数値を定義することができる。以上のような論理変数，関数を使用してコンピュータなどのディジタル信号を扱う機器において，論理演算を行う回路を設計することができる。このような論理演算を行う電子回路を**論理回路**（logical circuit/logic circuit）といい，論理回路の基本となる回路を**論理素子**（logic element/logic device）という。論理素子には，以下に示すようにNOT，AND，OR回路がある。

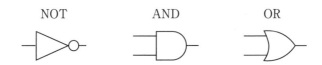

表2.2 演算子と論理

演算子	論理とその結果			
⁻	$\bar{0}=1$	$\bar{1}=0$		
・	$0\cdot0=0$	$0\cdot1=0$	$1\cdot0=0$	$1\cdot1=1$
＋	$0+0=0$	$0+1=1$	$1+0=1$	$1+1=1$

表2.3 真理値表の例

ABC	Y
000	0
001	0
010	0
・	・
・	・
111	1

ここで，Y＝F(A，B)で，真理値表が，0＝F(0，0)，1＝F(0，1)，1＝F(1，0)，0＝F(1，1)を**排他的論理和**（exclusive OR）といい，⊕で表す。このような論理素子を使って，前の桁からの桁上がりは考慮しないで，次の桁への桁上げだけを考慮する加算器（半加算器（half adder））を作成することができる。表2.4は，半加算器の真理値表，図2.1は，半加算器の論理回路を示している。ここで ⊐D─ は排他的論理和，X，Yは入力，Sは加算，Cは桁上がりを示している。

表2.4 半加算器の真理値表

X	Y	S	C
0	0	0	0
0	1	1	0
1	0	1	0
1	1	0	1

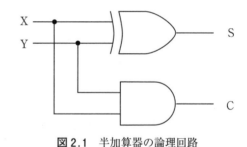

図2.1 半加算器の論理回路

2.1.3 ハードウエア

人間は，眼や耳で情報を取り込み，脳で情報を記憶・処理し口や手足で情報を表現（相手に伝える）している。コンピュータはこれらの働きに似た機能を持っており，人間機能（器官）と対応させると，以下となる。

　目，耳（情報の取り込み）　→　入力装置
　脳（記憶）　　　　　　　　→　記憶装置
　脳（演算処理）　　　　　　→　演算装置
　脳（制御処理）　　　　　　→　制御装置
　口，手（相手に伝える）　　→　出力装置

コンピュータの基本的な機能としては，入力，記憶，演算，出力，制御の五つの機能から構成

されている。これらを**コンピュータの5大機能**と呼び，コンピュータは，それらの機能を持った装置により構成されている。制御装置と演算装置は一体として，**中央処理装置**（CPU：Central Processing Unit）と総称している（図2.2参照）。

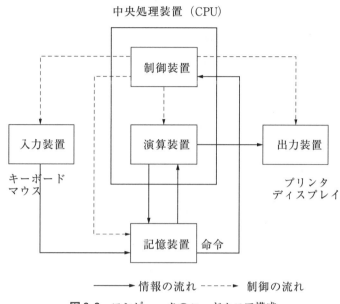

図2.2 コンピュータのハードウエア構成

(1) **制御装置（Control Unit）**

制御装置の主要な機能は，コンピュータに処理をさせるための手順（加算をしなさいとか，記憶装置に記憶しなさいとかの小さな命令の集まり／命令の集まりを**プログラム**という）を解読し，その命令の内容に従った処理を実行することである。例えば，A＋B＝Cを実行するための一連の命令群から，まず記憶装置からAのデータを取り出し，次いでBのデータを取り出して演算装置でA＋Bを実行する。その結果のCの値を記憶装置に記憶する。これらの一連の処理のため，記憶装置と演算装置を制御することになる。また，この処理の前後で，与えられた命令に従い，A，Bのデータを入力装置から記憶装置上に読み取り，記憶装置上のCのデータを出力装置に書き出す（例えば，印刷する）といった処理が必要であるが，これらの処理を行うために入出力装置を制御することになる。

ここで，コンピュータが理解し処理を行うことができる命令の集まりを**機械語**（machine language）といい，命令は2進数で構成され，**操作コード部**（operation code）と**オペランド**（operand）の二つの部分からなる。操作コード部は，加算しなさいとか記憶しなさいとかの具体的な操作を示し，オペランドは，命令の対象となる部分であり，処理するデータの位置を指定するレジスタ（register）の番号や主記憶装置の記憶されている位置（番地：address）を指定するが，データそのものの場合もある。例えば，A番地のメモリに記憶せよという命令では，アドレスAが

オペランドとなる。

　制御装置のもう一つの機能としては，割り込み制御がある。コンピュータの機能を有効に利用するために，時間がかかる入出力実行時には，入出力の最初の命令を出すと，制御装置を介さないで，直接記憶装置と入出力装置との間でデータのやり取りが行われる。その間，制御装置および演算装置は別のプログラムの命令を実行する。入出力装置の処理が終った時点で，その装置が制御装置に信号（割り込み信号）を送って，制御装置に入出力処理の終了を伝える。別のプログラムの処理を行っていた制御装置は，この割り込み信号により，制御を入出力処理のため一時中断していた元のプログラムに制御を戻すことになる。

A．命令制御

　前述のようにコンピュータを制御する命令は機械語であり，通常，図2.3のように2進数表現の操作コード部（操作部）とオペランドと呼ばれる，データや命令が置かれているレジスタや主記憶装置のアドレス（番地）から構成されている。命令の種類によって，1～3個のオペランドを一つの命令が持っている。それぞれ，**1オペランド形式，2オペランド形式，3オペランド形式**と呼んでいる。具体的には，前述のA＋B＝Cの例を機械語で表すと，図2.4のようになる。

　この例では，一つの機械語を16ビットで表すことにする。プログラム内蔵方式により，機械語自身，記憶装置に記憶されており，仮に三つの機械語が0番地から順次記憶されているとする。またA，Bに相当するデータを，A＝0000000000001000$_{(2)}$（$8_{(10)}$），B＝0000000000000011$_{(2)}$（$3_{(10)}$）とし，それぞれ$100_{(10)}$番地と$101_{(10)}$番地に記憶されているものとする。機械語の各行の上段は2進表現，下段は分かりやすいように，操作コード部とオペランド1は略号，オペランド2は10進数で表現している。この機械語が実行されると

① $100_{(10)}$番地に記憶されているデータ$8_{(10)}$をレジスタ1（R1）にセットする。

② $101_{(10)}$番地に記憶されているデータ$3_{(10)}$とレジスタ1にセットされているデータ$8_{(10)}$を加算しレジスタ1にセットする。この機械語が実行されると，レジスタ1の内容は$11_{(10)}$となっている。

③ レジスタ1のデータ（$11_{(10)}$）を$102_{(10)}$番地にストアする。この機械語が実行されると，$102_{(10)}$番地には$11_{(10)}$が記憶されている。$11_{(10)}$がCに相当する。

　一つの命令が制御装置の制御のもとで実行される際，次のような手順で行われ，その時間を**命令サイクル**（instruction cycle）と呼ぶ。命令サイクルは次の3段階（フェーズ）を経て命令を実行する。

① フェッチフェーズ（fetch phase）

　プログラムカウンタ（PC：Program Counter，次に実行する命令が入っている主記憶装置のアドレス（番地）が格納されているレジスタ）のアドレスに格納されている命令を取り出し，命令レジスタ（IR：Instruction Register）に格納する。このとき，取り出した命令の次に実行する命令のアドレスをセットするため，PCの内容を1だけ進める。レジスタ（register）は一時的にデータや命令を格納する高速，小容量な記憶装置の一種である。

2.1 コンピュータの基礎

| 操作コード部 | オペランド1 | オペランド2 | オペランド3 |

図 2.3 命令の形式（3オペランド形式）

番地(10進表現)		操作コード部	オペランド1	オペランド2	操作の内容
0	2進表現 略語，10進表現	$0001_{(2)}$ LD	$001_{(2)}$ R1	$001100100_{(2)}$ $100_{(10)}$	$100_{(10)}$ 番地の内容をレジスタ R1 にセットする
1	2進表現 略語，10進表現	$0010_{(2)}$ ADD	$001_{(2)}$ R1	$001100101_{(2)}$ $101_{(10)}$	レジスタ R1 の内容と $101_{(10)}$ 番地の内容を加算する
2	2進表現 略語，10進表現	$0011_{(2)}$ ST	$001_{(2)}$ R1	$001100110_{(2)}$ $102_{(10)}$	レジスタ R1 の内容を $102_{(10)}$ 番地にセットする
3					
4					
5					
6					

⋮

100	$0000000000001000_{(2)}$
101	$0000000000000011_{(2)}$
102	
103	
104	
105	

⋮

図 2.4 加算を行う機械語（2オペランド形式）の例

②デコードフェーズ（decode phase）

命令レジスタ内の命令の操作コード部を解読（デコード，decode）しオペランドの内容からデータを出し入れする主記憶装置やレジスタ等のアドレスをアドレスレジスタ（address register）にセットする。このとき，オペランドのアドレス情報に従い，アドレスを修飾する必要があれば，修飾用のレジスタ（ベースレジスタ，base register およびインデックスレジスタ，index register）の内容を加算したりして実際のアドレスを得る。

③命令の実行フェーズ（execution phase）

解読された操作コード部の操作内容に従い命令を実行する。演算処理の場合は演算装置にて演算が実行される。

B．割り込み制御

割り込みとは，CPU がプログラムを実行中に，いったんそのプログラムの実行を中断し別のプログラムや他の動作を実行することをいう。割り込み制御は CPU の効率的利用を推進するための制御を主目的としている。割り込みには，入出力機器による割り込み，CPU の連続使用時間を超えた場合に起こるタイマ割り込み，接続機器のエラー時に起こる割り込みがある。

入出力装置と主記憶装置の間でのデータのやり取りの時間は，CPU の処理速度に比べて非常に遅い。また，データの大きさなどにより入出力処理時間が異なり，制御装置ではその処理がいつ終了するかを予測することは難しい。一昔前のコンピュータは，入出力処理の命令を出したあと，その処理が終了したかどうかをチェックするための命令を，入出力処理中，常に入出力装置（I／O：Input／Output）に対して出していた。その間，制御装置，演算装置ともに何もしないで待っていた。この待ち時間を利用して他のプログラムの処理を行い，入出力処理の終了時に出される割り込み信号により，制御を元のプログラムに切り替える操作を行うのが**割り込み制御**である（図2.5）。

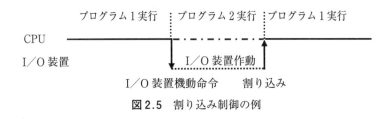

図2.5 割り込み制御の例

(2) 演算装置 (arithmetic unit)

中央処理装置（CPU）の一つの構成要素として，演算装置がある。制御装置において命令が解読されて，演算命令であれば，その実行は演算装置にまわされてくる。この演算装置で実行されるのは，固定小数点演算（固定小数点の四則演算），浮動小数点演算（浮動小数点の四則演算），論理演算（AND，OR，EOR，NOT の論理演算）など，非数値演算（ビット演算，フィールド演算，文字列演算）である。高機能のコンピュータは上記の演算をすべて行う命令を装備しているが，低機能のコンピュータは非数値演算等の命令を装備していないものがある。その場合は他の命令の組合せで処理される。

(3) 記憶装置

記憶装置は情報を記憶するための装置で，二つの種類があり，一つは，制御装置，演算装置が直接命令やデータにアクセスできる記憶装置を**内部記憶装置**（internal storage unit）あるいは**主記憶装置**（main memory）である。主記憶装置は半導体素子を利用して電気的に記録を行うため，動作が高速で CPU から直接読み書きすることができるが，単位容量あたりの価格が高いため大量には使用できず，また，電源を切ると内容が失われてしまう。もう一つに，CPU からは内容を直接読み書きすることができなく，電源を供給しなくても記録が消えない**外部記憶装置**（external storage unit)（**補助記憶装置**，auxiliary storage unit ともいう）がある。磁気的に記録を行うものが多いため，記憶容量が大きいが動作が遅い。利用者がプログラムを起動してデータ処理を行う際には必要なものだけ主記憶装置に呼び出して使用し，長期的な保存には外部記憶装置が利用される。

A．主記憶装置

記憶装置の記憶域には通常バイト単位に固有の番地（アドレス，address）が付けられている。内部記憶装置は，制御装置が高速に命令やデータにアクセスする必要があるため，集積度の高い半導体素子の VLSI（Very Large Scale Integrated Circuit）が用いられる。内部記憶装置に用いる半導体記憶素子は，読み書き可能な RAM（Random Access Memory）と読み出し専用の ROM（Read Only Memory）とがある。制御装置のマイクロプログラムやコンピュータの起動時のプログラムなどは ROM に記憶しておき，利用者によって書き換えられないようにしておく。この ROM にそれらの情報を書き込むのは，別の装置で書き込むが，その方法には，PROM（Programmable ROM）電気的に書き込む，EPROM（Erasable PROM）電気的に書き込み・紫外線で消去，EPROM（Electrically EPROM）書き込み・消去共に電気的に行う，などがある。ROM は電源を落としたときにも記憶内容が保存されているが，RAM は記憶内容が消去される。RAM については，電源が供給されている間でも，内容を保存しておくための操作を一定間隔で行う必要のある RAM を **DRAM**（Dynamic RAM）と呼び，これに対して電源が供給されている限り記憶内容が保存される RAM を **SRAM**（Static RAM）と呼ぶ。SRAM はアクセス速度が速いが高価であり，小容量であるが高速性を要求されるレジスタやキャッシュに用いられる。一方，DRAM はアクセス速度は遅いが，安価であるため主記憶装置に用いられる。

B．補助記憶装置

補助記憶装置（外部記憶装置）は入出力コントローラ（入出力制御を行う装置）等を介して制御装置，主記憶と結合されている。入出力装置として扱われている場合もあるが，概念的には記憶システムの一部である。補助記憶装置は，電源を落としても記憶内容は保存されている不揮発性記憶媒体として情報の保存には無くてはならないものであると同時に，アクセス速度の速いハードディスクは内部記憶装置と一体となって仮想記憶技術の実現には必須の装置となっている。

外部記憶装置には，**磁気ディスク装置**（magnetic disk unit）あるいは**固定ディスク装置**（hard disk unit/ fixed disk unit），**光磁気ディスク装置**（Magnetic Optical disk unit），**CD 装置**（compact disk unit），**磁気テープ装置**（magnetic tape unit）（オープン・リール式，カートリッジ式，カセット式）などある。

a．磁気ディスク（固定ディスク）装置

固定ディスク装置は，磁性体を表面に塗布した円盤を部分的に磁化することで情報の記録を行っている。固定ディスクは，複数のディスクの同一の同心円上の記憶域を**シリンダ**（cylinder），その内の 1 枚のディスク上の記憶域を**トラック**（track）と呼ぶ。各トラックを，さらに**セクタ**（sector）と呼ぶ単位に分割し，これがディスク上のデータのアクセスの最小単位となる（図2.6）。記録の最小単位（読み，書きの単位）は，**ブロック**（block）と表現する場合もあり，ブロ

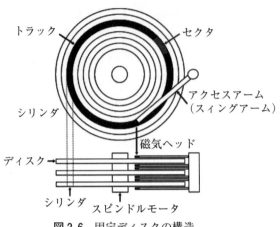

図2.6 固定ディスクの構造
出典：文献(8)より引用

ックは複数レコード（record）から構成されおり，ブロックの中にいくつのレコードを含むかの数を，**ブロック化因数**（blocking factor）という。

　固定ディスクのデータへのアクセス時間は，アクセスアームを所定のトラックまで移動する時間（シーク時間：Seek Time），対象データのセクタがヘッドの下まで回転してくるのを待つ時間（**ローテーション時間**：Rotation Delay/Latency Time）および実際にデータを転送する時間（**転送時間**：Transfer Time）の平均の合計である。

　固定ディスクなどの記憶装置では，記憶媒体（磁気媒体）を利用できるようにするために，記憶領域をセクタに区分し，どの部分に何を記録したかを管理するための領域を確保する必要がある。この操作を**初期化**（フォーマット：format）といい，磁気媒体は使用する前に必ず初期化を行わなければならない。フォーマットには**物理フォーマット**（physical format）と，**論理フォーマット**（logical format）がある。前者はディスクにどのようにデータを並べるかを決める作業である。後者は物理フォーマットが終わった後で，OSが使用する管理用データや実際に記録されるデータの論理的な位置を設定する作業で，OSによって形式が異なる。すでに利用されている媒体でフォーマットを行うと，それまで記録されていたデータはすべて消えてしまうため，固定ディスクなど大容量の媒体をフォーマットする際には注意が必要である。OSとは**オペレーティングシステム**（Operating System）の略で，キーボード入力や画面出力といった入出力機能やディスクやメモリの管理など，多くのソフトから共通して利用される基本的な機能を提供し，コンピュータシステム全体を管理するソフトウエアのことであり，後の章で詳述する。

　固定ディスクに対して書き込みと削除を繰り返し行うと，ディスク内でのファイルの配置が不連続になり，連続した空き領域が少なくなるため，どの空きスペースにも入りきらないファイルが増え，ファイルを分割して二つ以上の空き領域に分けて保存するようになる。このような，本来連続して記録されるべきデータなどが分散して存在してしまう状況を**フラグメンテーショ**

ン（fragmentation）という。データを読み出すとき，一箇所に連続して記録されている場合と断片的に記録されている場合を考えると当然，断片的に記録されている場合の方がシークタイムが増加し，パフォーマンスが低下し，このようなファイルの分割保存が増えると，OSの処理量の増大やトラックへのヘッドの移動量の増大を招き，読み書き速度の低下につながる。また，ヘッドの移動は物理的な動作を伴うため，故障を誘発しやすい（耐用年数が低下する）ともいわれている。これを解消すために最近のOSには，**デフラグ**（defrag）（**デフラグメンテーション**：defragmentation）と呼ばれるソフトが搭載されており，ディスク内のファイルを先頭から再配置し，ファイルの分割状態を解消して，連続した空き領域を増やすことを行ってくれる。

b．フラッシュメモリデバイス

フラッシュメモリは，電気的一括消去と電気的書き込みが可能で，電源を切っても情報が失われない不揮発性メモリ（nonvolatile memory）である。**フラッシュメモリデバイス**（Flash Memory Device）は，フラッシュメモリをUSBに装着できるようにした記憶媒体で，容量は32MB～2TBまでのものがある。転送速度もUSB2の場合10MB/sとハードディスク並みの速さで，小さく，軽いのでフロッピーディスクに替わる携帯記憶媒体（リムーバブル・メモリ）として使用されるようになってきた。

c．CD装置とDVD装置

CD装置（Compact Disk Drive）は，レーザー光線でプラスティックの表面にピット（くぼみ）をつけ，アルミニウムを蒸着する。これに光を当てたときに，ピットのあるところと無いところでは光の反射光の輝度が異なることを利用している。通常，直径12cmのディスク（音楽用と同じ）を使用し，記憶容量は640MBから1GB程度である。なお，CD装置には読み取り専用のCD-ROM，一度書き込むと消すことが出来ない追記式のCD-R，1000回程度の書き換えが可能なCD-RWがある（ROM：Read Only Memory，R：Recordable，RW：ReWritable）。

DVD装置（Digital Versatile Device）は，CD装置と同様に直径12cmのディスク上にレーザー光線でピットをつけ，反射光の輝度の変化を利用した記憶装置である。CD装置と異なるところは，レーザー光線の波長を短くして記憶密度を高めると同時に，記憶層を2層にして記憶容量を増加させている。片面・両面の記録面を持ったものがあるが，CD装置との互換性から片面記録が多く用いられている。CD装置と同様，読み取り専用のDVD-ROM，一度書き込むと消すことができない追記式のDVD-R，1000回程度の書き換えが可能なDVD-RWがある。また，両面記録で読み書き可能なDVD-RAM（Random Access Memory）がある。なお，記憶容量は3GB～8GB程度であるが，片面4.7MBのものが多く使用されている。

d．光磁気ディスク装置

光磁気（MO）**ディスク装置**（Magneto-Optical Disk Drive）は，CD-ROMが読み取り専用であるのに対して，読み書き可能にした装置である。予め記録膜を一定の向きに磁化しておき，記録時に逆向きの弱い磁界のもとで，半導体レーザーをミクロン以下の大きさで照射して局所的に加熱する。このとき，熱により保持力が小さくなり，その部分のみ磁化の向きが反転する性質を利用し

て，情報を記憶する。再生時には，直線偏光を反射させると，磁化の方向によって光の振動面が回転する性質を利用して，反射光の振動面を検光子で検出することにより記憶されている情報を読み取る。通常は3.5インチのディスクを使用し，記録容量は200MBから1.3GB程度である。最近は，USB装置などの普及により使われなくなりつつある。

  e．磁気テープ装置

　磁気テープ装置は，情報を磁気ヘッドにより磁気テープに記録・再生する装置である。リールに巻き取られたテープにデータを読み出し・書き込みを行うためアクセスタイムが大きいことが欠点である。現在は，媒体（磁気テープ）価格が安いことや体積記録密度が高くスペースをとらないなどの利点があることから，大容量データの保存やデータベースのバックアップ装置として利用されている。

(4) 入力装置

　入力装置は人間が扱う表現（外部表現）の情報（文字，画像，音声など）をコンピュータの内部の表現（内部表現：2進数表現）に変換して，コンピュータ内部に取り込む装置である。現在よく利用されているものとしては次のものがある。

① 文字（カナ，英数字，記号等）を読み取る入力装置：キーボード（Keyboard），光学式文字読み取り装置（Optical Character Reader：OCR）

② 特殊なマークを読み取る入力装置：バーコードリーダ（Optical Bar-code Reader），光学式マーク読み取り装置（Optical Mark Reader：OMR）

③ 画像を読み取る入力装置：イメージスキャナ（Image Scanner）

④ 位置情報（X軸，Y軸数値）を読み取る入力装置：マウス（Mouse），ディジタイザ（Digitaizer）

⑤ 音声を読み取る入力装置：マイク・音声認識装置（Microphone・Speech Recognizer）

⑥ アナログ信号を読み取る入力装置：A/D変換器（Analog/Digital Converter）

　キーボードは，すべてのコンピュータに標準的に装備されており，入力した情報は出力装置であるディスプレイ装置に表示されるようになっている。光学式文字読み取り装置は，手書き文字，印刷文字を読み取り，内部表現に変換する装置であり，バーコードリーダは幅の異なる数種類の黒と白の平行線の組合せで英数字を表現するバーコードを読み取る入力装置である。光学式マーク読み取り装置は，所定の用紙に鉛筆やボールペン等でマークしたものを光学的に読み取り，コード化し，コンピュータの内部表現に変換する装置である。イメージスキャナは，静止画像を入力するための装置で，写真や図面を画像としてコンピュータに読み込むのに用いる。マウスは，ディスプレイ画面上の位置情報を入力する装置で，パソコンには標準装備されている。マウスを移動させると，下部のボールが回転し移動した距離と方向を検知し，ディスプレイ上のポインタと連動させ，所定の位置で左右どちらかのボタンを押すことによりその位置や操作の情報を入力する。

(5) 出力装置

出力装置はコンピュータ内で処理された内部表現の情報を人間の認識できる表現に変換して出力する装置である。主要な出力装置としては下記のものがある。

①文字，図面，画像などを紙に印刷する出力装置：プリンタ（Printer），XYプロッタ（X-Y Plotter）

②画面上に表示する出力装置：ディスプレイ（Display）

③音声の出力装置：音声合成装置・スピーカ（Voice Synthesizer・Speaker）

プリンタは標準的な出力装置で，大きく分けて機械的な衝撃により活字等を印刷するインパクトプリンタと機械的な衝撃を与えないで印刷するノンインパクトプリンタがある。インパクトプリンタには，活字を印字リボンの上からハンマで打つ活字プリンタ（Character Printer）か，プリント・ワイアと呼ばれるたくさんのピンを用いて文字を構成して印字するドットマトリックスプリンタ（Dot Matrix Printer）がある。ノンインパクトプリンタは熱により発色する用紙，あるいは熱により溶解するインクを塗布したリボンを用いて印刷する感熱プリンタ（Thermal Printer），細いノズルからインクを粒子状に噴射し用紙に文字，画像を印刷するインクジェット・プリンタ（Ink Jet Printer）および半導体レーザーにより作り出されたレーザービームで感光ドラム上に文字や画像を露光し，トナーで現像し，普通紙に転写するレーザービーム・プリンタ（Lazer Beam Printer）（電子写式プリンタとも呼ぶ）がある。

ディスプレイ装置は，画面上に白黒あるいはカラーで，文字や画像を表示する装置で，最も一般的な出力装置である。表示部分には，テレビと同じ原理で作動する液晶（LCD：Liquid Crystal Display）を用いている。過去にはCRT（Cathode Ray Tube）があったが現在はほとんど使われていない。液晶ディスプレイは，液晶の配列が印加電圧で変化し，光源の光が90度偏光する性質を利用している。表示方式の違いにより，DSTN（Double Super Twisted Nematic）と電圧印加を薄膜トランジスタで行うTFT（Thin Film Transister）方式があるが，TFTの方が輝度が強く，表示情報が鮮明に表示されるため今後はTFT方式が標準的になっている。また，最近アクティブマトリクス式有機EL（AMOLED／Active Matrics Organic Light Emitting Diode）を使ったものが販売されている。液晶自体は光を発しないので，必ずバックライトなど光を出すものが必要であるが，自発光素子であるAMOLEDはバックライトを必要としないので薄く省電力なデバイスを作ることが可能である。現在はスマートフォンなどのポータブル端末のディスプレイに使用されている。

(6) 入出力インタフェース

コンピュータの入出力装置と主記憶装置につなぐ装置を**入出力インタフェース**（input-output interface, I/O interface）という。通信回線を介して遠隔地に設置した入出力装置を端末といい，この端末装置をつないだりもする。入出力インタフェースは，主記憶装置と入出力装置，補助記憶装置との間でやり取りされるデータの出入り口であり，ここでデータのやりとりを制御する。

なお，入出力インタフェースはメインフレームやワークステーションでは入出力チャネル（input-output channel, I/O channel）と入出力制御装置（device control unit, I/O controller, input-output controller）となり，パソコンではインタフェースボード（interface board）など専用の制御回路となる。

　CPU ⇔ 主記憶装置 ⇔ 入出力インタフェース ⇔ 入力装置，補助記憶装置，出力装置など

　インタフェースとは，接合点，境界面を意味する言葉でコンピュータにおいては周辺装置・機器を接続する際の，端子やデータの規格や必要な装置等を指す。以下に代表的なパソコンの入出力インタフェースを示す。

①**シリアルインタフェース**（serial interface）：シリアルインタフェースは，信号を直列的に伝送するものであり，代表的なものには RS-232C がある。RS-232C は，データを 1 ビットずつシリアル（直列）に転送するインタフェース。もとは端末とモデムとの接続用に開発されたものである。

②**パラレルインタフェース**（parallel interface）：パラレルインタフェースで最も一般的なのがセントロニクスであり，プリンタを接続するための標準的なインタフェースである。セントロニクス（centronics）（Centronics Data Computer 社が開発したパラレルポートの仕様）は非同期方式で 8 ビットをパラレルで転送する。

③**SCSI**（Small Computer System Interface）：パソコンなどの小型コンピュータと補助記憶装置やスキャナなどの周辺機器を接続するためのインタフェースである。接続する機器には 0～7 までの重複しない番号（SCSI ID）を付ける。SCSI 機器はケーブルで順番につなぐデイジーチェーン（daisy chain）方式で接続する。固定ディスク，CD-ROM，MO，スキャナ，プリンタ，Zip などを接続することができる。

④**USB**（Universal Serial Bus）：USB は，1996 年に公開されたインタフェースの規格であり，キーボードやマウス，シリアルポート，パラレルポートなどの統一的なインタフェースである。データ転送速度[4]は USB1.1 では 1.5Mbps と 12Mbps の二つのモードがあり，USB2.0 ではさらに 480Mbps というモードが追加された。USB3.0 は，これまでの USB2.0 と互換性を保ちながら，データの転送速度が最大 5Gbps となり USB2.0（最大 480Mbps）の 10 倍以上になった。プラグアンドプレイ（Plug and Play）（コンピュータに周辺機器を追加するときに使用者が手動で設定作業をしなくても，OS が自動的にカードを検出して最適な設定を行うシステムをいう）に対応するほか，パソコンや機器の電源を入れたまま脱着が可能なホットプラグ（hot plug）（コンピュータの電源を入れたまま，周辺装置やコードを抜き差しすること，「活線挿抜」「ホットスワッピング（hot swapping）」などとも呼ばれる）にも対応しているた

---

[4] データ転送速度：コンピュータと周辺機器あるいは CPU とメモリ間のデータの送受信を行うとき，どのくらいの速度でデータが送られるのかを示す単位。10bps は 1 秒間に 10 ビット送信すること，12Mbps は，1 秒間に 12MB 送信することを意味する。

め，簡単に扱えることが大きな特徴である。
⑤ IEEE1394：パソコンの周辺機器だけでなく，ディジタルカメラなどのディジタル機器同士の接続も可能にした高速シリアルバスの規格であり，パソコンのほか，ディジタルビデオカメラやビデオデッキなどに搭載されており，ディジタル家電への搭載が進められている。なお，IEEE1394 は，アップル社が FireWire と呼び，ソニーは「i. LINK」と呼んでいる。転送速度は 100Mbps，200Mbps，400Mbps に対応している。接続方式は，デイジーチェーンのほか，ハブを使ったツリー状の接続も可能である。また，ホットプラグにも対応している。

(7) バス (bus)
コンピュータ内部で各回路がデータをやり取りするための伝送路のことを**バス**という。複数の信号線で同時に複数のビットを転送するパラレル転送方式でデータを伝送しており，1 回の転送で同時に送れるデータの量を「**バス幅**」と呼ぶ。バスは大きく分けて，CPU 内部の回路間を結ぶ**内部バス**（Internal Bus），CPU と RAM などの周辺回路を結ぶ**外部バス**（Frontside Bus），拡張スロットに接続された拡張カードとコンピュータ本体を結ぶ**拡張バス**（Expansion Bus）の 3 種類がある。外部バスのうち，メモリと接続するバスを**メモリ・バス**（memory bus），周辺機器と接続するバスを**システム・バス**（system bus）という。CPU の処理速度は内部バスのバス幅に大きく左右されるため，8 ビット，16 ビットなど，バス幅が CPU の性能指標としてよく使われる。拡張バスには PC/AT 互換機で使われる ISA バスや PCI バスなどがあり，それぞれに対応した拡張スロットの規格がある。ISA（Industry Standard Architecture Bus）バスは IBM PC/AT 互換機で一般的な拡張バスの規格であり，IBM PC/AT 互換機で一番よく利用されている拡張バスであったが，高速な CPU で利用するにはデータ転送速度やメモリなど多くの点で時代遅れになってきている。現在ではより高速な PCI バスが主流になっている。PCI バス（Peripheral Component Interconnect Bus）は拡張スロットの規格の一つである。Intel 社が中心になって決めたローカルバス規格であり，32 ビット幅で最大 132Mbyte/ 秒と NuBus に比べかなり高速である。現在 Macintosh も含め，パーソナルコンピュータ用の高速バスの標準となっている。

(8) パソコンで利用されている種々のコネクタ
コンピュータ内部の各装置の接続やコンピュータと周辺機器の接続部分のことをコネクタ（connector）という。コネクタにはパソコン内部（周辺機器以外）での接続用とパソコンと外部周辺機器との接続用がある。ここでは，パソコンと外部周辺機器との接続用のコネクタについて説明する。
・PS/2 コネクタ（ミニ DIN6 ピン）：キーボードやマウス用のコネクタである。接続できるマウスやキーボードには「PS/2 対応」などの表示がある。
・USB コネクタ：USB は，「Universal Serial Bus：ユニバーサル・シリアル・バス」の略で，パソコンと周辺機器をつなぐための規格のことである。従来，バラバラだった周辺機器の接続

口を統一するために策定された。それまでのシリアルポートや，パラレルポートなどに比べて，端子がコンパクトでケーブルも細く，転送速度がより速くなったのが特長である。SB対応機器には，マウス，キーボード，プリンタ，モデム，スキャナ，ハードディスク，スピーカなどがある。

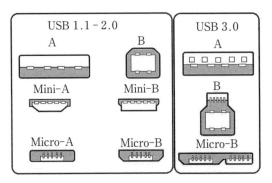

- IEEE1394コネクタ：ディジタルビデオカメラなどを接続する。接続できる機器には，「IEEE1394対応」や「i.LINK対応」などの表示がある。
- RS-232Cコネクタ（D-Sub9ピン，オス）：形状がアルファベットのDの形状を模していることにより，こう呼ばれる。シリアルコネクタとも呼ばれる。信号を送る部分が棒状のピンになっているのと，コネクタをネジで固定するのがD-subタイプの特徴である。通信ピンが九つあることからこの名がついている。PC-AT仕様パソコンのシリアルポートがこのタイプである。RS-232C対応機器には，モデムやターミナルアダプタ（TA）がある。

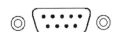

- プリンタコネクタ（D-Sub25ピン，メス）：プリンタ接続用のコネクタであり，パラレルコネクタとも呼ばれる。

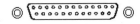

2.1.4 ソフトウエア

コンピュータはハードウエアのみでは動作することができず，処理をさせるための手順が必要になる。この手順をソフトウエア（software）あるいはプログラム（program）という。ソフトウエアは，情報工学およびソフトウエア工学では，コンピュータシステム，プログラム，データにより処理される情報全般をあらゆる「機械装置以外のもの」と定義される。ここでソフトウエアは，コンピュータシステム全体を管理する「基本ソフトウエア」と，後述の病院情報システムなどのようにある特定の目的のために設計された「応用ソフトウエア（アプリケーションソフトウエア，application software）」に分類される。さらに基本ソフトウエアは，**オペレーティングシステム**（OS：Operating System），言語処理プログラム，各種ユーティリティプログラムに分けられる。オペレーティングシステムは基本ソフトウエアを指す場合もある。

OSは，コンピュータシステムの各種資源（ディスク，キーボード，メモリなど）を管理し，ア

プリケーションソフトウエアがこれを利用できるようにするソフトウエアである。また，メモリやディスクなどといったハードウエアはもとより，マルチタスクやマルチウィンドウ機能，GUI (Graphical User Interface) の部品などのソフトウエア資源の管理を行うものもある。代表的なパーソナルコンピュータの OS に Windows10 がある。

コンピュータを動作させるためのプログラムは，前述の機械語によるが，機械語は 0 と 1 の 2 進法で構成され，プログラムを作成するのに多くの労力と時間を必要とする。そこで，人間の表現に近いプログラムを作成するための「言語」が開発された。このような，人間の表現に近いプログラムを作成するための言語を，プログラミング言語（programming language）という。プログラミング言語には，C 言語，FORTRAN，COBOL，VB（Visual Basic）などがある。プログラミング言語で作成されたプログラムは，このままではコンピュータが理解して実行することはできない。言語処理プログラムは，プログラミング言語で作成されたプログラムを機械語に変換するソフトウエアである。

ユーティリティプログラムとは，OS や言語処理プログラムの補完的なプログラム群であり，基本的かつ共通な処理を行うプログラムのことである。アプリケーションソフトウエアのように特定の業務を処理するのではなく，すべてのユーザが基本機能として利用できるエディタや並び替えなどのソフトウエアをいう。

アプリケーションソフトウエアとは，特定の目的に特化したソフトウエアのことをいう。ビジネスソフト，業務用ソフトなどに分類される。ビジネスソフトには，ワープロ，表計算，プレゼンテーションソフトがある。業務用ソフトには，パッケージソフト，CAD，データベース管理ソフトなどがある。

2.2 ネットワークの基礎

インターネットの急速な普及にともない，自宅や職場など場所や時間を問わず世界中のあらゆる場所と通信を行い情報の交信や必要な情報を得ることが可能となっている。このように現在，コンピュータは単独で用いられるより，ネットワークの一部分として使われている。ネットワークは，最初からユビキタス[5]で使われるものでなく，日本では JR の座席予約システムや銀行窓口業務のシステムなどのように，コンピュータの遠隔地利用・迅速なデータの収集・配布を主な目的として，通信回線を利用した中央集中型のネットワークであった。これは，特定の企業内の分散した営業所や工場を通信回線で接続したもので，閉じられたネットワークであった。この閉じられたネットワークを他のネットワークに接続した最初のものは，米国の ARPANET であった。ARPANETは，1969 年に米国国防総省（U. S. Department Of Defense：DOD）の高等研究計画局（Advanced

---

[5] ユビキタス（ubiquitous）の語源はラテン語で，いたるところに存在する（遍在）という意味であり，インターネットなどの情報ネットワークに，いつでも，どこからでもアクセスできる環境をいう。

Research Projects Agency：ARPA）が導入した分散型コンピュータネットワークの名称である。このARPANETは，現在のInternetの起源だといわれている。全米の4ヶ所（カルフォルニア大学ロサンゼルス校，スタンフォード研究所，カルフォルニア大学サンタバーバラ校，ユタ大学）をつないで開通し，その後徐々に接続個所を増やしていった。当時主流だった中央集中型ではなく分散型を選んだのは，核攻撃を受けても全体が停止することの無いコンピュータシステムを作るためだったといわれている。各地に分散したUNIXコンピュータ同士をTCP/IP（Transmission Control Protocol/Internet Protocol）で相互接続するという形態は，現在のインターネットの原型になったといわれている。その後，研究者間での電子メール，研究データ，研究論文の伝送などに用いられるようになり，米国の計算機科学研究者のネットワーク（Computer Science Network：CS Net）や教育機関のネットワーク（National Research and Education Network：NREN）など多数のネットワークが開設され，それぞれの加入者が急激に増加していった。

2.2.1 ネットワークのプロトコル

ネットワークは一般的にコンピュータやシステム同士を接続し情報を送受信する仕組みである。情報を送受信するとき，電気，機械，機能を共通にする取り決めを行う必要がある。この中には，電圧レベル，物理コネクタ，最大伝送距離などが含まれる。また，接続，切断の手続き（開始，維持，終了など）の共通化も必要である。さらに，ネットワークのいずれの経路を通るか，送られてきたデータを受信側で解釈できるように変換するような送受信の手順を世界的に定める必要がある。この手順を**ネットワークプロトコル**（Network Protocol）あるいは単に**プロトコル**という。日本語では，通信手順あるいは通信規約といわれる。コンピュータやシステム間の情報の送受信は，0と1情報の集合で行われる。プロトコルとは，それらの0，1情報の集まりによって双方に分かり合える処理を行うために，コンピュータ同士がどのような理解を行うかを定めた規約（通信規約）である。この，異なるコンピュータやネットワークの間でデータ通信を実現するためのネットワーク構造の設計方針が国際標準化機構（ISO）により制定され，これを**OSI（開放型システム間相互接続**：Open Systems Interconnection）という。OSIに基づき，コンピュータの持つべき通信機能を階層構造に分割したモデルが**OSI基本参照モデル**（OSI階層モデル）と呼ばれる。通信機能を7階層に分け，各層ごとに標準的な機能モジュールを定義している。このOSI参照モデルは，架空のネットワークで定めたプロトコルであり，理論であるため実際のネットワークでは必ずしもこれに従っていない。例えば，インターネットではOSI参照モデルの枠組みに基づいているが独自の枠組みでプロトコルを定めている。それが「TCP/IPモデル」である。

(1) OSI参照モデル

コンピュータやシステム同士を接続し情報を送受信するには種々の処理が関係する。最初に，有線の場合はケーブル，無線の場合は電波が必要であり，次にその通信を物理的に管理することが必要である。また，通信方法や，通信障害が起こったときの対策もしなければならない。さらに，ネ

ットワーク利用者が送りたい情報を入力・送信して，受信した情報を表示したりする仕組み（アプリケーション）も必要になる。もし，このような処理を行う仕組みを利用者自身で作成しようとする場合，膨大な仕事量・時間・費用を要する。また，通信の仕組みが異なる相手と通信を行おうとする場合，その相手に合わせた新たな仕組みを作成しなければならない。このような煩雑さを解消し，容易に多数のネットワーク利用者が情報の交信を行うことを可能にしたプロトコルがOSI参照モデルである。OSI参照モデルは，ネットワークプロトコルを七つの階層に分けている。これは，各階層が受け持つべき役割を限定し，各ネットワークプロトコルを単純化することができるからである。各階層は，下位にある階層からそれらの階層が提供するサービスを受け，上位の層に特定のサービスを提供する。利用者に近い層を上位層に，通信の電気的な部分に近い層を下位層に配置している。各層のプロトコルは他の層のプロトコルを意識することなく自分のみを管理すればよいため，分かりやすい。第1層から第4層までを下位層，第5層から第7層までを上位層といい，上位層はアプリケーション単位のデータを扱うのに対して，下位層はネットワーク通信を意識したデータを分割したデータ単位の処理を行う層である。上位の層と下位の層という異なる階層間でやり取りを行うときの約束事をインタフェース，同じ層の間での通信の約束事をプロトコルという。表2.5にその機能を示す。

表2.5 ＯＳＩ参照モデル

レイヤ	層	内　　　容
7	アプリケーション層 （Application Layer）	ユーザに最も近い層でユーザアプリケーションにネットワークサービスを提供する。
6	プレゼンテーション層 （Presentation Layer）	アプリケーションから送られてきたデータを他のシステムのアプリケーション層で解釈できるようにする。必要に応じてバイナリデータをテキスト形式に変換することやデータ構造などの変換を行う。
5	セッション層 （Session Layer）	ホスト間通信，つまり通信する二つのホスト間のセッションの確立や管理や終了処理を行う。また，二つのプレゼンテーション間での対話の同期を取りデータの管理をする。
4	トランスポート層 （Transport Layer）	送信側から送られてきたデータをセグメントに分割し，受信側のホスト上でデータ・ストリームを再編成する。二つのホスト間に信頼性の高い通信を提供する。また仮想回線を確立，維持，適切に切断する。さらに転送エラーの検出，回復などフロー制御を行う。
3	ネットワーク層 （Network Layer）	地理的に離れたネットワーク上の二つのホスト間の接続と経路選択を行う。
2	データ・リンク層 （Data link Layer）	メディア間でのデータ転送を確実に行う。これにより物理アドレッシング，ネットワークトポロジ，エラー通知，フロー制御などを行う。
1	物理層 （Physical Layer）	システム間の物理的な接続の開始，維持，終了のための，電気的，機械的，手続き的，機能的な仕様を規定している。また電圧レベル，電圧変化のタイミング，物理データレート，最大伝送距離，物理コネクタなどの仕様が規定されている。

(2) TCP/IP (Transmission Control Protocol/Internet Protocol)

　TCP/IP は，インターネットの標準プロトコルであり，現在最も普及しているプロトコルである。1967 年，米国国防総省（DOD：U.S. Department Of Defense）が中心となり，DARPA（Defense Advanced Research Project Agency）が設立された。1969 年，この DARPA の資金援助によってパケット交換方式（データ通信において，データをある大きさのパケット[6]と呼ばれるひとかたまりのデータに区切り，パケットごとに宛先アドレスやデータ属性，エラーチェックコード[7]などを付けて，通信媒体上へ送出する方式）による通信の実証実験が，四つのノード（node）[8]間（カルフォルニア大学ロサンゼルス校，カルフォルニア大学サンタバーバラ校，スタンフォード研究所，ユタ大学）で開始された。このネットワークが後に ARPANET（The Advanced Research Project Agency NETwork）と呼ばれるインターネットの前身である。1974 年には初めて Vint Cerf と Robert Kahn の論文に「Internet」という言葉が登場し，TCP や IP もこの年に発表された。1982 年に DCA（現 Defense Information Systems Agency）と ARPA が ARPANET のために TCP/IP を確定する。インターネットの第一の定義の一つは，特に TCP/IP を用いて接続されたネットワークの集合であり，インターネットは接続された TCP/IP のインターネットとされるようになった。1983 年 1 月に TCP/IP は正式に ARPANET を含む DOD ネットワークの標準プロトコルとして定められた。

　TCP/IP のプロトコル構造は，アプリケーション層，トランスポート層，インターネット層，ネットワークインタフェース層という，四つの層から構成される。OSI 参照モデルとの類似点が多く，ある程度の対応はとれるが，完全に一致しているわけではない（表 2.6 参照）。TCP/IP は，1 種類のプロトコルではなく，IP（Internet Protocol）を中心とした複数のプロトコルの集合として成り立っており，階層構造（表 2.6 参照）になっている。データを送受信するためには，通信するプログラムを利用し（アプリケーション層），確実にデータが送られるかどうか確認し（トランスポート層），送り先（IP アドレス）へ向かってどのような経路でデータを送るのかを決定し（ネットワーク層），物理的なネットワーク機器へアクセスする（ネットワークインタフェース層）という手順をとる。階層構造になっているのはこのような機能を分離し，送信時は上位から下位へ，受信時は下位から上位へデータを受け渡すことで円滑なデータ通信・設計を可能にする。

　TCP/IP とはインターネットで通信を行うための複数のプロトコルの集まりであって，TCP と

---

[6] パケット（packet）とは，ネットワーク上を流れる小さなひとまとまりのデータのことをいう。パケットは，宛先情報などのヘッダ，本体，エラー検出コードから構成されている。TCP/IP では，データをいくつかのパケットに分割して送信し，受信した側で結合作業をすることによりデータの転送中のエラーなどを防止している。

[7] データの通信時には送信値が異なる値に置き換わるがエラーが発生する可能性がある。電話回線や LAN 回線では周りの環境などによりノイズが発生し，送り側のデータと受け側のデータがまったく異なったものになることがある。この通信エラーを検出する様々な方法が考えられているが，代表的な方法に，パリティチェック（parity check）がある。送信データに 1 ビットのエラー検出用のコードを付けて送信するものである。

[8] ネットワークに接続されているコンピュータなどの機器のこと。

IPという二つのプロトコルのことだけを指すのではなく，TCPやIPを中心とした複数のプロトコルの集合のことを指し示すのが一般的である。TCP/IPには，TCPとIP以外にもUDPやFTPなどの多くのプロトコルが含まれている。このような関連したプロトコルの集合のことを，**プロトコルスイート**（Protocol Suite）と呼ぶ。

IPはネットワーク層のプロトコルであり，IPアドレス（IP address：インターネットやイントラネットなどのIPネットワークに接続されたコンピュータ1台1台に割り振られた識別番号）によってネットワーク上のホストを識別し，データを目的のIPアドレスを持った端末に送信する。コネクションレス型のプロトコル（Connectionless Mode Communication：相手と通信を行う場合，通信に先立って相手と接続（コネクション）関係を確立しないで，送信を行う通信方式のこと

表2.6 TCP/IPモデル，OSI参照モデル，プロトコルの関係

TCP/IPモデル	内容	プロトコル	OSI参照モデル
アプリケーション層	ファイル転送やメールなど，ネットワーク上利用できるサービスに関する取り決めを定義する。Webへのアクセス手順，メールへの送受信手順などを定義する。WebではHTTP，メールに関してはSMTP，POP3のようにアプリケーションごとにプロトコルがある。	DNS，SMTP，POP3，HTTP，FTP，SSH，SNMP，NFS，TELNETなど	アプリケーション層
			プレゼンテーション層
			セッション層
トランスポート層	アプリケーション層からデータを受け取り，インターネット層へ引き渡し，両者を仲介する。データを利用するアプリケーションを識別したり，アプリケーション間で信頼のある通信を行う手助けを行う。TCPはデータ転送速度や受信確認などの制御を行うため信頼性の高い通信が可能で，Webやメールなどのサービスがこのプロトコル上で処理される。UDPは制御を行わないため信頼性は低く，到着確認を行わないが，高速な通信が可能である。リアルオーディオなどのストリーミング系の伝送に使われることが多い。	TCP，UDP，NetBIOSなど	トランスポート層
インターネット層	ネットワーク上のホストを識別し，目的のホストにデータを届ける。ルータがIPアドレスを使ってルーティングを行うのがこの層である。	IP(IPv4, IPv6)，ICMPなど	ネットワーク層
ネットワークインターフェース層	隣接して接続されている装置間のデータ転送方法を定義し，コネクタの形状，電気，光信号などの方式も定義する。IPが，伝送システムとして利用する各種ネットワークのプロトコルが位置する層であり，Ethernetや，PPPなどの各種プロトコルがある。	Ethernet，FDDI，PPPなど	データリンク層
			物理層

をいい，パケットを送信するときに，ネットワークに接続された相手にあらかじめ通知することなく，即座に送信できる通信方式のこと）であるため，確実にデータが届くことを保証するためには，上位層の TCP を併用する必要がある。

　TCP はトランスポート層のプロトコルであり，TCP は下位層として必ず IP を利用する。TCP の重要な役割の一つは通信の信頼性確保であり，IP は基本的に「信頼性の無い」プロトコルである。IP では，送信したパケットが相手に届いたことを確認する手段はなく，TCP では相手から受信確認応答を送ってもらうことにより，送信したパケットが相手に届いたかどうか確認する。もしもある時間が経過しても受信確認応答が送られてこなければ，送信側はパケットが届かなかったと判断し，再度パケットを送る。このとき実際に送信パケットが届いていたかどうかにかかわらずパケットは再送され，送信パケットが届かなかったのか，それとも送信パケットは届いたが受信確認パケットが届かなかったのかを送信ホストは区別することができない。

(3) IP アドレス（Internet Protocol Address）

　IP で通信するには，インターネットなどの IP ネットワークに接続されたノードに割り振られたユニークな識別番号を割り振る必要がある。この識別番号を **IP アドレス**といい 32 ビットで構成される。2 進数で表現すると認識することが難しいということから 8 ビットで四つに区切って表記している。

　　　　10101100 00010011 00011111 00000011

　　　　　　　　172.19.31.3

　172.19.31.3 の表現にしても IP アドレスは取扱いが難しいため，インターネットなどで送信相手のパソコンを識別するために現在はアルファベットと数字（と一部の記号）を使っている。これを**ドメイン名**（domain name）という。ドメイン名と IP アドレスを対応させるシステムを DNS（Domain Name System）と呼び，全世界の DNS サーバが連携して運用されている。

　　　電子メールアドレスの場合：daito@rei.co.jp
　　　ウェブアドレスの場合　　：www.rei.co.jp

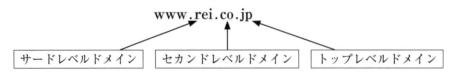

ドメイン名は「.」で区切られ，右側からトップレベルドメイン，セカンドレベルドメイン，サードレベルドメインと呼ばれる。トップレベルドメインは，次の 2 種類がある。

　<u>各国／地域に割り当てられたトップレベルドメイン</u>
　　ccTLD（country code Top Level Domain）
　　例　日本 .jp　オーストリア .at　オーストラリア .au

特定の領域・分野ごとに割り当てられたトップレベルドメイン

    gTLD（generic Top Level Domain）

    例 .com .net .org .edu .gov .mil .int

セカンドレベルドメインは，取得者の希望する名前になるが，一部の ccTLD は，セカンドレベルドメインに組織種別を，サードレベルドメインに名前を割り当てている。日本の ccTLD（JP ドメイン）は，以下のドメイン名が取得できる。

セカンドレベルが組織種別を表す属性型 JP ドメイン名

    例 daigaku.ac.jp

セカンドレベル～サードレベルが自治体名になっている地域型 JP ドメイン名

    例 soshiki.chiyoda.tokyo.jp

セカンドレベルに取得者の希望する名前を登録する汎用 JP ドメイン名

    例 ○△□×.jp

IP アドレスの管理は IANA[9] が行っていたが，現在は ICANN[10] に移管されている。ICANN/IANA の下部組織に NIC（Network Information Center）があり，米国にある InterNIC，ヨーロッパを管轄する RIPE-NCC，アジア・太平洋地域を管轄する APNIC が協力して IP アドレスの管理を行っている。この 3 団体の下に各国 NIC があり，日本では JPNIC（Japan Network Information Center）がある。このような組織で割り振られたインターネット上で一意となる IP アドレスを**グローバルアドレス**（global address）という。しかし，インターネットの急速な普及にともなってグローバルアドレスの枯渇が危惧されており，その対応として企業内などの閉じたネットワークでは独自に設定した IP アドレスを利用している。この企業内の閉じたネットワークで利用されている IP アドレスを**プライベートアドレス**（private address）あるいは**ローカルアドレス**（local address）という。プライベートアドレスは，アドレスの範囲を以下のとおり設定するように決められている。

    クラス A（大規模ネットワーク用）：10.0.0.0～10.255.255.255

    クラス B（中規模ネットワーク用）：172.16.0.0～172.31.255.255

    クラス C（小規模ネットワーク用）：192.168.0.0～192.168.255.255

プライベート IP アドレスは，ネットワーク部とホスト部に分けられ，クラスの違いは，どの位置でネットワーク部とホスト部に分割するかである。

プライベートアドレスは，インターネット上での一意性はないため，そのままではインターネ

---

9 IANA（Internet Assigned Number Authority）：インターネット上で利用されるアドレス資源（IP アドレス，ドメイン名，プロトコル番号など）の標準化や割り当てを行う組織。

10 ICANN（Internet Assigned Number Authority）：インターネットの各種資源を全世界的に調整することを目的として，1998 年 10 月に設立された民間の非営利法人で，IANA の後継にあたる。その主な役割は，ドメイン名や IP アドレスなど，インターネットの識別子の割り振り，割り当てをグローバルかつ一意に行うシステムの調整などである。

ットを通じて通信を行うことはできない．プライベートアドレスしか持たない機器がインターネットで通信を行うには，何らかの手段が必要となる．このための手段に，NAT，IPマスカレード，プロキシなどがある．NAT（Network Address Translation）は，一つのプライベートアドレスを一つのグローバルアドレスに割り当てる仕組みである．この仕組みを拡張して一つのグローバルアドレスを複数のプライベートアドレスに割り振ることができる仕組みがIPマスカレード（IP masquerade），あるいはNAPT（Network Address Port Translation）である．プロキシ（Proxy）あるいはプロキシサーバは，組織の内部ネットワークとインターネットとの接続を受け持ち，インターネットから内部ネットワークへ，逆に内部ネットワークからインターネットへの通信を監視し，外部から内部への不正な侵入や社内からインターネットへの情報漏えいなどを防止する働きを行う．また，内部ネットワーク内のクライアント（client）[11]とインターネットのやりとりをプロキシサーバが仲介し，プライベートIPアドレス，グローバルIPアドレスの変換も行う機能を持つ．

2.2.2 ネットワーク・システムの種類

ネットワークの利用形態は多様化しているが，基本的には大学や企業の構内のネットワークに種々のコンピュータが接続されているものと，第一種通信事業者の通信回線を利用したネットワークがある．前者を **LAN**（Local Area Network）と呼び，後者を **WAN**（Wide Area Network）または**グローバルネットワーク**（Global Network）と呼んでいる．

(1) LAN（Local Area Network）

大学，私企業などの施設内（比較的狭い範囲でのネットワーク）で敷設される通信網をLANと呼ぶ．LANは，日本語では「構内情報通信網」と呼ばれる．IEEE[12]では「多数の独立した装置が適度なデータ伝送速度を持つ物理的伝送路を通じて，適当な距離内で直接的に通信可能とするデータ通信システム」と定義されている．

A．トポロジー

ネットワークの幾何学的形状をネットワークトポロジー（network topology）といい，一般的にネットワークには，スター型，バス型，リング型などのトポロジーがある．ネットワークでは，そのネットワークの品質として，スループット（throughput），パケット損失確率（packet loss probability），伝送遅延（transmission delay）のような量が評価の対象となるが，これらの評価量

---

[11] クライアントとは，コンピュータネットワークにおいて，サーバコンピュータの提供する機能やデータを利用するコンピュータのことをいう．サーバ（server）は，コンピュータネットワークにおいて，クライアントコンピュータに対し，自身の持っている機能やデータを提供するコンピュータのことである．

[12] 米国電気電子学会（the Institute of Electrical and Electronic Engineers）：エレクトロニクス関係で世界最大の学会であり，活動は，通信，コンピュータ部品から医学，生物学，原子物理学にまでわたる．コンピュータ分野の委員会には，約10万人の会員が参加しており，この組織の名を付けたコンピュータの標準インタフェースやLANの規格などの名称で知られる．

に大きな影響を与えるのがトポロジーである。

a．スター型（Star）

スター型ネットワークは，中心に通信機器（集線装置：concentrator）を置き，そこから放射状にノードを接続するネットワークである（図2.7）。このネットワークの特長は，新規に利用者が増えても，他に影響を与えることなく接続できる拡張性（scalability）の高さにある。代表的なものにATM（Asynchronous Transfer Mode）ネットワークがある。ネットワークの構築は容易であるが，制御が中央の通信機器に集中しているため，その通信機器の性能がネットワーク全体の信頼性と拡張性を左右する。

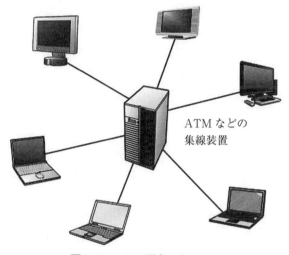

図2.7 スター型ネットワーク

b．バス型（Bus）

バス型配線は，1本の配線（例：同軸ケーブル）に，トランシーバ（tranceiver）[13]などを利用してノードを接続する配線形態である（図2.8）。ケーブルの端には終端抵抗が取り付けてあり，信号が反射して雑音になるのを防いでいる。ネットワークへのノードの追加および削除が容易である。各端末の障害は，ネットワーク全体に直接影響はしないが，ネットワーク（配線）自体の障害

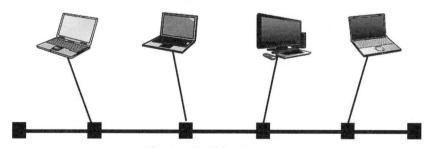

図2.8 バス型ネットワーク

は，ネットワークの全体に影響を与えることから幹線伝送路を二重化して対応する配慮が必要である。また，システム全体の性能は，データの通信頻度と転送量に依存することになる。敷設線が短く，高い信頼性が得られるが，分散制御であるため，転送要求が複数の箇所から出された場合の送信権の管理が必要である。

　c．リング型（ループ型）（Ring／Loop）

　バスと呼ばれる環状の1本のケーブルに端末を接続する方式である。バス型ネットワークの始点と終点を接続すればループ型ネットワークになり，特徴はバス型とほとんど同である（図2.9）。しかし，あえてリング型（ループ型）ネットワークというときには，バス型のようにノード間を並列に接続するのではなく，直列に接続することで信号の流れを一方向に定め，バス型のように双方向の流れをつくらない。これによって，信号の衝突が回避される。リング型は，設計が単純化され容易であるが，伝送路の一ケ所の障害がネットワーク全体の障害になる。このときの対応としては，リングをその都度再構成する必要がある。分散制御であるため，転送要求が複数箇所から出された場合の送信権の管理が必要である。近年は，幹線伝送路をスター型，末端伝送路をバス型に設計したものが多い。

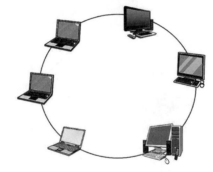

図2.9　リング型ネットワーク

B．データ転送手順

　コンピュータからLANに送出される情報は，制御情報等をヘッダとして持っており，これをフレーム（Frame）と呼ぶ。送信権の管理には，そのフレーム同士の衝突を避けるための制御方式に，次の三つの方式がある。なお，スター型は送信権の管理は不要である。

　a．CSMA／CD方式（Carrier Sense Multiple Access with Collision Detection）

　バス型のネットワークの制御方式である。データを送信したいコンピュータは，現在通信が行われているかどうかを確認（Carrier Sense）し，もし通信中ならそれが終わるまで待つ。通信が終われば，送信したい各コンピュータがデータ送信を開始するが，どのコンピュータも対等に送信す

13　バス型LANなどで利用されている「信号変換装置」のことをいう。ネットワークに接続されたパソコンなどからの送信信号を，ネットワーク用の信号に変換してケーブル上に送出したり，あるいはその逆を行う装置である。

る権利を持つところから Multiple Access という。送信するコンピュータは信号を送るとき LAN 上の信号も監視していて，もし複数のコンピュータが同時に送信を行って衝突が発生した場合，送信を中止する。その後，送信をしようとしていたコンピュータは，一定時間送信を待った後，再度送信を行う。

b．トークン・リング方式（Token Ring）

リング型のネットワークの制御方式である。トークンと呼ばれる特定のフレームをリング上に巡回させ，このトークンを捕捉したコンピュータに送信権を与える。そのコンピュータは送信終了時に捕捉していたトークンをリング上に送出して，他のコンピュータに送信権を渡すようにする。

c．スロッテッド・リング方式（Slotted Ring）

リング型ネットワークの制御方式で，CSMA/CD とトークン・リング方式が非同期時分割多重方式であるのに対して，これは同期時分割多重方式である。リング上に一定長のフレームを複数のスロットに細分化して，リング上を巡回させスロット単位でコンピュータに送信権を与える。送信要求があるコンピュータは空きスロットが来るまで待ち，そのスロット長で決まる一定量の情報を送出して，次の空きスロットが巡回してくるまで待つ。

C．LAN の種類

LAN でよく使われる種類には，イーサネット，FDDI，ATM などがあり，以下詳述する。

a．イーサネット（Ethernet）

イーサネットは Xerox 社と DEC 社（現在は Hewlett Packard 社の一部門）が考案した LAN 規格であり，IEEE 802.3 委員会によって標準化された LAN の規格である。命名はエーテル（ether）とネットワークからきている。現在，特殊な用途を除いて，ほとんどの LAN は Ethernet である。Ethernet の接続形態には，1本の回線を複数の機器で共有するバス型と，集線装置（ハブ）を介して各機器を接続するスター型の2種類がある。また，最大伝送距離や通信速度などによってもいくつかの種類に分かれる。

　結合：バス型
　制御：CSMA/CD 方式
　速度：10Mbps～10Gbps
　媒体：同軸ケーブル，より対線，光ファイバーケーブル（100Mbps 以上）

イーサネットは本来，10Mbps の伝送速度であったが，近年ネットワークの高速化に伴い，表2.7 で示す種々の規格が販売されている。イーサネットは，使用する媒体（ケーブル）の種類，ネットワークの接続形態（トポロジー）によっていくつかの規格があり，各規格の名前はある規則に従っており，例として次の場合を示す。

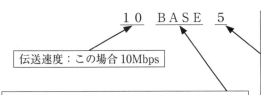

伝送速度：この場合10Mbps

伝送形式：ベースバンド（BASEBAND）方式，ブロードバンド（BROADBAND）方式などがあり，現在一般的なのはベースバンド方式である。ベースバンド方式は，パルス信号によるディジタル伝送を行っているということである。

ケーブルの種類：数字の場合とアルファベットの場合がある。
・数字：ケーブルは同軸ケーブルを使い，この数字はケーブルの最大長を示している。単位は100 m単位であり，この場合は500 m。
・アルファベット：利用するケーブルの種類を示しており，「T」であればUTPケーブル，「F」であれば光ファイバーケーブル。

表2.7　イーサネットの規格

イーサネット規格名	通信速度	規定	使用ケーブル	ケーブル規格	最長距離
10BASE-T	10Mbps	IEEE802.3i	UTP/STP	CAT3以上	100 m
100BASE-TX	100Mbps	IEEE802.3u	UTP/STP	CAT5以上	100 m
1000BASE-T	1000Mbps	IEEE802.3ab	UTP/STP	CAT5E以上	100 m
1000BASE-TX	1000Mbps	TIA/EIA-854	UTP/STP	CAT6以上	100 m
10GBASE-T	10Gbps	IEEE802.3an	UTP/STP	CAT6A以上	100 m
100BASE-FX	100Mbps	IEEE802.3u	光ケーブル	マルチモード	2 km
				シングルモード	20 km
1000BASE-SX	1000Mbps	IEEE802.3z	光ケーブル	マルチモード	550 m
1000BASE-LX	1000Mbps	IEEE802.3z	光ケーブル	マルチモード	550 m
				シングルモード	5 km
10GBASE-SR	10Gbps	IEEE802.3ae	光ケーブル	マルチモード	300 m
10GBASE-LR	10Gbps	IEEE802.3ae	光ケーブル	シングルモード	10 km
10GBASE-ER	10Gbps	IEEE802.3ae	光ケーブル	シングルモード	40 km
1000BASE-CX	1000Mbps	IEEE802.3z	同軸ケーブル	—	25 m
10GBASE-CX4	10Gbps	IEEE802.3ak	同軸ケーブル	—	15 m

b．FDDI（Fiber Distributed Data Interface）

アクセス制御にトークンパッシング方式を採用し，光ファイバーを利用して100Mbpsの通信が可能なLAN規格の一つであり，ほぼ同様の仕様で伝送媒体に銅線を使う規格は**CDDI**（Copper Distributed Data Interface）と呼ばれる。1987年にANSI（American National Standard Institute：米国規格協会）で標準化され，その後，ISO（International Organization for Standardization：国際標準化機構）の規格にもなっている。マルチモード光ファイバーもしくはシングルモード光ファイバーを使い，最大伝送速度は100Mbps，最大伝送距離は2 kmである。ネットワークトポロジーはリング型にすることが多いが，スター型も選択できる。高速性を生かして

2.2 ネットワークの基礎

イーサネットを相互接続する基幹 LAN などに利用されたが，イーサネットに比べて機器の値段が高く，イーサネットの高速化に伴い使われなくなりつつある。

結合：リング型
制御：トークン・リング方式
速度：100Mbps
媒体：光ファイバーケーブル

c．ATM（Asynchronous Transfer Mode）

セルと呼ばれる固定長のフレームを転送する通信方式で，**非同期転送モード**といわれる。電話網や ISDN 網など，一般的な回線交換で採用されている同期転送モード（STM：Synchronous Transfer Mode）と異なり，ATM では転送するデータがあるときだけセルを送信するので，非同期といわれる。ATM はもともとデータ，音声，動画などの様々な情報を一つのネットワークで扱えるようにするため開発された WAN 向けの通信技術で，ITU-T（International Telecommunication Union Telecommunication Standardization sector：国際電気通信連合・電気通信標準化セクタ）や ATM Forum[14] で開発・標準化が行われた。

1 本の回線を複数の論理回線（チャネル）に分割して同時に通信を行う多重化方式の一つで，各チャネルのデータを 53 バイトの固定長データに分割して送受信する方式である。ATM で送受信されるデータは 48 バイトごとに分割され，5 バイトのヘッダ情報を付加された「ATM セル」という単位で送受信される。OSI 参照モデルでは第 2 層（データリンク層）にあたり，物理層には光ファイバーや銅線が，ネットワーク層には IP などが利用できる。従来の公衆通信サービスのように，電話（音声通信），データ通信などアプリケーションごとにばらばらに構築されていたネットワークを統合し，効率的で拡張性の高いネットワークの実現を目指して開発された。イーサネット同士の接続や，NTT の拠点間データ通信サービス「ATM メガリンク」などに応用された。最近では，ADSL サービスのネットワークインフラに ATM 通信を採用する例もある。

結合：スター型
制御：ATM 方式
速度：150Mbps〜2,000Mbps
媒体：光ファイバーケーブル

D．ネットワークの接続

ネットワークを構成するためには，ネットワークインタフェースとケーブル等の媒体だけではなく，多くの機器を用いている。これらの機器は，ネットワークを円滑に運用するため，ネットワークの媒体上の通信（1 回に交換する情報の単位をパケットという）を取り扱い，適切な処理を行う

---

[14] ATM 技術の標準化・普及組織。ATM Forum は，ATM 技術を LAN に適用するための技術仕様の検討と作成を行うとともに，ATM 技術の普及を推進することを目的としたコンソーシアムで，1991 年に設立され，ATM ネットワークにおける伝送方式，インターネット・サポート方式，経路制御方式などに関する標準化を行った。

という重要な役割を担っている。これらの機器を適切に利用することで，情報伝達を問題なく行うことができる。代表的な機器について，分類や役割を以下にまとめる。

a．NIC（Network Interface Card）

NICは，物理的なネットワークの媒体とコンピュータなどを接続するために用いられ，接続するネットワークの媒体に合ったものが必要である。NICは，OSI参照モデルのデータ・リンク層と物理層の機器である。

ネットワークを利用したアプリケーションを動作させるためには，NICを制御するためのドライバと呼ばれるソフトウエアとネットワークプロトコルをサポートするソフトウエアが必要である。ドライバとは，NICを制御するだけでなく，ネットワークの物理的な媒体上でのデータ通信の基本部分をサポートするものである。それぞれの媒体で，データ送受信の方法が決められており，特定の相手方との通信を確立する。また，上位にあるプロトコルを確立するソフトウエアに対して物理的な媒体を意識させない窓口の役割も果たす。ドライバの上位にある，プロトコルを作成するソフトウエアは，OSに含まれている場合も多いが，プロトコルによっては，別途にソフトウエアを準備することが必要となる。Windows OSでは，標準的なNICやプロトコルはWindows OSに含まれているため，パソコンにOSをインストールする時点で自動的に組み込まれる。

ネットワークで，ネットワーク上のコンピュータを識別するためにNICには48ビットの識別符号が付けられていて，MACアドレス（Media Access Control address）と呼ばれる。前半24ビットがIEEEで管理されたベンダー固有のIDで，後半24ビットが各NICの連番となり，世界中に一つしかないユニークな番号になる。

b．ターミネータ（Terminator）

ターミネータは，10BASE-5等で用いる同軸ケーブルの終端（両端）を電気的に処理する装置（部品）であり，終端抵抗ともいう。同軸の終端装置を接続しない場合には，信号の反射が起こり，ネットワークが機能しなくなる。終端抵抗（ターミネータ）を付けた場合にはケーブルが無限に伸びているものと同じになり信号の反射は無くなる。

c．トランシーバ（Transceiver）

トランシーバは，機器をイーサネットに接続させるための装置で，同軸ケーブルから信号を取り出すための部分と信号を増幅する部分（媒体上の信号を取り扱う部分）で構成される。機器側のインタフェース（AUIインタフェース）からは，AUIケーブル（トランシーバ・ケーブル）で接続する。また，トランシーバの代わりに，MAU（Media Access Unit）を用いて，違う通信媒体と接続する場合もある。

d．リピータ（Repeater）

リピータは，物理層における信号の中継を行う装置である。通信媒体の最大長を超えて延長するために用いる装置であり，信号の波形を電気的に整形してネットワークを透過的に延長するために用いる。リピータには，物理的に信号波形整形機能のみを有するものを**ビット・リピータ**といい，パケットを一旦メモリに蓄積し，再構成して再送（送信）する機能を有するものを**バッファード・**

リピータという。バッファード・リピータでは，パケットを一旦メモリに蓄積するため，速度の違うネットワークを接続することができる。このようにリピータは，信号を伝達するだけの機能であるために，OSI 参照モデルの物理層のネットワーク機器に分類される。また，2本以上のネットワークを接続できる機器を**マルチポート・リピータ**（一般にハブ）という。

e．ハブ（Hub）

ハブは，ネットワーク上の複数の配線を集線する装置であり，「車輪の中心」を意味する。通常は，配線の集線を目的としているため，信号の中継のみを扱うリピータと同じ動作を行う。

f．ブリッジ（Bridge）

ブリッジは，リピータと違い，OSI 参照モデルの第2層のデータ・リンク層（MAC 層）のプロトコルに基づいて中継する装置をいう。ブリッジは，パケット内の MAC アドレスを見て，パケットを転送するか否かを決定する。この判断をするために，ネットワーク内のパケットから，ハードウエア・アドレスとポート番号の対応テーブルを作成して管理している。受信パケットは，一端メモリに蓄えられパケットとして再構成した上で対応テーブルのポートに向けて再送（送信）される。対応テーブルにない間違ったハードウエア・アドレスのパケットは通過できないため，不要なデータ伝送を阻止するパケット・フィルタ機能として働く。また，一旦メモリバッファに蓄えた上で送信するため速度の違うネットワークを接続することができる。

g．ルータ（Router）

ルータは，OSI 参照モデルの第3層ネットワーク層のプロトコルに基づいて中継する装置をいう。ルータは，ネットワーク層のプロトコルを解釈し，そのプロトコルに基づいた転送を行う経路制御装置（パケット交換機）である。

IP プロトコルの場合，IP アドレスに基づいたネットワーク・アドレスにより，転送経路の設定や決定を行う。このような経路制御のためのテーブルを，**ルーティング・テーブル**という。ルータは転送するパケットを一旦自分のバッファメモリに蓄積し，宛先を見て適切な出口（インタフェース）から再送信（転送）する。ルータでは，パケットの転送はルーティング・テーブルに従って行われるため，これらの設定を適切に行わないと動作しない。また，複数のプロトコル（IP, IPX, APPLETALK など）をサポートしている場合には，**マルチプロトコル・ルータ**という。

h．ブルータ（Brouter）

ブルータは，ブリッジの機能とルータの機能を併せ持つ機器をいう。特定のプロトコルはルータとして機能するが，それ以外はブリッジとして動作させることができる。経路制御を持つプロトコルと経路制御を持たないプロトコルを共存させる場合に必要となる。

i．スイッチング・ハブ（Switching hub）

スイッチング・ハブは，OSI 参照モデルの第2層の機能を有しており，送られて来たデータの中に含まれる送信先のアドレスを読み取り，そのアドレスのコンピュータにのみデータを送る。また，スイッチング・ハブ（単にスイッチという場合もある）は，ブリッジやルータの動作をするハブのこととしいえる。ブリッジと同じ動作を行うものを L2 スイッチ（Layer2 Switch），ルータの

機能を有するものをL3スイッチ（Layer3 Switch）と呼ぶ。スイッチング・ハブは，少なくともブリッジの機能を有しているので速度の違う配線を収容することが可能である。L3スイッチはL2スイッチにルータを追加したものと考えられるので，L2スイッチの機能を包含する。ルータは汎用のCPUをソフトウエアで制御しているが，L3スイッチの場合は専用のチップを使ってハードウエアでルーティング制御をしているためルータに比べ高速にパケットを交換する。

(2) WANまたはグローバルネットワーク（Wide Area Network, Global Network）

ネットワークを構築するには，施設内では利用者が独自の構内用のネットワーク（LAN：Local Area Network）を敷設することができるが，外部のコンピュータとネットワークを介して接続する場合は，第一種通信事業者（NTT，KDDIなどの通信事業のみを行っている事業者）の通信回線を利用する必要がある。第一種通信事業者が扱っている通信回線の種類は多様なものであるが，大きく分けて専用回線と交換回線（公衆回線）がある。専用回線（Leased Line）は，特定の回線を特定の機関（企業，大学など）または，個人が専用に使用できる回線である。常時特定の相手先と接続された状態にあるため接続，切断の操作が不要である（料金は定額制）。交換回線（Switched Line）は，通信が必要なときに自由に相手を選んで通信できる回線であり，日常利用するものとして電話回線がある（料金は従量制）。主要な交換回線については以下のものがある。

A．加入電話回線

音声帯域用の電話回線網であり，現在は56Kbps（Bit per Second，1秒間に伝送できるビット数で，伝送速度を示す）程度までのデータ伝送に使用されている。コンピュータに接続して情報の伝送（符号伝送）に利用する場合は，音声用のアナログ（連続量）伝送回線であるため，アナログ（回線）とディジタル（コンピュータ）の相互変換装置が必要になる。この変換装置を**モデム**（MODEM：Modulator and Demodulator）と呼ぶ。通常56 Kbpsまでのモデムが使用されている。

B．パケット交換回線（Packet Switching Line）

伝送する情報をパケット（Packet）と呼ばれる単位に細分化して，それぞれのパケットには宛先を付けて伝送される。受信側では細分化されて伝送されてきた情報を復元して受信する。1本の回線に複数の利用者の情報をパケット単位で伝送することができるので，回線の使用効率を高くすることができる。不特定多数の通信先に少量の情報を送る場合に適している。

C．ISDN（Integrated Services Digital Network）

サービス統合ネットワークとも呼ばれ，いくつかの性質を持った通信機器（電話，ファックス，パーソナルコンピュータなど）を一つの回線で統合して伝送できる複合回線である。日本でのISDN回線サービスは，NTTのINS（Information Network System）ネット64とINSネット1500（1989年）がある。一つの回線にいくつかの伝送速度の異なるチャネルを設定し，接続機器に適したチャネルを利用する。INSネット64は2チャネルで64Kbpsと16Kbps，またINSネット1500は24チャネル（64Kbps×23と16Kbps×1）あるいは2チャネル（384Kbps×1と1.5Mbps×1）の回線が利用できる。

NTTは，2020年度後半（2021年初頭予定）にISDNの終了予定としていたが，利用者が多いことに配慮して，3年間の延長を決定した。今後，2025年以降には加入電話網はすべてIP網へと移行することになる。

D．高速回線（ブロードバンド）

高速の通信回線（ブロードバンド：Broad Band）の利用に関しては，日本は他の諸国（東南アジアを含む）より大きく遅れていたが，2001年1月より現存の電話用アナログ回線を用いたADSL（Asymmetric Digital Subscriber Line：45Mbps程度まで）が利用可能となった。また，光ファイバー回線による10～1000Mbpsの高速回線の個人利用も可能となっている。これらの回線の利用料金も順次安価になりつつあり，利用可能地域も全国に広がってきている。その他，ケーブルTV各社がTV用に家庭に引き込んだ光ケーブルを利用した高速回線サービスを提供しており，ケーブルTVが利用可能な地域はケーブルTV利用と同時に高速回線の利用も可能になっている。利用可能の回線の速度は100Mbps程度まである。

(3) インターネット（Internet）

LANで結合されたコンピュータからの情報はそのLANを制御しているネットワーク・サーバを介して，第一種通信事業者の通信回線を利用したグローバルネットワークに送り出され，多くの他のネットワーク・サーバを経由して宛先のコンピュータが接続されているネットワーク・サーバに到達する。その情報を受信したLANサーバはその情報を宛先のコンピュータに配信する。多くのネットワークがこのように結合されることにより，LANに接続されているユーザは，目的とする情報を取得したり，他のLANに接続されているユーザと交信したりすることが可能となる。現在は国際的な規模で，ほとんどのネットワークが結合されてきた。これがインターネット（Internet）と呼ばれるものである。インターネットと総称されているネットワークの利用形態は公開された情報の取得（ホームページ）と私信であるメールでの交信の二つに大別できる。

A．インターネット上のアドレス

ホームページの閲覧，メールの送受信は目的とする相手先のアドレスが必要になり，「2.2.1 ネットワークのプロトコル」の「(3)IPアドレス」で詳述した。ホームページの閲覧はLANのサーバ上にホームページが保存されているのでそのサーバのアドレス（ドメイン名 Domain Name）までを指定する。メールの場合は，そのサーバのアドレスの前にユーザ名と@を入れる。受信したLANサーバはそのユーザ名によりLAN内の個人に情報を配信する。ホームページのアドレスはURL（Uniform Resource Locator）と呼ぶ。

B．LANサーバ

LANを構築する場合，外部のネットワークと第一種通信事業者の回線に接続することになるが，セキュリティーの管理，各端末のパーソナルコンピュータのアドレス管理，利用者の電子メールのアドレス管理等のため，またLANシステム全体の管理，外部回線への接続制御のために下記サーバ機能（複数のサーバ機能を1サーバ装置で行うことも可能）を持ったサーバを設置する必要

がある（外部接続のためのサーバを総称して**グローバルサーバ**（Global Server）とも呼ぶ）。

a．ファイアウォールサーバ（Firewall Server）

外部から組織内のネットワークに侵入するのを防ぐシステムであり，また，そのようなシステムが組み込まれたコンピュータ（サーバ）のことである。組織内のネットワークは，インターネットなどの外部ネットワークを通じて第三者が侵入し，データやプログラムの盗み見・改ざん・破壊などが行われることのないように外部との境界を流れるデータを監視して，不正なアクセスを検出・遮断する必要がある。このような機能を実現するシステムが**ファイアウォール**である。

b．WWW サーバ（WWW Server）

WWW（World Wide Web）とはインターネット上の任意のコンピュータに格納された文書（ドキュメント）を相互に接続し，その中の情報を提供するシステムである。ブラウザ[15]と呼ばれるソフトウエアを使って，これらのドキュメントあるいはページ（Web ページ[16]）を閲覧できる。WWW サーバは，HTML[17] 文書や画像などの情報を蓄積しておき，ブラウザなどのクライアントソフトウエアの要求に応じて，インターネットなどのネットワークを通じて，これらの情報を送信する役割を果たす。

c．プロキシサーバ（Proxy Server）

組織の内部ネットワークとインターネットの間で直接インターネットに接続できない内部ネットワークのコンピュータに代わって，「代理」としてインターネットとの接続を行うコンピュータのこと，また，そのための機能を実現するソフトウエアのことである。プロキシサーバは，ネットワークのアクセスを一元管理して，外部からの不正なアクセスを遮断し内部から特定の種類の接続のみを許可するために用いられる。単にプロキシという場合は，WWW 閲覧のために HTTP[18] による接続を中継する HTTP プロキシを指す場合が多い。HTTP プロキシの中には，外部との回線の負荷を軽減するために，一度読みこんだファイルをしばらく自ら保存しておくキャッシュ機能を持つものもある。

d．メール・サーバ（Mail Server）

メール・サーバは，組織内のネットワークユーザの電子メールの送信や受信を行うコンピュータである。送信した電子メールをメールアドレスで指定した相手に配送する機能とメール・サー

---

[15] インターネットから HTML ファイルや画像ファイル，音楽ファイルなどをダウンロードし，レイアウトを解析して表示・再生する Web ページ閲覧用のアプリケーションソフトである。代表的なソフトに，Microsoft 社の Internet Explorer がある。

[16] WWW を使ってインターネット上で公開されている文書のことをいう。テキストデータや HTML によるレイアウト情報，文書中に埋め込まれた画像や音声，動画などから構成される。

[17] HTML（Hyper Text Markup Language）は文書の論理構造やレイアウトなどを記述するために使用されるインターネット用の言語である。文書の中に画像や音声，動画，他の文書へのハイパーリンクなどを埋め込むこともできる。

[18] WWW サーバとクライアントがデータを送受信するために使われるプロトコルである。

バ宛に届けられた電子メールをユーザのメールボックスに振り分けて格納する機能などがある。また，送信用のSMTPサーバや受信用のPOPサーバなどがあり，SMTP（Simple Mail Transfer Protocol）[19]サーバとPOP（Post Office Protocol）[20]サーバの両者が1台のコンピュータで稼動していることが多いためにこのように呼ばれる。

e．ダイアルアップ・サーバ（Dial up Server）

遠隔地から公衆回線などを利用してLANに接続できるようにする，リモートアクセスサービスを提供するサーバである。リモートアクセスとは，遠隔地から公衆回線網やインターネットなどを利用して組織内のLANに接続し，ネットワーク上の情報資源を活用すること，また電話回線によるインターネット接続サービスをいう。

C．インターネットの活用

インターネットの基本的な機能には以下がある。
・情報の交換（電子メール）
・1対他の情報伝達（電子掲示板BBS：Bulletin Board System）あるいはネットニュース
・情報の検索（WWWなど）
・ファイルの交換（FTP：File Transfer Protocol）
・コンピュータの遠隔操作（Telnetコマンド）

a．情報の交換（電子メール：Electronic Mail）

コンピュータネットワークを通じて文字メッセージを交換するシステムであり，文字メッセージ以外にも，画像データやプログラムなどを送受信できるものもある。電子メールの作成や送受信，受信したメールの保存・管理を行うソフトウエアをメーラ（mailer）という。代表的なメーラに，Outlook ExpressやNetscape MessengerなどのWebブラウザに付属するものと，EudoraやBecky!など単体で動作するものがある。電子メールでメッセージを送受信するために，SMTPやPOP3などのプロトコルが使われている。また，IMAP（Internet Message Access Protocol）も電子メールを保存しているサーバからメールを受信するためのプロトコルであるが，POPと違って，メールはサーバ上のメールボックスで管理され，タイトルや発信者を見て受信するかどうかを決めることができる。APOP（Authenticated Post Office Protocol）は，電子メールを送受信するときのパスワードを暗号化する認証方法である。POPはパスワードを暗号化しない平文（ひらぶん：clear text）で送るので，盗聴される危険性があるが，APOPではパスワードを暗号化して送信するので安全性が向上する。S/MIME（Secure Multipurpose Internet Mail Extensions）は，電子メールの暗号化方式の標準であり，RSA公開鍵暗号方式[21]を用いてメッセージを暗号化して送受

---

19 電子メールを送信するためのプロトコルであり，サーバ間のメールの送受信，クライアントがサーバにメールを送信するためのプロトコルである。
20 インターネットの電子メールをメール・サーバからクライアントにメールを受信するためのプロトコルであり，現在はPOP3（POP version3）が利用されている。

信する。この方式で暗号化メールをやり取りするには，受信者側も S/MIME に対応している必要がある。

b．1対他の情報伝達

電子メールと異なり一人のユーザが多数の人に向けてメッセージや情報の送信を行うことができ，また掲示板にメッセージの書き込みを行うことができる機能を**電子掲示板**（BBS：Bulletin Board System）あるいは**ネットニュース**という。掲示板を読んだユーザが他のユーザに返信を行うと，その内容もほかのユーザが閲覧可能な仕組みとなっている。この繰り返しによって，複数のユーザ間で相互に意見交換を行うことが可能となっている。

c．情報の検索（WWWなど）

前節B．LANサーバ「b．WWWサーバ（WWW Server）」で述べたように，WWW（World Wide Web）とはインターネット上の任意のコンピュータに格納された文書（ドキュメント）を相互に接続し，その中の情報を提供するシステムである。ブラウザ（代表的なものに，Internet Explorer や Google Chrome などがある）によって，これらのドキュメントあるいはページ（Webページ）を閲覧できる。

d．ファイルの交換（FTP：File Transfer Protocol）

FTP は，ネットワーク上でクライアント間あるいはクライアントとホストコンピュータ[22]との間で，ファイルの転送を行うためのプロトコルである。

e．コンピュータの遠隔操作（Telnet）

Telnet とは，インターネットやイントラネットなどの TCP/IP ネットワークにおいて，ネットワークにつながれたコンピュータを遠隔操作するための仮想端末ソフトウエアのことをいう。また，そのために使用されるプロトコルをいう。

2.3 情報セキュリティ

IT やインターネットの普及，発展によって現代社会は各種情報が氾濫している。それらの情報は，電子機器やコンピュータやネットワークを介して容易に引き出すことが可能である。しかし

---

21 RSA（Rivest Shamir Adleman）：Ronald Rivest, Adi Shamir, Leonard Adleman が1978年に開発したデータを暗号化して送受信するための方法の一つであり，暗号化技術（公開鍵暗号方式）の標準として広く普及している。

22 広義には，ネットワーク環境において，サービスを提供する側のコンピュータであり，例としては，高速な演算処理，データベースなどのサービスを提供するコンピュータの総称として用いられる。水平分散システム（ワークステーションやパソコンなど，それぞれスタンドアロンとしても機能できるコンピュータ同士をネットワーク接続したシステム）では，サービスを提供するコンピュータは一般にサーバと呼ばれ，ホストコンピュータとは呼ばない。このため「ホストコンピュータ」という場合には，垂直分散システム（大型コンピュータと端末で構成されるシステム）における汎用大型コンピュータなどを指すことが多い。

ながら，情報開示の進むなかで，個人の情報は安易に第三者の目に触れては望ましくないものである。医療の世界では特に患者情報は秘匿性の高いものとして取り扱わなければならない。ICT，インターネット社会では情報のセキュリティが非常に重要なものとなっている。情報セキュリティとは，情報の機密性・完全性・可用性を維持することと定義される。

・**機密性**（Confidentiality）
アクセスを許可された者だけが情報にアクセスできることを確実にする。
・**完全性**（Integrity）
情報および処理方法が正確であること，および完全であることを保証する。
・**可用性**（Availability）
利用者が，必要なときにいつでも利用可能であることを保証する。

このような情報セキュリティに対する脅威は種々存在するがその代表的なものに，「盗み見・盗み聴き（盗聴），漏洩，改ざん，なりすまし」などがある。

2.3.1 情報セキュリティに対する脅威

情報セキュリティに対する脅威はハードウエアによるものと，ソフトウエア（特にネットワーク）によるものがあり，その双方に対する対策が必要になる。

(1) 盗み聴き（盗聴）・盗み見

ハード的な盗聴は，通信回線に分岐装置などを接続してデータを盗み取るものである。対策としては定期的な回線チェックを行うことが必要である。また，**電磁波盗聴**（TEMPEST：Transient Electromagnetic Pulse Surveillance Technology）といって，コンピュータや周辺機器から発せられる微弱な電磁波から情報を盗み出す技術がある。指向性のよいアンテナを使って，数十メートル離れた場所からでも，キーボードの接続ケーブルや，ネットワークケーブル，USB コネクタなどから発せられる微弱な信号を検出することができるといわれている。また，建物の梁や水道管などが導電性の素材でできている場合，それが電磁波を伝える媒体となることがあり，建物外に露出している管にリード線[23]をつないで電磁波盗聴が行われる場合もある。電子的（ネットワーク上の）盗難には，ネットワーク上を流れるパケットを拾い集め，再構築することでデータを盗み見るものがある。対策として，情報の暗号化や「盗聴発見ソフト」の導入などがある。

(2) 漏　　洩

情報漏洩とは，セキュリティ情報を第三者に対して公表することである。パソコンの盗難やUSB などの紛失や，顧客データが名簿業者などに販売される意図的な漏洩がある。また，盗み聴き（盗聴）・盗み見によって知り得た情報の漏洩もある。対策としては，情報管理に携わる人に対

---

23 電気の導線・アンテナなどの引き込み線をリード線という。

して情報漏洩に関する教育を施すとともに，情報機器に対するセキュリティ体制や，個人情報，機密情報の管理体制の確立などが必要となる。

(3) 改ざん

権限を持たないユーザが管理者の許可なしで，ネットワークを通じてコンピュータに侵入し，Webページやアクセスログ[24]などの情報を書き換える行為をいう。サーバの設定の不備やセキュリティホール[25]の修正し忘れなどが主な被害原因である。対策としては，ファイアウォールの強化，不正アクセス検知システム・改ざん検知システムの導入などがある。

(4) なりすまし

他人のユーザIDやパスワードを盗用し，本人になりすましてネットワークを使用したり，機密情報の盗用や，オンラインショッピングなどで，他人のふりをして買い物を行ったりする行為をいう。対策としては，ユーザIDとパスワードの厳重な管理を行うことや，後述する電子証明書を使った電子署名のよる方法である。

2.3.2 情報セキュリティに対する対策

前節で述べたように，ネットワーク上の情報やコンピュータに記憶されている情報は，比較的容易に，情報の所有権のある人以外の第三者による不正アクセス，盗聴・漏洩が可能となっている。本節では，このようなコンピュータ犯罪に対する対策について概説する。情報セキュリティに対する対策としては以下のようなものがある。

・暗号化：ネットワーク上のデータが不正アクセスや漏洩によって第三者の目に触れたとき，その内容が判読できないように加工する。
・法制化：コンピュータ犯罪を禁止する法律を制定する。

(1) 暗　号

データが盗聴・漏洩されたとき，そのデータに何らかの加工を施しデータが判読できないようにすれば，情報セキュリティの対策となる。漏洩したデータが判読（解読）できないように加工することを**暗号化**といい，暗号化されたデータを元の解読できる文章に戻すことを**復号化**という。暗号化，復号化には何らかの手順が必要であり，データの送信側と受信する側，双方で暗号化，復号化のための手順を知っておく必要がある。この暗号化の手順には，規則（アルゴリズム）および鍵という二つの要素が必要になる。簡単な暗号化の方法として，**シーザー暗号**（Caesar Cipher）ある

---

[24] Webサーバの動作を記録したものであり，アクセスの日時や相手先ドメインやIPアドレス，そのほかIDなどについての記録である。
[25] ソフトウエアの設計ミスなどによって生じた，システムのセキュリティ上の弱点をいう。

いはシフト暗号（Shift Cipher）がある。暗号技術において，シーザー暗号は，平文（ひらぶん：暗号化されていない文）の各文字を3文字だけシフトして暗号文をつくる暗号化手法である。シーザー暗号の規則は，「文字をそれより数文字分前後にシフトし，平文をシフトした位置にある文字と置きかえる」である。鍵は「シフトする数値」である。図2.10で示すように，最初に「送信者Aさん」と「受信者Bさん」が「文字を前後にシフトする」というアルゴリズムと「鍵」を知っていたとする。Aさんは，「＋3」という暗号鍵で平文「KAGI」を暗号化し，「NDJL」としてBさんに送信する。Bさんは「－3」という復号鍵で暗号文「NDJL」を平文「KAGI」に戻す。

送信の過程で漏洩があった場合，暗号文「NDJL」を取得した人はその意味を理解することはできない。ただ，ここで問題となるのは，アルゴリズムと鍵の情報を共有するかの方法である。これには，「秘密鍵暗号方式」と「公開鍵暗号方式」の二つの方法がある。

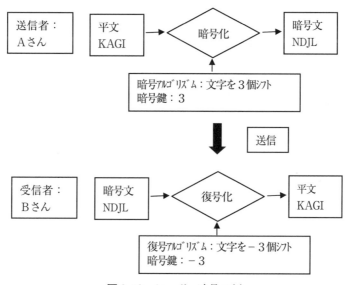

図2.10　シーザー暗号の例

A．秘密鍵暗号方式（secret key encryption system）

送信側と受信側が同じ鍵を保有し，それを秘匿することによって暗号化をはかる方式である。暗号文を送受信する前に，あらかじめ安全な経路を使って秘密の鍵を共有する必要がある。暗号化は，送信する平文のデータを一定の固定長ブロックに分割し，それらのブロックごとに，転置処理[26]と，換字処理[27]などを組合せて実行する。秘密鍵暗号方式の長所は，処理が比較的単純で，ハードウエア化しやすく，暗号化や復号化を高速に実行できることである。一方の短所は，送信元と受信先で同じ鍵を使うため，鍵を受信者に安全な方法で渡す必要があり，鍵が漏洩するとデータ

26　転置（Permutation）は，平文内の各々の文字の位置を，一定の法則に従って並び替える処理である。
27　換字（Substitution）は，平文内の各々の文字を一定の規則に従って，別の文字に置き換える処理である。

を簡単に解読されてしまうことである。秘密鍵暗号方式を採用した代表的な暗号化システムとしては，DES（Data Encryption Standard）がある。DESは，1960年代後半にIBM社によって開発され，1977年に米国政府標準技術局（NIST）によって連邦情報処理基準に採用された。

B．公開鍵暗号方式（public key encryption system）

公開鍵と秘密鍵と呼ばれる二つの鍵を使ってデータの暗号化・復号化を行う暗号方式である。公開鍵は公開して通信相手に知らせる鍵としてインターネット上で送受信でき，秘密鍵は厳重に秘匿されなければならない。秘密鍵で暗号化されたデータは対応する公開鍵でしか復号できず，公開鍵で暗号化されたデータは対応する秘密鍵でしか復号できない。公開鍵暗号方式は，短いメッセージや次節で述べる電子署名などに利用される。公開鍵暗号は，RSA（Rivest Shamir Adleman）暗号[28]や楕円曲線暗号（Elliptic Curve Cryptosystem）[29]などが使用されている。

(2) 認証と認証局

ネットワークを使ったオンラインショッピングや後述の地域医療情報システムにおける電子カルテの利用などでは，本人であるかを確認する必要がある。ネットワークやコンピュータを使用するときに，その利用者が使用の権利がある者かどうかを確認する必要があり，この確認する方法を**認証**（Authentication）という。一般的には，IDとパスワードの組合せにより認証を行うが，漏洩しやすく本人の確認には完全でない。オンラインショッピングや医療情報システムにおける本人の確認では，特にデータの機密性が要求される。ネットワークを介してAからBに情報を送る場合，受け取る側のBに対しては，送られてきたデータが確かにAからのものであるかを保証する必要がある。このために，送信するデータに，送信した本人のデータであるということを証明する署名をつけて送信する**ディジタル署名**（digital signature）という方法がある。ディジタル署名とは，送信データの正当性を保証するために付けられる暗号化された署名情報であり，送信者本人によって作成されたデータであることを証明し，かつそのデータが改ざんされていないことを保証するものである。ディジタル署名は図2.11で示すプロセスで行われる。送信者Aは証明書を秘密鍵で暗号化し受信者Bに送信する。受信者Bは，証明書と共に送られてきた公開鍵で証明書の復号化を行う。公開鍵で解読できるということは，この証明書を発行した者はAである証明となる。文字，記号，マークなどを電子的に表現して署名行為を行うことを一般的に**電子署名**（electronic signature）というが，ディジタル署名は電子署名を実現する方式の一つである。公開鍵は公開してだれでもが入手可能である鍵であるが，公開鍵を受け取った者は，どのような方法でその持ち主を確認すること

---

28 Ronald Rivest, Adi Shamir, Leonard Adlemanの3人が1978年に開発した公開鍵暗号方式。RSAは，整数論であるオイラーの定理と二つの素数を使う公開鍵暗号手法であり，大きい数の素因数分解の困難さを利用している。

29 1985年にKoblitzとMillerが考案した公開鍵型の暗号方式で，楕円曲線と呼ばれる数式によって定義される特殊な加算法に基づいた暗号化・復号化を行う暗号方式である。

ができるのであろうか。公開鍵と対応する秘密鍵の持ち主を証明するものとして**電子証明書**(digital certificate) があり，その証明書を発行する機関を**認証局**（CA：Certificate Authority）という。

公開鍵暗号方式と電子署名を使って，ネットワーク上で安全な送受信ができるようにするための環境のことを**公開鍵基盤**（PKI：Public Key Infrastructure）という。公開鍵暗号方式では，公開鍵でデータを暗号化し，秘密鍵で復号化するが，その相手が本人である必要がある。PKIでは，認証局という信頼できる認証機関を設けて，電子署名による電子証明書とともに公開鍵を発行・管理し，通信相手の正当性を証明する仕組みを提供する。これにより，通信データの盗聴や改ざんを防ぐだけでなく，通信相手のなりすましを防止することができる。なお，日本では平成13年4月1日に「電子署名および認証業務に関する法律（電子署名法）」が施行され，電子署名が手書き署名や捺印と同じものとして扱われるようになり，認証局が国により認定された。

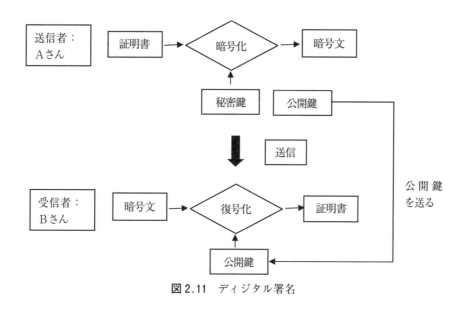

図2.11　ディジタル署名

2.4　データベース

医療情報システムあるいは企業の情報システムでは様々な目的のためにデータを作成し処理を行っているが，各種プログラムによって作成された一つのまとまりを持ったデータを**ファイル**（file）という。病院情報システムにおける，患者の固有情報に関する記録は，患者基本属性ファイルと呼ばれ，臨床検査の記録は，臨床検査ファイルなどと呼ばれる。患者基本属性ファイルには，患者を識別する患者番号，氏名，性別，現住所，電話番号などが記録されている。このような患者ごとの一連のデータの集まりを**レコード**（record）といい，氏名や性別のようなレコードの中の個々の項目を**フィールド**（field）あるいは**アイテム**（item）という。フィールドが集まってレコードとな

り，レコードの集まりがファイルである（図2.12）。通常，ファイルは，そのデータを管理するプログラムに依存しており，例えば，Excelで作成した患者基本属性ファイルはWordでは検索・表示することはできない。また，患者基本属性ファイルと臨床検査ファイルでは，患者番号，氏名，性別，生年月日などは重複して記録されており，重複するフィールドの一方を修正し他方を修正しなかった場合には，データの不一致・矛盾が生ずる。このように，ファイルでのデータ管理方法には問題がある。

例えば，図2.13では医療情報システムにおける医事システムの患者基本属性ファイルと臨床検査システムの臨床検査ファイルを示している。患者基本属性ファイルは医事システム（医事プログラム）によって作成・参照・管理され，臨床検査ファイルは臨床検査システム（臨床検査プログラム）によって作成・参照・管理される。ここで，患者基本属性ファイルの「患者番号：000013」のレコードの氏名が「大東花子」から「佐藤花子」に変更された場合，同時に臨床検査システムの「患者番号：000013」のレコードの氏名が「佐藤花子」に変更されればデータ上の矛盾は生じない。しかし，何らかの都合で変更が行われなかった場合，患者基本属性において矛盾が発生する。

図2.12　ファイルの構成

医事プログラム

医事システム：患者基本属性ファイル

患者番号	氏　名	性別	生年月日	住　所
000012	山田太郎	M	1957.11.12	東京都
000013	大東花子	F	1985.02.25	千葉県
000014	国際一郎	M	1977.08.01	群馬県

臨床検査プログラム

臨床検査システム：臨床検査ファイル

患者番号	氏　名	性別	生年月日	生化学検査結果		
				TP	TG	BUN
000012	山田太郎	M	1957.11.12	6.6	100	8
000013	大東花子	F	1985.02.25	7.8	158	19
000014	国際一郎	M	1977.08.01	8.1	98	12

図2.13　ファイルの例

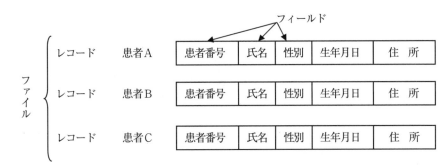

このように，ファイルでのデータ管理方法には以下のような問題を含んでいる。
- 各業務間のファイルでデータの重複が発生する可能性が高い。
- 特定の業務のデータの更新が他の業務のデータの更新につながらない。
- データ構造を変更するとプログラムを変更しなければならない。

以上のようにデータをコンピュータに記録する方式の一つであるファイルは問題を含んでおり，これを解決するデータの記録・管理の方法としてデータベース（DB：Data Base）がある。データベースは，複数のアプリケーションソフト[30]またはユーザによって共有されるデータの集合のことであり，また，その管理システムを含める場合もある。JISでは，「複数の独立した利用者に対して，要求に応じてデータを受け入れ，格納し，供給するための構造」と定義している。データベースという言葉は1950年代に米軍によって使われ出した。

利用者が使いやすいように蓄積方法を考えてコンピュータに入力された一定のまとまりを持った情報群がデータベースであるが，そのデータベースを効率良く管理運営するためのプログラム（ソフトウエア）を，データベースマネージメントシステムあるいはデータベース管理システム（DBMS：DataBase Managment System）という。データベースの特徴は，以下で示される。
- データとプログラムは直接の関係がなく，データベースの構造を変更してもプログラムを変更しなくてもよい。
- データは唯一であり重複がない。したがって，データの更新は特定の業務システムから実施すれば，他のシステムで行う必要がない。

図2.13をデータベースで構成した例を図2.14で示す。医事システムは患者氏名，性別，生年月日などの情報を登録してある患者基本属性DB（Data Base）と患者の会計情報を登録した会計DBを使用する。また，検査システムは患者基本属性DBと臨床検査結果を登録してある検査DBを使用する。データベースを検索する時は，いずれも患者番号で行われる。医事システムで患者を検索する場合は，最初に患者番号で患者基本属性DBを検索し該当するデータ（氏名，性別，生年月日など）を得て，次に，同じ患者番号で会計DBを検索し，該当患者の会計データを得る。検査システムでは，患者番号で，患者基本属性DBを検索し，氏名・性別などの患者基本属性情報を得てから検査DBから臨床検査結果を知ることができる。患者基本属性DBは医事システム，検査システム双方のシステムで利用され，一方のシステムで更新（結婚で姓の変更，入力間違いによる修正など）を行えば，他方のシステムで更新を行う必要がない。

ここでデータベースの実現をサポートするソフトウエアであるデータベース管理システム（DBMS：Data Base Managment System）が重要である。DBMSは，共有データとしてのデータベースを管理し，データに対するアクセス要求に応えるソフトウエアであり，データの形式や利用手順を標準化し，特定のアプリケーションソフトから独立させることができる。また，DBMSに

---

30 文書の作成，数値計算，給与計算プログラム，医事会計計算用プログラムなど，ある特定の目的のために設計されたソフトウエアをいう。

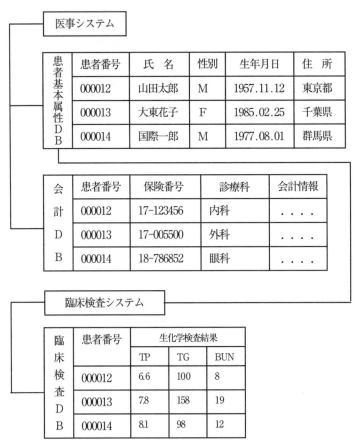

図2.14 データベースの例

よってデータをアプリケーションソフトから独立させることは，アプリケーションソフトの生産性や性能，資源の利用効率の向上につながる．

データベースはその構造によって，階層型データベース，ネットワーク型データベース，関係データベースに分類される．

2.4.1 階層型データベース

データ構造が木構造（木の枝のような構造）で表現されるデータベースである．つまり，レコードとレコードが親子関係にあるが，図2.15で示すように上位レコードに対する下位レコードが複数件あり得る関係である．図2.15の例で，「専門科目」に対して「健康科学科履修科目」は上位レコードであり「解剖学」「生理学」「薬理学」は下位レコードである．

2.4 データベース

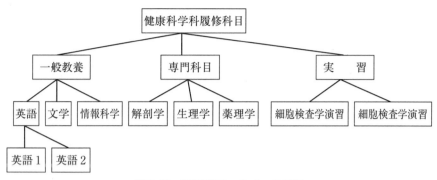

図 2.15　階層型データベース概要

2.4.2　ネットワーク型データベース

レコードとレコード関係が網のように連結されており，上位レコードに対して下位レコードも複数件ありえ，どのレコードも対応づけられる。網型データベースまたは CODASYL[31] 型データベースともいわれる（図 2.16）。

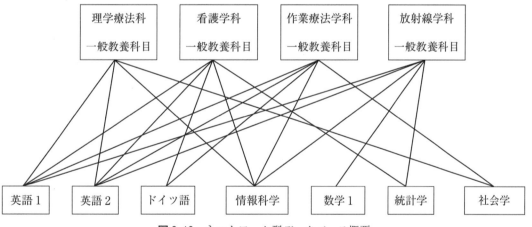

図 2.16　ネットワーク型データベース概要

2.4.3　関係データベース

関係データベースはリレーショナルデータベースともいわれ，1970 年に IBM 社の Edgar F. Codd によって提唱されたリレーショナルデータモデル（Relational Data Model）の理論に従って

31　CODASYL（COnference on DAta SYstems Language）は，米国政府の情報システムに使用する標準言語を策定した委員会の名称であり，国防総省とメーカ，ユーザの代表で構成された。この委員会によって策定されたのが事務処理用言語 COBOL である。

いる。1件のデータを複数の項目（フィールド）の集合として表現し，データの集合をテーブルと呼ばれる表で表す方式。ID番号や名前などのキーとなるデータを利用して，データの結合や抽出を容易に行うことができる。中小規模のデータベースでは最も一般的な方法であり，データベースの操作にはSQL（Structured Query Language）と呼ばれる言語を使うのが一般的である。

関係データベースの基となる関係データモデルでは各種のデータを表（table）の集まりとして捉え使用する表のことを関係（relation）ともいう。行（row）のことをタプル（tuple），列（columm）のことを属性（attribute）ともいう。表の1行のデータをファイルの節で述べたようにレコード（record）と呼ぶこともある。図2.17は，

・表の名称が「患者基本属性」であり
・レコード数は3で
・「患者番号」，「氏名」，「性別」，「生年月日」，「住所」の5属性で構成されている。

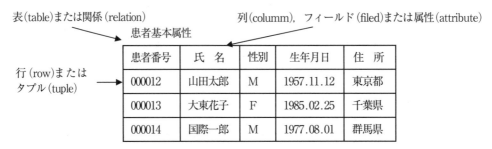

図2.17　リレーショナルデータベースにおける表の例

データベースの特徴の一つに，複数の表の間で共通のフィールドを関係づけられるということがある。例えば，図2.18で示す病院の患者ごとの診療内容を記録したテーブル（診療テーブル），診療科をコード化[32]した診療科テーブル（図2.19），薬品の保険点数を記録した保険点数テーブル（マスター）（図2.20）から，患者に請求する金額を表にした会計テーブル（図2.21）を作成することができる。図2.21の会計テーブルの診療科は，図2.19の診療科テーブルから診療科コードと対応する診療科名が検索でき，薬品名と点数は，図2.20の保険点数マスターから検索できる。図2.21の会計テーブルは，診療テーブル，診療科テーブル，保険点数マスターから関連するフィールドを関係づけて作成したのもであり，各種条件の組合せの情報を持っているだけの仮想の表であり**ビュー表**（view table）という。これに対して，診療テーブル，診療科テーブル，保険点数マスターは実際に存在している表であり，**実表**あるいは**実テーブル**（base table）という。

表は，表の中の一つのレコードを一意に識別するために，必ずキーとなる属性を指定する。これを**主キー**（primary key）という。主キーに設定された項目は，複数のレコード間で重複するこ

32　コード化とは，例えば，薬品名，検査名，病名などを一定の長さの体系だった英数字に置き換えて表現することである。

とは許されず，主キーを持たないレコードが存在してもならない。主キーは必ずしも一つの項目とは限らず，複数の項目を組合せて主キーとして用いる場合もある。図2.18の表では，患者番号が主キーであり，図2.19の表では診療科コードが主キーとなる。図2.18の表で他の表（図2.19の表）の主キーがある場合，外部キーといい，参照されている側の主キーを参照キーという。キーには以下のような制約がある。

診療テーブル

患者番号	診療科コード	受診日	処方		
			薬品コード	量	回
000012	001	2005.05.10	001	5	7
000013	006	2005.03.25	004	10	3
000014	003	2005.06.01	003	8	6

図2.18　診療テーブル

診療科テーブル

診療科コード	診療科名
001	呼吸器内科
002	膠原病内科
003	循環器内科
004	消化器内科
005	胸部外科
006	消化器外科
007	眼科

図2.19　診療科テーブル

保険点数テーブル（マスター）

薬品コード	薬品名	単位	点数
001	XYZ錠1mg	錠	10
002	XYZ錠5mg	錠	15
003	ab細粒	g	3
004	AAAA散	g	5
005	yuaa錠10mg	錠	8
006	yuaa錠20mg	錠	16

図2.20　保険点数マスター（保険点数テーブル）

会計テーブル

患者番号	診療科	受診日	処方			
			薬品名	点数	量	回
000012	呼吸器内科	2005.05.10	XYZ錠1mg	10	5	7
000013	消化器外科	2005.03.25	AAAA散	5	10	3
000014	循環器内科	2005.06.01	ab細粒	3	8	6

図2.21　会計テーブル

主キー制約：キーに設定された列にはNULL値（何も値が入力されていない状態）が許されない。必ず一意に決まる値が入力されていることが必要である。

参照キー制約：外部キーに設定する値は，必ず参照キーの値として存在しなければならない。

(1) SQL（Structured Query Language）

関係データベースの検索・参照・更新などの操作はSQL（Structured Query Language）を使って行う。SQLは，IBM社が開発した関係データベースの操作に使用するデータベース操作用言語であり，米国規格協会（ANSI）やJISで標準化されている世界標準規格になっている。SQLは，以下の二つの機能から構成されている。

・データ定義言語（DDL：Data Definition Language）

　データベースを構築するとき構造的な定義を行う。具体的には，「データベースの定義，データベースの領域の確保，機密保護の定義」を行う。

・データ操作言語（DML：Data Manipulation Language）

　データを操作するための言語であり，具体的には，「表の定義，表の操作」を行う。

(2) データベースの定義

データ定義言語を使用してデータベースの定義は以下の過程で行われる。

・スキーマの定義

・データベースの領域確保

・表の構造の定義

・表の索引を定義

・ビューの定義

・機密保護のための定義（権限定義）

データベースの定義が行われた後，実際のデータの入力がなされる。

　ここで，データベースでのデータの構造，操作時の規則，表現法を定義したものを**スキーマ**（schema）という。スキーマは**外部スキーマ**（external schema），**概念スキーマ**（conceptual schema），**内部スキーマ**（internal schema）の3層構造で構成されている（図2.22）。

2.4 データベース

- **外部スキーマ**

アプリケーションソフトやユーザの視点で記述したスキーマである。データベースを利用するソフトウエアやユーザが必要とする項目やレコードをデータベースから抽出して，新たなデータベースとして再定義し，記述したもののことである。関係データベースのビュー（view）に対応する。

- **概念スキーマ**

データベース化する対象業務全体のデータ構造を概念的に定義したもので，関係データベースでは，正規化されたテーブルに該当し，SQLの場合はCREATE TABLE文などがこれに該当する。

- **内部スキーマ**

内部スキーマとは，データの物理的な格納方法や実装の観点からデータの構造を定義したものであり，データの内部表現，レコード長，ブロック長などで，関係データベースでは，インデックスの設定を行って格納構造を指定することがこれに該当する。

スキーマでは，データとアプリケーションソフトを分離するために論理的独立性，物理的独立性が考えられている。論理的独立性とは，概念スキーマがある程度変更されても利用しているアプリケーションソフトは変更しなくてよい，あるいは最小限の変更でよいということである。物理的データ独立性とは，アプリケーションソフトやユーザ，概念スキーマに影響を与えることなく，物理的なデータの格納場所の変更（磁気ディスク装置の変更）やブロック長の変更などの内部スキーマを変更することが可能ということである。

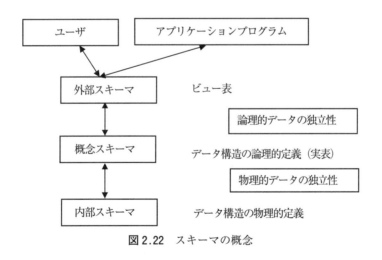

図 2.22 スキーマの概念

(3) データ操作

SQLのデータを操作するため言語の部分であり，具体的には，「表の定義，表の操作」を行う。ただし，VB[33]（Visual Basic）やC言語[34]（C Language）のようなプログラムを作成するための言

語と異なり，SQL 単独でアプリケーションプログラムを作成することはできない。例えば，テーブルの中の特定のレコードを検索するには，テーブルの検索部分を SQL で作成し，その他の部分を VB や C 言語で作成することになる。

　SQL の操作機能の入る前に表の中から特定の行を抜き出すことや，複数の表を組合せて別の表を作成することができる。これらの演算をまとめると以下になる。

関係演算：選択　→　表の中から指定した特定の行（レコード）を抽出する
　　　　　射影　→　表の中から指定した特定の列（項目）を抽出する
　　　　　結合　→　複数の表を組合せて一つの表を作成する
集合演算　和　→　二つの表のすべての行（レコード）を表示する
　　　　　積　→　二つの表の共通する列（項目）を持つ行（レコード）を表示する
　　　　　差　→　二つの表の共通する列（項目）を差し引いた（削除）した表を表示する

次に，データ（表）の操作には以下の機能（コマンド：command[35]）がある。

データの操作（DML）　データの取得　→　SELECT
　　　　　　　　　　データの追加　→　INSERT
　　　　　　　　　　データの更新　→　UPDATE
　　　　　　　　　　データの削除　→　DELETE

---

[33] Microsoft 社によって開発されたプログラミング言語（ソフトウエアの設計図に当たるソースコードを記述するための言語）のこと。

[34] 1972 年に米国 AT&T 社のベル研究所で D. M. Ritchie と B. W. Kernighan によって開発されたプログラミング言語のこと。1986 年に米国規格協会（ANSI）によって標準化され，国際標準化機構（ISO）や日本工業規格（JIS）にも標準として採用されている。

[35] コンピュータに与える命令のこと。

A. SELECT コマンド

SELECT コマンドは，表の中から条件に従って特定の行（レコード）を取得することができる。以下の例は，患者基本属性表（テーブル）から SELECT コマンド（文）を使った男性の行（レコード）のみを抽出したものである（図 2.23）。

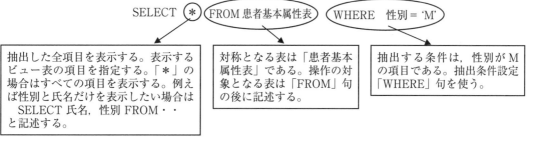

図 2.23 SELECT コマンドの例

B．INSERT コマンド

INSERT は，表に新たな行（レコード）を追加するコマンドである．以下は，患者基本属性表に新しい行を追加する例である（図 2.24）．

患者基本属性表

患者番号	氏　名	性別	生年月日	住　所
000012	山田太郎	M	1957.11.12	東京都
000013	大東花子	F	1985.02.25	千葉県
000014	国際一郎	M	1977.08.01	群馬県

INSERT コマンド

INSERT INTO 患者基本属性表（患者番号，氏名，性別，生年月日，住所）VALUES('000017'，'田中A子'，'F'，'1975.08.21'，'埼玉県'）

新しい行を追加したビュー表

患者番号	氏　名	性別	生年月日	住　所
000012	山田太郎	M	1957.11.12	東京都
000013	大東花子	F	1985.02.25	千葉県
000014	国際一郎	M	1977.08.01	群馬県
000017	田中A子	F	1975.08.21	埼玉県

対象となる表は「患者基本属性表」であり，括弧の中に追加する項目名を記述する．

INSERT INTO　患者基本属性表（患者番号，氏名，性別，生年月日，住所）

VALUES('000017'，'田中A子'，'F'，'1975.08.21'，'埼玉県'）

VALUES の後に追加する項目の値を記述する．追加する項目が文字列の場合は '（一重引用符）で囲む．

図 2.24　INSERT コマンドの例

C. UPDATE コマンド

UPDATE は表の中の行を変更（更新）するコマンドである。以下は，患者基本属性表の住所を変更する例である（図2.25）。

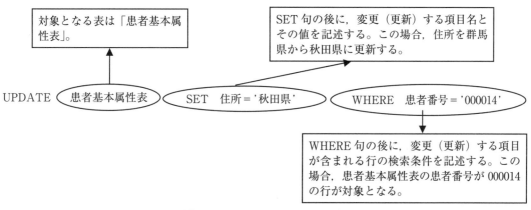

図 2.25　UPDATE コマンドの例

D. DELETE コマンド

DELETE は表の中の行を削除するコマンドである。以下は，患者基本属性表から行を削除する例である（図2.26）。

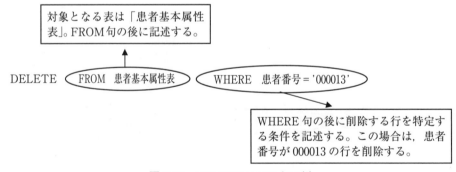

図2.26　DELETE コマンドの例

(4) 正規化

関係データベースを構成するには，冗長性の排除，関連性の強い項目を集める，一つの事実は一つに対応しているなどの条件を満たす必要がある。冗長なデータがあると記憶容量が多くなり，保守上の問題点が生じ，またデータを変更する場合は，複数回の変更が必要となる。前述した図2.18の診療テーブルの診療科コードと診療科テーブルの診療科コードは1対1の対応をしている。仮に診療科テーブルで診療科コードの重複があった場合には診療テーブルから診療科名を検索するパス（ルート）が存在しないことになる。このように関係データベースを構成するには以上の条件

を満たすようにしなければならない。

A．第1正規化

第1正規化とは，繰り返しの部分を複数のレコードにし，繰り返しを排除する操作である．図2.27 では，患者番号に対して受診科が繰り返し存在しこのようなデータの重複は関係データベースでは許されない．

図 2.27 の表をもとに受診科の重複を解消し，行と項目から表現される表として表現することを第1正規化（図 2.28）という．図 2.28 の表は，患者番号（患者氏名）に関して同じ行が存在し冗長であり，担当医の所属が変更になったとき，一つの行の修正を行ったが他の行の修正を行わなかった場合修正異常を生じる．このことを解消するには第2正規化を行う．

患者番号	氏　名	担当医コード	担当医名	受診料	点　数
000012	山田太郎	005	佐藤Ａ男	循環器内科，胸部外科	50
000013	大東花子	001	佐藤ＢＣ子	消化器内科，消化器外科，眼科	60
000014	国際一郎	003	鈴木Ｘ次	膠原病内科，消化器内科	20

図 2.27　正規化されていない表の例

患者番号	氏　名	担当医コード	担当医名	受診料	点　数
000012	山田太郎	005	佐藤Ａ男	循環器内科	30
000012	山田太郎	005	佐藤Ａ男	胸部外科	20
000013	大東花子	001	佐藤ＢＣ子	消化器内科	10
000013	大東花子	001	佐藤ＢＣ子	消化器外科	30
000013	大東花子	001	佐藤ＢＣ子	眼科	20
000014	国際一郎	003	鈴木Ｘ次	膠原病内科	5
000014	国際一郎	003	鈴木Ｘ次	消化器内科	15

図 2.28　第1正規化を行った表の例

B．第2正規化

図 2.28 の表で点数は患者番号と受診科の組合せで決まり，主キーは，患者番号と受診科の組で複合キーとなる．第2正規化では，患者番号と受診科の組合せで決まる点数と（図 2.29），患者番号で決まる項目（図 2.30）の二つの表に分割する．このように二つの表に分割すると，図 2.30 の表で示すように，患者番号の重複はなくなり修正異常は発生しない．しかし，図 2.30 の表で，例えば患者番号 000013 の行を削除すると担当医コード「001」と担当医名「伊藤ＢＣ子」の関係が喪失してしまい，削除異常が発生する．これを解消するために第3正規化を行う．

患者番号	受診科	点 数
000012	循環器内科	30
000012	胸部外科	20
000013	消化器内科	10
000013	消化器外科	30
000013	眼科	20
000014	膠原病内科	5
000014	消化器内科	15

図2.29 患者番号と受診科の組合せで構成される表

患者番号	氏 名	担当医コード	担当医名
000012	山田太郎	005	佐藤A男
000013	大東花子	001	佐藤BC子
000014	国際一郎	003	鈴木X次

図2.30 患者番号キーによって決まる項目で構成される表

C．第3正規化

第3正規化では主キーになる項目が他に存在する場合，それを別の表に分割する。第2正規形の図2.30で担当医コードが主キーであり，担当コード，担当医名を抜き出し，他の表（図2.31）とする。このような操作で，図2.32の表で000013の患者を削除しても，担当医コード「001」と担当名「伊藤BC子」の情報はなくならないので削除異常は発生しない（図2.31）。図2.28の表は第3正規化によって，図2.31，図2.32，図2.33の3つの表に分割される。

担当医コード	担当医名
001	伊藤BC子
003	鈴木X次
005	佐藤A男

図2.31 担当医コードを主キーとする表

患者番号	氏 名	担当医コード
000012	山田太郎	005
000013	大東花子	001
000014	国際一郎	003

図2.32 患者番号を主キーとする表

患者番号	受診料	点数
000012	循環器内科	30
000012	胸部外科	20
000013	消化器内科	10
000013	消化器外科	30
000013	眼科	20
000014	膠原病内科	5
000014	消化器内科	15

図 2.33　患者番号，受診科を主キーとする表

文献・Web サイト

(1) 樺澤一之ほか，「医科系学生のためのコンピュータ入門」，共立出版，2004
(2) 日本医療情報学会，「情報処理技術編」，篠原出版新社，2004
(3) 早川芳彦ほか，「2003 年版　初級シスアド標準教科書」，オーム社，2002
(4) IT 用語辞典，http://e-words.jp/（2017 年 12 月 28 日アクセス）
(5) ネットワーク機器講座，
　　http://www.allied-telesis.co.jp/library/nw_guide/index.html#001（2017 年 12 月 28 日アクセス）
(6) ケーブル&コネクタ図鑑，
　　http://www.atmarkit.co.jp/fpc/cableconnecter/indexpage/（2017 年 12 月 28 日アクセス）
(7) USB ケーブルの種類と転送速度，
　　https://www.sanwa.co.jp/product/cable/howto/usb.html（2017 年 12 月 28 日アクセス）
(8) パソコンの基礎知識，ハードディスクドライブ，
　　http://www.way-on.com.tw/PCbasal/kiso/harddisk2.htm（2017 年 12 月 28 日アクセス）

第3章
医療情報倫理

　医療情報とは医療情報学会[1]によると
・診療過程で発生した患者個別の情報
・医療施設，地域あるいは国レベルでの疾病・医療に関する情報
・伝達的価値が高い診断・治療に関する医学知識
がある。その種類は以下に分類される。
　①病院，②医院・診療所　③健診施設・集団健診所　④臨床検査センター
　⑤人口透析センター　⑥保健所　⑦臓器バンク　⑧検疫所
　⑨消防署・救急医療情報センター　⑩リハビリテーションセンター
　⑪老人保健施設　⑫特別養護老人ホーム　⑬公害監視センター　⑭厚生労働省
　⑮都道府県保健・医療・福祉部などの行政機関　⑯保健支払基金
　⑰薬品製造・販売企業　⑱医療機器・医療材料製造・販売企業
　⑲在宅医療・介護関連施設　⑳患者宅
　医療情報は患者情報，医療施設情報，医学知識情報など多岐にわたっている。この中には秘匿すべき情報が数多く含まれ慎重な取扱いが要求される。また，国による個人情報保護法の制定により個人のプライバシー保護が求められている。本省では医療情報の取扱いに関する倫理について解説する。

3.1　医療情報の取扱いに関する倫理

　日本において「個人情報の保護に関する法律」（個人情報保護法）は，情報化の急速な進展により個人の権利利益の侵害の危険性が高まったこと，国際的な法制定の動向等を受けて2003年5月に公布され，2005年4月に全面施行された。また，2017年5月30日に，改正個人情報保護法が施行された[2]。ここで，個人情報とは以下で定義されている。
　個人の氏名，住所，生年月日，電話番号はもちろん個人情報であるが，防犯カメラに記録された情報や音声であっても特定の個人を識別できるものであれば個人情報となる。また，数字と記号か

らなるメールアドレスやIDなど，それ自体では本人を特定できなくても，他の情報と照合することによって容易に特定の個人を識別することができれば個人情報となる．例えば，第三者にとっては個人を特定できないIDであっても，IDと住所・氏名が対応づけられた情報がある場合，そのIDは個人情報となりえる．同様にCookie等についても，個人情報に絡めて収集し，DB化すれば個人情報となるので注意が必要である．

　個人情報取扱事業者の義務として「利用目的の特定・通知・公表，目的外利用の禁止，適正な取得，安全管理措置，第三者提供の制限，事業者名等の公表，開示・訂正・利用停止対応」が定められている．

　このように情報の保護に関する法律の施行にともない情報を取り扱う者の倫理（重視すべき価値や規範など）の策定が求められるようになってきた．アメリカでは，1847年にアメリカ医師会（AMA），1908年にアメリカ弁護士協会（ABA）に倫理綱領が作られた．1947年の技術者専門能力開発技術協会（ECPD）の倫理綱領では公衆の安全・健康・福利に対する責任が明示された．1977年の土木技術協会（ASCE）では環境への配慮が倫理綱領に含まれた．日本では1936年に土木学会が「土木技術者の信条および実践綱領」，1961年に日本技術士会が「技術士倫理綱領」，1996年に情報処理学会が「情報処理学会倫理綱領」を制定している．その後も多くの団体で倫理綱領あるいは倫理規程が制定されている．その多くに「公衆の安全・健康・福利」，「専門家としての能力の維持向上」，「客観性」，「公平性」，「忠実義務」が含まれている[3]．情報の取扱いに関する倫理については，情報処理学会[4]が以下のような倫理綱領を定めている．

前文
　我々情報処理学会会員は，情報処理技術が国境を越えて社会に対して強くかつ広い影響力を持つことを認識し，情報処理技術が社会に貢献し公益に寄与することを願い，情報処理技術の研究，開発および利用にあたっては，適用される法令とともに，次の行動規範を遵守する．
(1)　社会人として
・他者の生命，安全，財産を侵害しない．
・他者の人格とプライバシーを尊重する．
・他者の知的財産権と知的成果を尊重する．
・情報システムや通信ネットワークの運用規則を遵守する．
・社会における文化の多様性に配慮する．
(2)　専門家として
・たえず専門能力の向上に努め，業務においては最善を尽くす．
・事実やデータを尊重する．
・情報処理技術がもたらす社会やユーザへの影響とリスクについて配慮する．
・依頼者との契約や合意を尊重し，依頼者の秘匿情報を守る．

(3) 組織責任者として
- 情報システムの開発と運用によって影響を受けるすべての人々の要求に応じ，その尊厳を損なわないように配慮する．
- 情報システムの相互接続について，管理方針の異なる情報システムの存在することを認め，その接続がいかなる人々の人格をも侵害しないように配慮する．
- 情報システムの開発と運用について，資源の正当かつ適切な利用のための規則を作成し，その実施に責任を持つ．
- 情報処理技術の原則，制約，リスクについて，自己が属する組織の構成員が学ぶ機会を設ける．

注　本綱領は必ずしも会員個人が直面するすべての場面に適用できるとは限らず，研究領域における他の倫理規範との矛盾が生じることや，個々の場面においてどの条項に準拠すべきであるか不明確（具体的な行動に対して相互の条項が矛盾する場合を含む．）であることもあり得る．したがって，具体的な場面における準拠条項の選択や優先度等の判断は，会員個人の責任に委ねられるものとする．

医療情報に関する倫理綱領は，現在，医療情報学会では制定されていないが，上で述べた情報処理学会の倫理綱領に準ずると考えられる．情報の倫理とともに医療の倫理も重要である．医療の倫理としては，医師の倫理（日本医師会），麻酔科医倫理綱領，日本胸部外科学会倫理規範，看護者の倫理綱領（日本看護協会）などが定められている．日本医師会の「医の倫理綱領」[5]は以下で示される．

日本医師会の「医の倫理綱領」

医学および医療は，病める人の治療はもとより，人びとの健康の維持もしくは増進を図るもので医師は責任の重大性を認識し，人類愛を基にすべての人に奉仕するものである．
(1) 医師は生涯学習の精神を保ち，つねに医学の知識と技術の習得に努めるとともに，その進歩・発展に尽くす．
(2) 医師はこの職業の尊厳と責任を自覚し，教養を深め，人格を高めるように心掛ける．
(3) 医師は医療を受ける人びとの人格を尊重し，やさしい心で接するとともに，医療内容についてよく説明し，信頼を得るように努める．
(4) 医師は互いに尊敬し，医療関係者と協力して医療に尽くす．
(5) 医師は医療の公共性を重んじ，医療を通じて社会の発展に尽くすとともに，法規範の遵守および法秩序の形成に努める．
(6) 医師は医業にあたって営利を目的としない．

また，日本看護協会の看護者の倫理綱領[6]は以下で示される。

看護者の倫理綱領

(1) 看護者は，人間の生命，人間としての尊厳及び権利を尊重する。

(2) 看護者は，国籍，人種・民族，宗教，信条，年齢，性別及び性的指向，社会的地位，経済的状態，ライフスタイル，健康問題の性質にかかわらず，対象となる人々に平等に看護を提供する。

(3) 看護者は，対象となる人々との間に信頼関係を築き，その信頼関係に基づいて看護を提供する。

(4) 看護者は，人々の知る権利及び自己決定の権利を尊重し，その権利を擁護する。

(5) 看護者は，守秘義務を遵守し，個人情報の保護に努めるとともに，これを他者と共有する場合は適切な判断のもとに行う。

(6) 看護者は，対象となる人々への看護が阻害されているときや危険にさらされているときは，人々を保護し安全を確保する。

(7) 看護者は，自己の責任と能力を的確に認識し，実施した看護について個人としての責任をもつ。

(8) 看護者は，常に，個人の責任として継続学習による能力の維持・開発に努める。

(9) 看護者は，他の看護者及び保健医療福祉関係者とともに協働して看護を提供する。

(10) 看護者は，より質の高い看護を行うために，看護実践，看護管理，看護教育，看護研究の望ましい基準を設定し，実施する。

(11) 看護者は，研究や実践を通して，専門的知識・技術の創造と開発に努め，看護学の発展に寄与する。

(12) 看護者は，より質の高い看護を行うために，看護者自身の心身の健康の保持増進に努める。

(13) 看護者は，社会の人々の信頼を得るように，個人としての品行を常に高く維持する。

(14) 看護者は，人々がよりよい健康を獲得していくために，環境の問題について社会と責任を共有する。

(15) 看護者は，専門職組織を通じて，看護の質を高めるための制度の確立に参画し，よりよい社会づくりに貢献する。

患者側からの権利に関する倫理としては以下の「患者の権利に関するWMAリスボン宣言」[7]がある。

患者の権利に関する WMA リスボン宣言（抜粋）

序文

　医師，患者およびより広い意味での社会との関係は，近年著しく変化してきた。医師は，常に自らの良心に従い，また常に患者の最善の利益のために行動すべきであると同時に，それと同等の努力を患者の自律性と正義を保証するために払わねばならない。以下に掲げる宣言は，医師が是認し推進する患者の主要な権利のいくつかを述べたものである。医師および医療従事者，または医療組織は，この権利を認識し，擁護していくうえで共同の責任を担っている。法律，政府の措置，あるいは他のいかなる行政や慣例であろうとも，患者の権利を否定する場合には，医師はこの権利を保障ないし回復させる適切な手段を講じるべきである。

原則

(1) 良質の医療を受ける権利

(2) 選択の自由の権利

(3) 自己決定の権利

(4) 意識のない患者

(5) 法的無能力の患者

(6) 患者の意思に反する処置

(7) 情報に対する権利

　a．患者は，いかなる医療上の記録であろうと，そこに記載されている自己の情報を受ける権利を有し，また症状についての医学的事実を含む健康状態に関して十分な説明を受ける権利を有する。しかしながら，患者の記録に含まれる第三者についての機密情報は，その者の同意なくしては患者に与えてはならない。

　b．例外的に，情報が患者自身の生命あるいは健康に著しい危険をもたらす恐れがあると信ずるべき十分な理由がある場合は，その情報を患者に対して与えなくともよい。

　c．情報は，その患者の文化に適した方法で，かつ患者が理解できる方法で与えられなければならない。

　d．患者は，他人の生命の保護に必要とされていない場合に限り，その明確な要求に基づき情報を知らされない権利を有する。

　e．患者は，必要があれば自分に代わって情報を受ける人を選択する権利を有する。

(8) 守秘義務に対する権利

　a．患者の健康状態，症状，診断，予後および治療について個人を特定しうるあらゆる情報，ならびにその他個人のすべての情報は，患者の死後も秘密が守られなければならない。ただし，患者の子孫には，自らの健康上のリスクに関わる情報を得る権利もありうる。

　b．秘密情報は，患者が明確な同意を与えるか，あるいは法律に明確に規定されている場合

> に限り開示することができる。情報は，患者が明らかに同意を与えていない場合は，厳密に「知る必要性」に基づいてのみ，他の医療提供者に開示することができる。
>
> c．個人を特定しうるあらゆる患者のデータは保護されねばならない。データの保護のために，その保管形態は適切になされなければならない。個人を特定しうるデータが導き出せるようなその人の人体を形成する物質も同様に保護されねばならない。
>
> (9) 健康教育を受ける権利
> (10) 尊厳に対する権利
> (11) 宗教的支援に対する権利

　以上，「個人情報の保護」，「情報取扱いに関する倫理」，「医療の倫理」，「患者の権利に関する倫理」について述べてきたが，医療情報を取り扱う者は個人情報の保護法と各倫理を遵守し業務を遂行しなけらばならない。

3.2　医療情報の取扱い

　個人情報の中でも医療情報は，その機微性の高さから，管理・運用に特別な配慮が必要であり，その取扱いについては厚生労働省から「医療情報システムの安全管理に関するガイドライン[8]」が示されている。2005年3月に第1版が示され，内容は，

> 1991年4月の「法令に保存義務が規定されている診療録及び診療諸記録の電子媒体による保存に関する通知」，及び2002年3月通知「診療録等の保存を行う場所について」に基づき作成された各ガイドラインを統合。新規に，法令に保存義務が規定されている診療録及び診療諸記録の電子媒体による保存に関するガイドライン（紙等の媒体による外部保存を含む。）及び医療・介護関連機関における個人情報保護のための情報システム運用管理ガイドラインを含んだガイドライン

であった。その後厚生労働省は，2005年の個人情報保護法の施行以降，2013年10月には，第4.2版を通達・提示し，2017年5月には第5版を提示している。第4.2版は，「医療機関が，受診者の個人情報を預かって管理するための技術的な対策や運用面での対策について，網羅的に記載した」ものである。第5版は「病院，一般診療所，歯科診療所，助産所，薬局，訪問看護ステーション，介護事業者，医療情報連携ネットワーク運営事業者等（医療機関等）における電子的な医療情報の取扱いにかかわる責任者を対象とし，理解のしやすさを考慮して現状で選択可能な技術にも具体的に言及し，医療情報システムの安全管理やe-文書法への適切な対応を行うため技術的及び運用管理上の観点から所要の対策を示したもの」である。また遵守すべき事項としては「個人情報保護に

関する方針の制定および公表，外部と個人情報を交換する場合の安全管理，ネットワークからの不正アクセス対策など」があり，診療録等の電子保存にかかわる要求事項としては「真正性，見読性，保存性の確保，電子署名を行う場合の要件等および受託機関の選定・責任の明確化などや診療録等をスキャナ等により電子化して保存する場合の要件などについて指針」を示したものある。

ガイドラインで扱う「医療情報システム」[9]は，医療機関等のレセプト作成用コンピュータ（レセコン），電子カルテ，オーダリングシステム等の医療事務や診療を支援するシステムだけでなく，何らかの形で患者の情報を保有するコンピュータ，遠隔で患者の情報を閲覧・取得するコンピュータや携帯端末等も，範疇として想定される。また，患者情報の通信が行われる院内・院外ネットワークも含む。また，ガイドラインの対象には，病院，一般診療所，歯科診療所，助産所，薬局，訪問看護ステーション，介護事業者，医療情報連携ネットワーク運営事業者等の電子的な医療情報の取扱いにかかわる責任者が含まれる。

第5版[8]では，サイバー攻撃の手法の多様化・巧妙化，IoT（Internet of Things）[36]などの新技術やサービス等の普及等，医療情報システムを取り巻く環境の変化（個人情報保護法の改正や医療・介護関係事業者における個人情報の適切な取扱いのためのガイダンスなど）への対応を目的とした改定がなされている。主なポイントとしては，ガイドラインの対象として，電子的な医療情報を取り扱う介護事業者および医療情報連携ネットワーク運営事業者が明確に追加されたこと，個人の所有する，あるいは個人の管理下にある端末の業務利用（BYOD：Bring Your Own Device）[37]は原則行うべきではないことが明確化され，BYODを認める場合には，管理者以外によるOS設定の変更を技術的あるいは運用管理上禁止することが求められることなどである。

医療情報の取扱いに関しては国の指針である「医療情報システムの安全管理に関するガイドライン」に従うことが求められる。ガイドラインは，医療に関する患者情報を電子的に取り扱う情報システム・機器類を管理する施設が準拠しなければならない最低限の管理要件，および推奨される管理要件について，関連法令，厚生労働省通知，関連ガイドラインなどを総括して取りまとめたものである。適用対象組織としては，病院や診療所，薬局，訪問看護ステーション，e-文書法が適用される医療情報を取り扱う介護事業体，地域医療連携を統括管理する組織体などである。医療情報システムを管理する組織において，情報管理上の仕組みの透明性を確保し，対外的に説明責任を可能とする法令遵守性を実現した上で，健全な業務運営を行うための指針であると捉えられる。ガイド

---

36 Internet of Things の略で「モノのインターネット」などといわれることもある。もともとは，機械同士がネットワークでつながる M2M（Machin to Machine）の考え方から来ている。あらゆるモノがインターネットにつながることによる革新を指す。例えば，橋や建物などの公共建築物にセンサを取り付け，強度を常に把握することで，適切なメンテナンスができ事故を未然に防げる。

37 BYODとは，企業などで従業員が私物の情報端末などを持ち込んで業務で利用すること。私用で普段から使っているスマートフォンなどから企業の情報システムにアクセスし，必要な情報を閲覧したり入力したりすることなどを意味する。パーティーなどで「飲み物は各自持ち寄り」を意味する "BYOB"（Bring Your Own Booze/Bottle）という英語表現からきている。

ラインに対して積極的な対応を図る努力・姿勢が，医療機関などにおける組織運営の健全性および継続性を確保するとともに，その取組み状況を対外的に説明する上でも重要であるということができる[10]。

文献・Webサイト

(1) 医療情報技師の部屋，
http://www.railwalker.com/iryojyohou/study.html（2017年12月28日アクセス）
(2) NECネクサソリューションズ，個人情報保護法対策室
http://www.nec-nexs.com/privacy/site/index.html（2017年12月28日アクセス）
(3) 高林茂樹，情報倫理と医療情報，「埼玉女子短期大学研究紀要 第18号」2007.03
(4) 情報処理学会倫理綱領，https://www.ipsj.or.jp/sample/CMS3/somu/ipsjcode.html
（2017年12月28日アクセス）
(5) 日本医師会，医の倫理綱領，
https://www.med.or.jp/doctor/member/000967.html（2017年12月28日アクセス）
(6) 日本看護協会，看護者の倫理綱領
https://www.nurse.or.jp/nursing/practice/rinri/rinri.html（2017年12月28日アクセス）
(7) 患者の権利に関するWMAリスボン宣言，
http://www.med.or.jp/wma/lisbon.html（2017年12月28日アクセス）
(8) 厚生労働省，「医療情報システムの安全管理に関するガイドライン第5版」，平成29年5月
(9) 厚生労働省，医療情報システムを安全に管理するために（第2版）「医療情報システムの安全管理に関するガイドライン」全ての医療機関等の管理者向け読本，平成29年5月
(10) 厚生労働省，「医療情報システムの安全管理に関するガイドライン」へのリスクベース対応に向けたポイント，https://www.pwc.com/jp/ja/knowledge/column/spa/vol01.html
（2017年12月28日アクセス）

第4章
医療情報の特性

第4章では，医療情報や医療情報システムの特性，システムの発展の経緯などを説明する。

医療情報の特性では，診療録，医療情報の種類，時系列性に代表される医療情報の特性などについて説明する。医療情報システムの特性では，企業と医療のデータ処理の違い，システムの安全管理，電子化3基準などについて説明する。システム発展の現状では，1970年代からのシステムの発展の経緯，電子カルテシステムやレセプト電子化の普及状況などについて説明する。

4.1 医療情報の種類と特性

4.1.1 診療録

診療録は，医師が患者の診療に関して，時間的な経過を記録するものである。医師法で5年間保存することが義務づけられている。診療録に最低限記録しなければならないものとしては，診療を受けた者の住所，氏名，性別，年齢，病名，主要病状，治療方法（処方，処置）などが定められている。診療に関する諸記録は，医療法で病院が備えておかなければならないものとして規定されており，2年間の保存が義務つけられている。診療に関する諸記録には，診療日誌，手術記録，看護記録，検査所見記録，エックス線写真，入院診療計画書などが含まれる。

> 医師法　第24条　（診療録の記載及び保存）
> 医師は，診療をしたときは，遅滞なく診療に関する事項を診療録に記載しなければならない。
> 2　前項の診療録であって，病院又は診療所に勤務する医師のした診療に関するものは，その病院又は診療所の管理者において，その他の診療に関するものは，その医師において，5年間これを保存しなければならない。

診療記録の記述として，問題指向型システム（POS：Problem Oriented System）が提唱されて

いる。POS では，問題指向型診療記録（POMR：Problem Oriented Medical Record）で診療記録が作成される。POMR では，診療の過程を，序列的に並べるのではなく，患者の問題点に焦点をあてて整理し，問題解決に向け記録する。POMR は，患者の基礎データ，問題点リスト，初期計画，経過記録で構成される。基礎データには，主訴，現病歴，既往歴，診察所見，検査所見などが含まれる。問題リストには，患者の受診理由や現在の問題点が把握できるように記入する必要がある。初期計画には，問題リストに記載した問題点ごとに，診断的計画，治療的計画，教育的計画を具体的に記述する。経過記録には，問題点ごとの臨床経過を記録する。記録形式には，叙述的記録と経過一覧表がある。叙述的記録では問題点ごとに，SOAP 形式で記述する。

　S：Subjective　　　患者からの主観的データ（患者の訴え，自覚症状など）
　O：Objective　　　医師・看護師による客観的データ（視診，打診，聴診，検査などから）
　A：Assessment　　医師・看護師の解釈・分析・評価（S，O からの）
　P：Plan　　　　　　患者の問題を解決するための診療や教育の計画

医療機関では，患者ごとに，診療録，診療に関する諸記録，その他の記録をカルテとして管理・保存している。図 4.1 のような紙カルテで運用している場合，患者によっては，カルテの量がバインダー1冊に収まりきれない程の量になることもある。紙カルテには診療ごとの診療の事実と評価が継続的に記録されている。紙カルテに記録されているデータの構造は時系列的な順序を保持する程度であり，データ構造の定義は緩やかなものになっている。このため，医師がカルテから患者の状態を把握するためには，羅列されたデータから意味的構造を自ら構築しなければならず，カルテに記述されている情報を把握する作業負荷は高いといえる。また，カルテに記述されている情報は膨大な量であり，人間の短時間での認識能力を越えている。このため，特定のデータの継続性やデータ相互間の関連性を読み取るためには，注意深い閲覧が必要となっている。さらに，紙カルテ

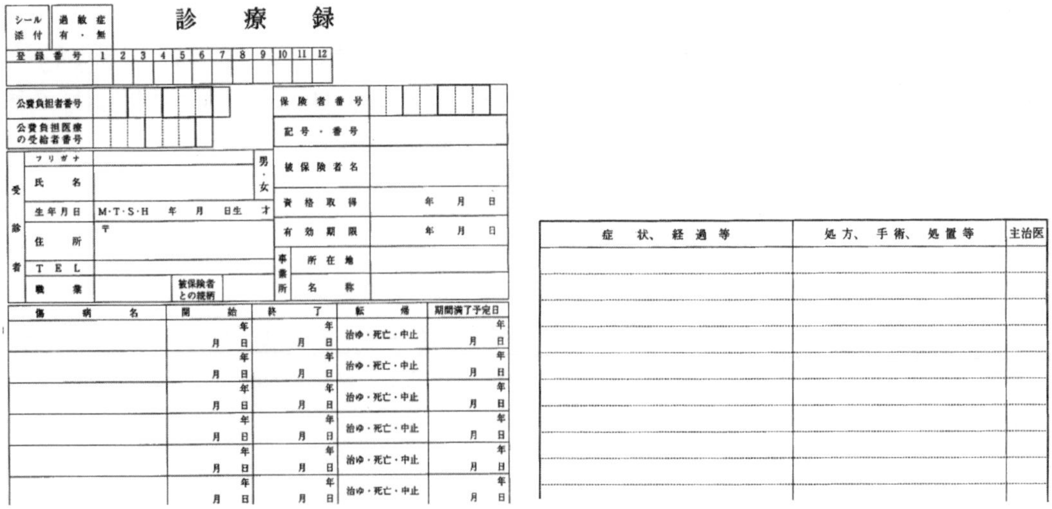

図 4.1　紙カルテの形式

で運用している医療機関では，紙カルテ，レントゲンフィルム，検査報告書，紹介状，予約表などが散在している。多種多様なデータを一元管理するシステムを導入する必要性が指摘されている。このほかにも，紙カルテに対する多くの課題が指摘されている。

例えば，診療記録の解釈において，医師は，繰り返し傾向の特定と検出が必要とされている。指示データの管理においても，繰り返し記述されているデータを明確にし，項目ごとに異なる多様な繰り返しパターンやトレンドを理解しなければならない（図4.2）。このため，医師には，次のような負担が生じる。

①継続期間を理解するための同一指示内容を辿る負担
②過去の実施時期を特定するための指示内容を見つける負担
③他診療科との重複・禁忌を避けるための他診療科の指示内容理解の負担

また，それぞれの利用者が求める情報の種類は様々である。ある利用者が興味を示さないデータを他の利用者は必要とするかもしれない。あるデータを表で表現することを求める利用者もいれば，グラフで表現することを求める利用者もいる。さらに，それぞれの利用者は，データをいつでも同じように使用するのではなく，必要に応じた利用方法を求めている。

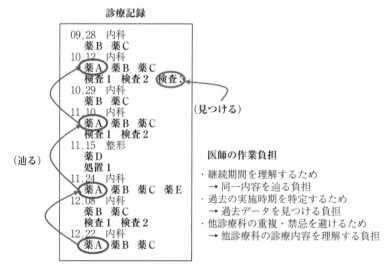

図 4.2 診療記録の解釈での医師負担

4.1.2 紙カルテから電子カルテへ

このような背景から，紙カルテに記述されてきた患者の診療録全体を電子化する電子カルテシステムには，単に紙カルテに記述されていた診療データを電子化する機能だけでなく，診療上の問題解決を支援する機能や紙カルテにない知的特性が求められる。医療の情報化においては，医療現場の効率化を実現すると同時に，安全性も重視しなければならない。薬剤のチェック機能（使用量，

投与日数，相互作用，副作用，重複投与など）はその一例である。

医療データを電子化すると，手書きと比較して著しく読みやすくなる。データ入力時に，不適切な入力データを拒否したり，警告したりする機能を利用すれば，データの正確性が向上する。さらに，データを一度だけ入力すれば，そのデータを重複して入力することなく多様な用途に使用することができる。これにより，入力データの転記を削減することができ，エラー発生や経費増大の可能性を取り除くことができる。電子カルテシステムの利点として，次のようなことをあげることができる。

① 患者情報を必要なときに簡単に入手できる。
② アクセス権限を有する人は，24時間365日，システムダウンやデータ損失なしに，患者情報にアクセスすることができる。
③ 複数の利用者が同時にアクセスできる機能を有している。
④ 多種多様なデータを一元管理することもできる。

4.1.3　医療情報の種類

医療情報の種類には，人間からの直接情報である生体情報，診断や治療のプロセスで発生する診療情報，医学知識の一つである診療ガイドラインなどがある。図4.3は医療情報の種類と患者からの距離感の関係を表現したものである。

生体情報は，患者から直接発生する情報である。機能的情報，形態的情報，病因的情報に分類できる。機能的情報は，遺伝子ゲノムレベルから細胞，臓器，個体に至る情報で，生化学検査の数値結果や心電図波形などによって得られる。形態的情報は，臓器レベルの情報で，細胞組織病理検体やX線写真などの画像によって得られる。病因的情報は，ウイルスや細菌，遺伝子多型などの病態情報である。これらの情報は，検体検査や生体検査によって得ることができる。

診療情報は，診療のプロセスで発生する情報である。診療プロセスは，患者に対する診療行為の流れであり，その概要は，次のようなものである。主訴，病歴，家族状況，職業，心理的背景，社会的背景などについての問診，視診，触診，打診，聴診などの診察，検体検査など各種検査により診断を確定する。そして，確定した診断に基づき治療方針を決定し，治療を行う。これらの各行為で発生する診療プロセスのデータを見ると，内容や時間的粒度の多様性，データ相互関係の複

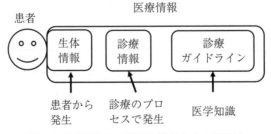

図4.3　医療情報の種類と患者からの距離感

雑さなどがみえてくる。診療プロセスの代表的データに，処方や検査などの指示データがある。指示データには，繰り返し記述されている項目があり，項目ごとに異なる多様な繰り返しパターンやトレンドを理解する必要がある。このため，医師には，継続期間を理解するために指示内容を辿る負担や，過去の実施時期を特定するために指示内容を見つける負担などが生じる。このような負担は，慢性疾患患者の診療において，特に高いものとなっている。

診療ガイドラインは，多くの患者データ，医学研究，臨床症例など基礎にした医学知識である。Minds 診療ガイドライン作成の手引きによれば「医療者と患者が特定の臨床状況で適切な決断を下せるよう支援する目的で，体系的な方法に則って作成された文書」である。医療者は，診療ガイドラインを，科学的根拠に基づく一般的な治療方法を知る源としてや，臨床現場の意志決定における判断材料の一つとして利用することができる。国内でも，疾患別に数多くの診療ガイドラインが公表されている。

4.1.4 医療情報の特性

医療情報の特性としては，マルチメディア性（多様なデータタイプで構成されている），時系列性（時間情報が重要な役割を果たす），秘匿性（個人情報で守秘性が高い）などがある。

マルチメディア性：医療データは，多種多様なデータタイプが混在するマルチメディアデータである。データ量が比較的少ないデータタイプとしては，数値データ，コードデータ，テキストデータなどがある。データ量が比較的多いデータタイプとしては，波形データ，画像データなどがある。

時系列性：医療情報は，時間情報が重要な役割を果たす時系列データである。時間に関する性質として，時間的推移と時間的粒度がある。データ属性それぞれの時間的推移に注意する必要がある。例えば，慢性腎臓病（CKD）の患者であれば血清アルブミンなどの値の時間的推移に注意する必要がある。データ（事項）が発生した時点や，複数のデータ属性の時間的推移の相互関係にも注意を払う必要がある。

医療サービス提供という点から見ると，"疾患中心の集中的"な医療が提供される急性期の医療と，"患者中心の分散的"な医療が提供される慢性期の医療に分類できる。そして，医療情報におけるデータの時間的粒度は，細かいものから粗いものまで多様な粒度が使用されている。急性期の患者に対するデータの時間的粒度は細かいものであり，"時"，"分"である。慢性期の患者に対するデータの時間的粒度は粗いものであり，"日"，"週"，"月"，"年"である。急性期の患者には，病態が安定せず急変の恐れがある重症患者，手術や化学療法などの身体侵襲の大きい治療をしている患者などがある。これらの患者の身体におこる小さな変化を見逃さないために，血圧，心電図波形，動脈血酸素飽和度などについては，高頻度で計測した（持続的にモニタリングした）粒度の細かいデータを必要とする。一方，症状の安定している慢性疾患患者，悪性腫瘍などの治療後に定期的な検査と診察を行っている患者などのデータは，低頻度で記録される粒度の粗いものとなる。糖尿病の外来患者の血糖値は月単位の低頻度で記録される粒度の粗いデータである。

秘匿性：医療情報は，古代ギリシアのヒポクラテスの誓いに詠われているように，秘匿性が高い個人情報である．具体的には，患者を特定する情報（氏名・住所・年齢），患者の特徴に関する情報（身長・体重・アレルギー），診療状況に関する情報（病名・検査結果・処方状況）などがある．このため，医療情報を取り扱うシステムではセキュリティ対策が重要である．

多様性：医療分野のデータは，図 4.4 に示すように，多種多様な側面を有している．診療過程で発生するデータの種類としては，診断結果，処方データ，検査結果，医用画像，医療費データなどがある．これらのデータの時間的粒度は大小様々である．利用者にも多種多様な利用者が存在する．専門知識から見ても，高度な専門知識を有する専門家からあまり専門知識を有しない者まで，その様々な利用者が存在する．具体的には，患者，医師，医療スタッフ（看護師，薬剤師，理学療法士等），管理者，保険者などがいる．それぞれの利用者は，その目的に応じて必要とする情報が提供されることを期待している．例えば，臨床医にとっては，患者の大量の記録を保存することは必要なことである．しかし，臨床医が記録から必要とする情報を検索することは容易でない．臨床医が必要とする情報を見つけることが困難なほど，データは多く存在する．このため，臨床医は，特定の部分集合に焦点をあてた患者記録のアクセスを必要としている．管理者は，医療の質の向上と費用抑制のために，最良の臨床モデル・ガイドライン・クリニカルパスを求めている．クリニカルパスの開発・管理のために，診療過程の高度な分析を必要としている．さらに，診療ガイドラインや薬剤の添付文書のような体系化された医療知識もある．

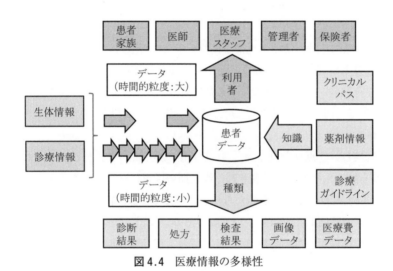

図 4.4 医療情報の多様性

4.2 医療情報システムの特性

4.2.1 企業のデータ処理プロセスと医療のデータ処理プロセス

医療におけるデータ処理プロセスと企業におけるデータ処理プロセスの相違について述べる。

企業のデータ処理プロセスでは，多くの場合，データ発生の典型的パターンが存在する。製造業では，原料から製品完成までのプロセスにおいて，生じるデータに標準的なものが定まっている。

医療のデータ処理プロセスは，図4.5のようにモデル化できる。データは患者と医療専門職から発生する。このモデルでは，輪の中心に患者が存在し，輪の周りに医師や看護師などの医療専門職と組織が存在する。そして，これらの医療専門職は患者の状態や環境に応じてその配置が変化する。例えば，同一の患者に対する継続した診療で，当初の急性期の治療では，医師や看護師が高い密度で患者をとりまく。状態が変化し，回復期の治療では，リハビリ技師や看護師などを中心とした構成に変化し，その密度も急性期に比較すると低くなる。このように，医療におけるデータ発生は，企業の場合と比較して，変動する要素が多いという特徴がある。

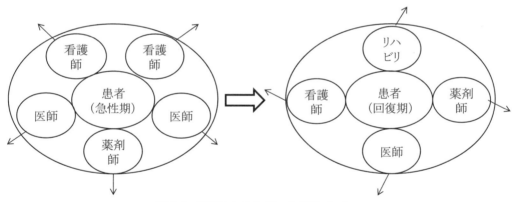

図4.5　医療におけるデータ処理プロセス

4.2.2 効率と倫理のトレードオフ

医療現場においては，医療スタッフによる様々な創意工夫と業務の電子化の組合せにより，作業性の改善や効率化が図られている。一方，医療は，人の生命に関わる行為であり，秘匿性の高い患者の個人情報を取り扱うことから，安全性や倫理性が強く求められている。これは，情報システムも導入・利用する場合も例外ではない。このような医療現場の特性から，医療における情報システムの導入・利用においては，医療機関の効率性向上と患者への倫理的配慮の両立が求められている。この効率と倫理の両立は，多くの場合，トレードオフの関係にあり，情報システムの導入・利

用にあたっては十分な検討が必要となる（図4.6）。

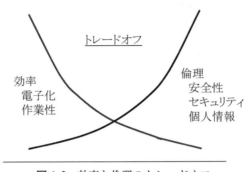

図 4.6 効率と倫理のトレードオフ

4.2.3 医療情報の相互運用性と標準化

第3章にあるように，医療情報システム安全管理ガイドラインには，電子的な医療情報を取り扱う際の責任，相互運用性と標準化，情報システムの基本的な安全管理，電子保存の要求事項，外部保存の基準などについて，記載されている。ここでは，医療情報の特性に強く関係する電子的な医療情報を取り扱う際の責任，相互運用性と標準化，情報システムの基本的な安全管理，電子保存の要求事項について記述する。

電子的な医療情報を扱う際の責任：医療に関わるすべての行為は医療法等で医療機関等の管理者の責任で行うことが求められており，医療情報の取扱いも同様である。このことから，収集，保管，破棄を通じて刑法等に定められている守秘義務，個人情報保護に関する諸法及び指針のほか，診療情報の扱いに関わる法令，通知，指針等により定められている要件を満たすために適切な取扱いが求められる。平成29年5月に施行した改正個人情報保護法では，個人情報の定義が明確化されるとともに，取扱いに特に配慮を要する「要配慮個人情報」や，特定の個人を識別することができないように加工した「匿名加工情報」等について，新たに規定が設けられた。そして，個人情報保護委員会が個人情報保護法についてのガイドラインを公表し，医療・介護分野においては「医療・介護関係事業者における個人情報の適切な取扱いのためのガイダンス」等が定められている。電子化された情報の次のような特殊性も十分理解する必要がある。

・紙などの媒体と比べて，その移動が，一般の人にとってわかりにくい

・漏洩等の事故が起こると，一瞬にして大量の情報が漏洩する可能性が高い

・医療従事者が情報処理の専門家とは限らないので，安全保護に慣れていないことが多い

相互運用性と標準化：医療機関は，他の医療機関などと業務上様々な情報の交換を行う。情報交換における指示，報告，連絡等により，情報の共有がなされる。この共有化で，意思統一が図られることによって一連の業務がすすんでいく。これらの情報交換を単に電子化するだけであれば，データ入力という業務が加わるだけになってしまう。電子化された情報の再利用を可能にすれば，

幾度もの同一情報の入力作業を軽減し，業務の総量を減ずることとなる。また，医療機関における情報システムの導入は，当初，事務処理の合理化を目指したものであったが，現在では情報共有の推進や，医療安全，医療の質の向上に大きな役割を果たしている。このため，電子的な情報交換を，医療機関等に導入されたシステム間や，部門ごとに多様なシステムベンダから提供されたシステム間で行うために，必要とされるのが相互運用性の確保である。相互運用性の確保には，用語の標準間やメッセージ交換方式の標準規格が必要となる。

4.2.4 医療情報システムの安全管理

医療情報システムの基本的な安全管理においては，情報セキュリティマネジメントシステム（ISMS）の実践，組織的安全管理対策，物理的安全対策，技術的安全対策，人的安全対策，情報及び情報機器の持ち出しについてなどが記述されている。

情報セキュリティマネジメントシステムの実践：医療機関は，取扱い情報を把握するために，情報システムで扱う情報をすべてリストアップし，安全管理上の重要度に応じて分類を行う必要がある。リスクを分析し，脅威の想定が必要となる。具体的な状況と脅威を，表4.1に示す。このような脅威に対応するためには，組織的安全管理対策，物理的安全対策，技術的安全対策，人的安全対策が必要になる。

組織的安全管理対策：従業者の責任と権限の明確化，安全管理に関する規程や手順書の整備運用などがある。具体的には，情報システム運用責任者を定めることや，情報システムへのアクセス制限などを定めたアクセス管理規程の作成などがある。

物理的安全対策：入退室の権限管理，機器の盗難・紛失防止などの物理的な保護，覗き見等の防止などがある。具体的には，個人情報が保存されている機器の設置場所や記録媒体の保存場所などを施錠することなどがある。

人的安全対策：医師等の法令上の守秘義務のある者，事務職員等の雇用契約の下に守秘義務を負

表4.1 具体的な状況と脅威

状況	脅威
医療情報システムに格納されている電子データ	不正アクセス・改ざん等
入力の際に用いたメモ・原稿・検査データ等	覗き見，持ち出し，不適切な廃棄等
個人情報等のデータを格納したノートパソコン等の情報端末	持ち出し，盗難，紛失
データを格納した可搬媒体等	持ち出し，コピー，盗難，不適切な廃棄
参照表示した端末画面等	覗き見
医療情報システム	サイバー攻撃，（不正侵入，ウイルス攻撃，情報漏洩等）

う者，システムの保守管理等の業務に携わる者などを想定した管理が必要である．

技術的安全対策：技術的安全対策には，利用者の識別・認証，情報の区分管理とアクセス権限の管理，アクセスログの確認，不正ソフトウエア対策，ネットワークからの不正アクセス対策，医療分野の IoT 利用対応などがある．利用者の識別及び認証としては，情報システムへのアクセスを正当な利用者のみに限定するため，情報システムには利用者の識別と認証を行う機能が必要となる．認証に用いる手段としては，ID・パスワードの組合せのような利用者の「記憶」によるもの，指紋や静脈，虹彩のような利用者の生体的特徴を利用した「バイオメトリクス」によるもの，IC カードのような「物理的媒体」によるものがある．認証のセキュリティ強度を考えた場合，これらの手段を単独で用いた場合に十分な認証強度を保つことは困難である．このため，二つの独立した要素を用いる方式（2 要素認証）を採用することが求められている．ネットワーク上からの不正アクセスに対しては，コンピュータウイルスや不正アクセスを目的とするソフトウエアの攻撃から保護するための一つの手段としてファイアウォールの導入がある．

情報及び情報機器の持ち出し：医療機関においては，昨今，情報及び情報機器の持ち出しにより，個人情報を含めた情報が漏洩する事故が発生している．一方，在宅医療，訪問診療等の増加，モバイル端末の発展により，医療情報を持ち出すニーズや機会が増加している．情報の持ち出しには，ノートパソコン，スマートフォン，タブレットのような情報端末，CD-R，USB メモリのような情報記録可搬媒体が考えられる．情報を格納した可搬媒体若しくは情報機器の盗難，紛失時の対応を運用管理規定に定めておく必要がある．特に，タブレット PC やスマートフォンの利用において守るべき事項には，以下のようなものがある．

・端末自体の起動パスワード等の設定は必須事項
・必要最小限のアプリ以外をインストールしない（業務に用いる機能に影響を与えないために）
・個人の所有する端末の業務利用 BYOD（Bring Your Own Device）の原則禁止

4.2.5 電子化 3 原則

診療情報を電子的に保存しても，日常の診療や監査等において，電子化した診療情報を支障なく取り扱えることが，当然必要である．その上で，正確さの確保にも最大限の努力が必要である．電子カルテシステムを利用して診療録等を電子保存する場合は，

①真正性の確保
②見読性の確保
③保存性の確保

の三つの原則を満たす必要がある（図 4.7）．この 3 原則は，1999 年の厚生省通知「診療録等の電子媒体による保存について」で示された．さらに，医療機関が電子カルテシステム等を利用して電子情報を取り扱う場合は自己責任で取り扱う必要があることも示された．その後，この 3 原則は，前述の医療情報システム安全管理ガイドラインに電子保存の要求事項として記述されている．

真正性とは，記録された情報の作成の責任の所在を明確にし，故意または過失による虚偽入力，

4.2 医療情報システムの特性

書換え,消去及び混同を防止することである。虚偽入力,書換え,消去及び混同は,入力者に起因する場合と,使用する機器やソフトウエアの誤操作・不具合等により,入力した情報が正しくシステムに保存されない場合がある。**真正性を確保**するためには,

①情報の作成責任者が明確で,いつでも確認できること
②操作者の権限に応じてアクセスできる情報を制限すること
③保存期間内は履歴を残さない改変,消去ができないようにすること
④入力ミス等は,必ず発生するとの認識で,運用上の対策,技術的対策の両面から誤入力防止の対策をとること

などが必要になる。作成者の識別・認証を確実に行い,なりすまし等ができない運用環境を整備するなどの方策が必要である。作成者の識別・認証を行なうには,電子カルテシステム利用者に,IDやパスワードなどの本人認証の識別に用いる識別情報を発行することが有効である。

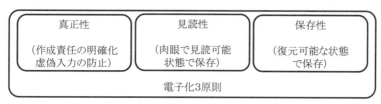

図4.7 電子化3原則

見読性とは,情報の内容を必要に応じて肉眼で見読可能な状態に容易にできることである。また,直ちに書面に表示できることも求められている。**見読性を確保**するためには,情報の所在管理,見読化手段の管理,システム障害対策などを実施していかなければならない。情報の所在管理では,情報を紙などの各種メディアに分散して管理している場合であっても,患者ごとの情報の所在を十分管理しておく必要がある。見読化手段の管理では,診療,患者への説明,監査,訴訟等において,支障のない応答時間・操作方法で,肉眼で見読可能な状態にできるようにしておくことなどが必要になる。システム障害発生時にも,バックアップデータやバックアップシステム等により,診療に致命的な支障がおきないようにしておく必要がある。システムの冗長化などの対策を講じておくことなどが有効である。

保存性とは,法令に定める保存期間内,復元可能な状態で保存することである。**保存性を確保**するためには,ウイルスや不適切なソフトウエア等による情報の破壊及び混同,記録媒体の劣化等による読取り障害,ソフトウエアの整合性不備による復元不能などの脅威をなくすための対策などが必要になる。このため,システムで利用するソフトウエア・機器及び媒体の管理を適切に行い,不適切なソフトウエアの動作を防止しなければならない。保存可能容量・バックアップ頻度などを明記した運用管理規定を作成することや,アクセス履歴の管理が必要である。記録媒体が劣化する以前に情報を新しい記録媒体へ複写を行うような運用管理規定も必要である。また,ソフトウエアの整合性不備の防止の点からは,診療録等のデータに対して,標準形式での入出力機能を準備してお

くことが重要である。

自己責任とは，「説明責任」，「管理責任」，「結果責任」を果たすことである。説明責任とは，電子保存や外部保存に関するシステムの機能や運用計画が電子保存や外部保存の基準を満たしていることを第三者に説明する責任である。説明責任を果たすためには，システムの仕様や運用計画を明確に文書化する必要がある。管理責任とは，当該システムの運用管理を医療機関等が行なう責任である。システムの管理を納入業者に任せていては果たせない。少なくとも管理状況の報告を定期的に受け，管理に関する最終的な責任の所在を明確にする等の監督を行なう必要がある。結果責任とは，当該システムにより発生した問題点や損失に対する責任である。

4.3 医療情報システム発展の経緯と現状

4.3.1 発展の経緯

医療分野の情報化は，高速回線などのネットワーク技術，クライアント・サーバ型システムに代表されるシステム技術，データベース管理システムに代表されるソフトウエア技術を基盤にして進められている。社会的にも，厚生省が1999年に診療録の電子保存を認め，さらに，政府のIT戦略会議が2001年にe-Japan重点計画の中で公共分野の重点項目に掲げるなど，積極的な支援がある。

医療機関の情報化は，1970年代の大学病院などの大規模病院で医事会計処理のコンピュータ導入から始まった。これは，窓口業務とレセプト作成業務を中心とするものであった。現在では，医事会計業務の電子化は，医療機関の規模を問わず大規模病院から診療所までのほとんどで実現されている。1970年代には，臨床検査部門や放射線部門でも部門システムの導入が始まった。1990年代になり，オーダエントリシステムの導入が活発になり，院内全体にネットワークを構築した情報化が盛んになってきた。2000年代になると，電子カルテシステムが積極的に導入されるようになってきた。このように，日本の医療機関では，部門システムの導入が先行し，院内全体のネットワーク化が，後を追うように普及してきた。近年では，システム技術の進歩やシステム機器のコスト低下により，電子カルテシステムやオーダエントリシステムの導入が中小医療機関へも広がってきている。

4.3.2 電子カルテの普及率

平成23年（2011年）と平成26年（2014年）に実施された医療施設調査から，電子カルテシステムの普及状況を説明する。平成23年には，一般病院（7528病院）では電子カルテを導入している病院は1620病院であった。平成26年には，一般病院（7426病院）では電子カルテを導入している病院は2542病院であった。これを，病床規模別にみると図4.8のようになる。平成26年には，400床以上の病院（710病院）の75％以上で電子カルテシステムが導入されている（図4.9）。

4.3 医療情報システム発展の経緯と現状

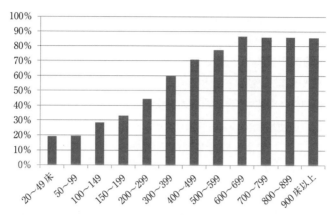

図 4.8 病院における電子カルテの規模別普及率（平成 26 年）

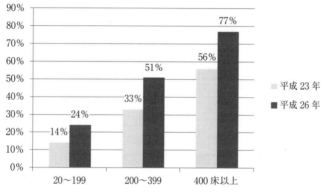

図 4.9 平成 23 年と平成 26 年の電子カルテ普及率の比較

4.3.3 レセプトの電算化

　医療機関は，毎月の保険請求のために，大量の診療報酬明細書（レセプト）を作成し，審査支払機関に提出している．医療保険の請求と審査における保険医療機関，審査支払機関，保険者の関係を簡単に説明する．医療機関は，患者ごとの診療内容（傷病名，投薬，注射など）を 1 ヶ月単位で診療報酬明細書に所定の形式で集約し，診療報酬請求書を添えて翌月 10 日までに医療機関の所在する各都道府県の審査支払機関に提出している．審査支払機関では，受け付けたレセプトに，患者名，傷病名，請求先である保険者番号などの記載漏れがないか，また，投薬，注射，手術などの請求点数に誤りがないかを点検する．請求に誤りのあるレセプトは補正し，記載内容の漏れや不明な点があるものについては医療機関に返戻するなど，事務的な整備を行う．請求内容に疑問があるレセプトについては，記載されている診療内容が療養担当規則等の定めによって行われているかどうかの審査などを実施する．その後，保険者ごとに請求内訳書を翌々月 10 日までに送付する．

　レセプト電算処理システムは，紙で提出していたレセプトを電子媒体に記録した「電子レセプト」によって提出できる仕組みを整備したものである．レセプト電算処理システムの普及は，

e-Japan 戦略や保健医療分野の情報化に向けてのグランドデザインで，電子カルテの普及と並ぶ重点項目とされた．レセプト電算処理システムでは，医療機関，審査支払機関，保険者の業務量の軽減と事務処理の迅速化を実現することができる．例えば，医療機関においては，提出用の紙レセプトの印刷，続紙の添付や編綴作業が不要となり，請求のための手作業が軽減される利点がある．また，レセプト電算処理システムでは，レセプト電算マスタコード（傷病名マスタ，診療行為マスタ，医薬品マスタなど）を使用している．

平成 29 年（2017 年）5 月の社会保険診療報酬支払基金の請求状況は，図 4.10 に示すように，9052 万件の請求総数のうち，オンラインによる請求が 75.2％，電子媒体による請求が 23.0％，紙レセプトによる請求は 1.9％であった．医科のレセプトでは，97.9％，調剤のレセプトでは，99.3％が電子化した請求であった．また，病院と調剤薬局からの請求は，オンライン化がすすんでおり，双方ともオンライン請求が 97％を超えている．

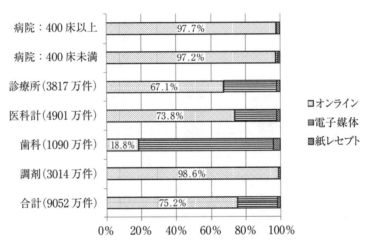

図 4.10　社会保険診療報酬支払基金の請求状況（平成 29 年 5 月分）
出典：文献(11)より引用

文献・Web サイト

(1) 安藤秀雄，望月稔之，並木洋，「最新医事関連法の完全知識」，医学通信社，2017
(2) 保健医療福祉情報システム工業会，「医療情報システム入門 4 訂版」，2017
(3) 豊田修一，片貝智恵，仁木登，「保健医療分野における情報視覚化」，情報処理学会デジタルプラクティス，Vol. 4, No. 3, 2013
(4) B. Parmanto, M. Scotch: *A Framework for Designing a Healthcare Outcome Data Warehouse, Perspectives in Health Information Management*, vol.2, 2005
(5) 木津正昭，「最新・医療事務入門 2017 年版」，医学通信社，2017

(6) Minds 診療ガイドライン選定部会,「Minds 診療ガイドライン作成の手引き 2007」, 医学書院, 2007
(7) 厚生労働省,「医療情報システムの安全管理に関するガイドライン（第 5 版)」, 2107
(8) 厚生労働省, 保健医療分野の情報化にむけてのグランドデザインの策定について, www.mhlw.go.jp/shingi/0112/s1226-1.html（2018 年 2 月 4 日アクセス）
(9) 厚生労働省,「医療施設調査」, 2011
(10) 厚生労働省,「医療施設調査」, 2014
(11) 社会保険診療報酬支払基金, レセプト請求形態別の請求状況 平成 29 年 5 月診療分, http://www.ssk.or.jp/tokeijoho/tokeijoho_rezept/index.html（2018 年 2 月 4 日アクセス）

第5章
電子カルテシステム

　第5章では，病院内の情報システムで基幹をなすオーダエントリシステムと電子カルテシステムについて説明する。さらに，システム管理や電子カルテシステムの今後についても記述する。
　オーダエントリシステムでは，オーダの種類，オーダエントリシステム導入前後の比較，院内ワークフローなどについて説明する。院内ワークフローの説明では，外来患者を例にとって説明する。電子カルテシステムでは，情報の一元管理，統合的ビュー，診療支援，看護系システムなどについて説明する。診療支援の説明では，病棟で普及しているバーコードなどを利用した3点認証方式について説明する。電子カルテシステムの実際は，診療所向け電子カルテシステムにおいて，胃内視鏡検査患者と糖尿病患者の診療エピソードを展開する方法で説明する。また，システム管理では，利用者教育，利用者管理，高信頼性システムなどについて説明する。最後に，電子カルテシステムの今後について記述する。

5.1 オーダエントリシステム

5.1.1 オーダエントリシステムの概要

　オーダエントリシステムは，指示情報（処方，注射，検体検査，輸血，画像検査など，オーダ情報ともいう）を院内の各部門に伝達するシステムである。一方，医療機関において，各部門（診療部門，検査部門，薬剤部門，看護部門，栄養部門，事務部門等）は，物理的に離れた場所に存在する。このため，オーダエントリシステムの導入にあたっては，病院内の各部門を，LAN（ネットワーク）で接続する必要がある。外来・病棟でオーダが入力されると，データベースに書き込まれ，各部門に伝達される。各部門は，受け取ったオーダを実施し，実施情報をデータベースに書き込む。オーダエントリシステムは，診療の現場で，処方や検査などのオーダ情報（指示データ）を医師が直接入力する（発生源入力）機能と，オーダ情報をリアルタイムに関連部門へ伝える機能を有する。医療機関の各部門で情報を共有するための基幹システムの役割をはたしている。また，オーダエントリシステムは，各部門で部門システムと連携している。

5.1.2 オーダ種類

オーダ種には，図5.1に示すように，処方オーダ，注射オーダ，検体検査オーダ，生理検査オーダ，画像検査オーダ，食事オーダ，輸血オーダなどがある。

処方オーダ：処方オーダは，患者に処方する薬（内服薬，外用薬）の指示を出すオーダである。処方オーダでは，薬剤名，用法（薬の飲み方），用量（薬の使用量）などを入力する。医師が処方オーダを入力すると，薬剤部門や医事部門に伝えられる。薬剤部門では，処方オーダを受け付けると，調剤を行う。医事部門では，会計処理が行われる。処方オーダは，院内製剤と院外処方で異なる役割を果たす。院内製剤の場合は，調剤・製剤の直接的情報となる。院外処方の場合は，院外処方箋として印刷され患者に手渡される。処方オーダの情報は，いずれの場合でも，患者基本情報（氏名等），薬品，分量，用法などで構成される。薬剤名の記載において，外来患者の院外処方箋では，後発医薬品の使用を推進することから，一般名の記載が推奨されている。一方，病棟患者の院内処方では，誤薬を防ぐため，商品名にて記載することが適切とされている。

処方オーダで薬剤を選択する場合，そのカナ名称から検索することが多い。このとき，操作効率からは，少ない入力で検索できる機能が求められるが，実際のシステムでは，先頭文字からの選択では一定文字以上入力しないと候補が表示されないようになっている。これにより，類似名称の薬剤を誤選択するリスクから回避する安全性と入力の効率性のバランスをとっている。また，選択した薬剤の禁忌情報を参照できるシステムも多い。

注射オーダ：注射オーダは，注射薬の指示を出すオーダであり，薬剤部門に伝えられる。注射

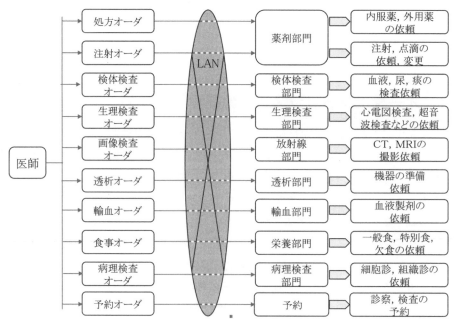

図5.1 オーダの種類と関連部門

オーダでは，患者名，薬剤，投与時期，ルートを登録する．薬剤部門では，注射オーダを受け付けると，注射薬の準備を行う．注射剤は，内服薬と比較して効果に即効性があるものが多い．また，患者の病状が変化すると，それに合わせて指示内容が変更となる．このため，実施入力（実施の確認）が重要である．医事部門へは，実施入力後，転送される．

検体検査オーダ：検体検査オーダは，患者から血液や尿を採取して検査を行う指示を出すオーダである．検体検査部門では，検査データを組み込んだバーコードを検体容器に貼付して，臨床検査システム等で検査する．検体検査オーダでは，検査項目の選択作業量が多いので，使用頻度の高い検査項目の組合せを登録する機能が必要である．

検体検査には，次のようなものがある．

①尿・便などの一般検査：尿糖，尿潜血，便の潜血反応などを検査する．
②血液学的検査：血液学的検査は，赤血球や血色素から貧血の程度や，白血球の多さから炎症の程度などを把握する．
③生化学的検査：生化学的検査は，血液中の糖質，蛋白質，ビタミン，ホルモンなどを調べ，臓器の異常を把握する．
④免疫検査：免疫検査には，感染症検査，腫瘍マーカー検査，アレルギー検査などがある．
⑤微生物検査：感染症の原因となる細菌を検出する．
⑥病理検査：疾患の診断や病因究明を目的として，臓器・組織・細胞などを対象とする．

検体検査オーダは，これらの依頼項目をオーダするものである．注意点として，性別や年齢によって基準値が異なる検査項目や，一つの依頼項目に対して複数の結果値が発生する検査項目が存在することなどがある．基準値が異なる代表的な検査項目としては，赤血球数がある．これは男女により基準値が異なるため，基準値マスターは性別に応じて設定する必要がある．また，糖負荷試験では，検査に要する時間が著しく異なり，結果が出るたびに報告することになる．

検体検査には，数多くの検査項目がある．ここでは，疾患に着目し，いくつかの疾患の特徴的な検査項目について述べる．肝臓は，代謝や有害物質の解毒，胆汁の分泌などを行う臓器である．肝臓の疾患には，肝炎，肝硬変，脂肪肝などがある．肝疾患での特徴的な検査項目には，T-Bill，AST，ALT，LDH，ALP，γ-GTP などがある．肝疾患の代表的な検査項目を表 5.1 に示す．

脂質異常症は，血液中に含まれるコレステロールや中性脂肪などの脂質が，一定の基準よりも多い状態のことをいう．血液中に余分な脂質が多くなると，動脈硬化を起こしやすくなり，心筋梗塞や脳卒中などのリスクも高くなる．脂質異常症の代表的な検査項目を表 5.2 に示す．

生理検査オーダ：生理機能検査には，心電図検査，脳波検査，呼吸機能検査，眼底写真検査，超音波検査などがある．心電図検査（ECG, Electrocardiogram）は，心臓の筋肉が全身に血液を循環させるために拡張と収縮を繰り返すときに発生する微弱な活動電流の変化を波形として記録するものである．心電図検査では波形の乱れから病気の兆候を読み取ることができる．一般的な心電図は安静状態で測定を行うが，必要に応じて，自宅で通常の生活をしながら測定するホルター心電図などの検査もある．超音波検査（Ultrasonography, Echo）は，人間では聞くことのできない 20,000

表 5.1 肝疾患の代表的な検査項目

検査項目	名　称	意　味
AST (GOT)	アスパラギン酸アミノトランスフェラーゼ	AST は，肝臓や心臓に多い酵素。アルコール性肝障害では，AST が ALT より高くなる。
ALT (GPT)	アラニンアミノトランスフェラーゼ	ALT の大部分は肝細胞に含まれる。ALT と AST の値から病気を推測する。
γ-GTP	γ-グルタミルトランスペプチターゼ	値が高いときは，肝臓や胆汁の流れに異常をきたす病気の可能性がある。
T-bill	総ビルビリン	肝機能の低下で血液中のビルビリンが増加すると「黄疸」が現れる。「黄疸」は白目や皮膚が黄色になる。

表 5.2 脂質異常症の代表的な検査項目

検査項目	名　称	意　味
TG	中性脂肪（トリグリセライド）	中性脂肪値が高いと，肥満や高血糖の傾向にある。動脈硬化の危険因子にもなる。
HDL	HDL コレステロール	HDL コレステロールは，善玉コレステロールともいう。血管中の悪玉コレステロールを取り，動脈硬化を予防する。
LDL	LDL コレステロール	LDL コレステロールは，悪玉コレステロールともいう。動脈硬化の危険因子で，油料理の食べ過ぎや野菜不足から高くなりやい。

ヘルツ以上の高周波の音波を利用して，体の表面から超音波を送受信する医療器具（プローブ）を当て，臓器・組織からの反響（エコー）を映像化する画像検査法である。超音波検査は，検査の対象となる部位によって，腹部エコー（肝臓，胆囊，膵臓，脾臓，腎臓，子宮，卵巣，前立腺等），頸部エコー（甲状腺，副甲状腺，頸動脈），心エコー（心臓）などに分類される。

画像検査オーダ：画像検査オーダには，X線撮影，X線透視，CT，MRI などがある。放射線部門が担当する検査では，検査室・検査機器を一定時間占有するため，予約を必要とするものが多い。検査依頼情報には，患者情報，依頼者情報，診療基本情報，検査情報などが含まれる。診療基本情報は，造影剤の使用状況，アレルギー情報，腎機能障害の有無，妊娠可能性の有無などである。検査情報には，検査部位，撮影方向などがある。

食事オーダ：食事オーダは，医師からの食事の指示を支援するものであり，食事の種類（一般食と，減塩食やタンパク質制限食などの特別食）などを指示する。さらに，検査のための絶食・入退院・外泊などと関連して，食事の中止・再開などが必要である。これを受ける栄養部門のシステムでは，食数管理や材料管理などが必要になる。

輸血オーダ：輸血オーダは，血液製剤などの依頼を行うオーダである。輸血前の検査で，血液型，不規則抗体のチェックを行う。輸血部門では，患者の検査データ管理や不適合輸血の防止対策

などを行う。輸血前検査のデータと輸血オーダを連携させると，事故防止につながる。

5.1.3 オーダエントリシステム導入前後の比較

病院での診療を紙カルテで運用した場合，各部門の担当者は，紙カルテを利用して，情報の読取や記述を行い，作業終了後，次の部門へカルテを渡す。しかしながら，それぞれの部門は，物理的に離れた場所に存在している。このため，カルテや伝票の物理的搬送が必要となり，迅速性に欠ける。また，伝票に手書きすることから，略字の使用，転記ミスなどが生じやすく，正確性に欠ける。さらに，保存された伝票類からの情報検索は困難であり，それらは部門ごとに管理されるため，情報の管理・共有・再利用が困難である。

オーダリングシステム導入以前の医療機関において，紙カルテは情報伝達の主要な役割を担っていた。紙カルテによる情報管理では，図5.2に示すように，業務遂行は直列的になってしまう。例えば，医師が処方する場合を考えてみる。診察室で医師が紙カルテに処方内容を記述する。この紙カルテは院内の薬局に搬送される。薬局では医師の記述をもとに調剤が行われる。その後，紙カルテは医事課に搬送される。医事課では，診療報酬の計算が行われる。

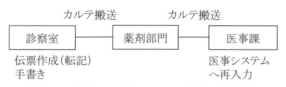

図5.2　紙カルテでの運用

一方，オーダエントリシステムを導入した場合，各部門の担当者は，PCを利用して情報の入出力を行う。つまり，オーダデータはネットワークを介して伝えられるので，部門間での情報の伝達をリアルタイムで実現することができる。また，発生源入力により，伝票の転記が不要になることや，略字の使用がなくなることで，情報の正確性が向上する。さらに，複数の部門に同時に情報を伝達することができるので，図5.3に示すように，業務を並列的に（複数の部門で同時に）遂行することができる。これにより，患者サービスの向上（待ち時間の短縮）などが可能になる。処方オーダでは，医師が診察室で入力すると，その情報はコンピュータにより医事課（医事システム）と薬剤部門（薬剤システム）に同時に伝送される。このようにオーダリングシステムを導入すると，紙カルテ搬送の時間が短縮されるだけでなく，複数の部門（この場合は，薬剤部門と医事課）

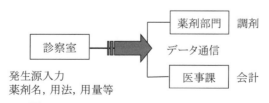

図5.3　オーダエントリシステムでの運用

における並列的業務遂行が可能になり，患者の待ち時間短縮が実現できる．表5.3は，紙カルテでの運用とオーダエントリシステムでの運用を比較したものである．

表5.3 紙カルテでの運用とオーダエントリシステムでの運用の比較

	紙カルテ	オーダエントリ
情報伝達	物理的搬送	データ通信
業務遂行	直列的	並列的

5.1.4 オーダの流れ

ワークフロー管理システム（Workflow Management System）は，複数の人が関わる仕事の流れを支援するシステムである．時間的非同期に遂行される仕事の流れを支援できる．ネットワークを利用して情報の流れを電子化し，業務の効率化をねらったものである．図5.4は，医療機関のサービスを"業務の流れ"の視点で表したものである．

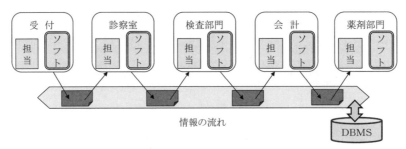

図5.4 医療におけるワークフローの例

外来患者の診療エピソード

外来診療を受けるために病院に来た患者は受付を済ませ，診察室の前で待っている．診察室で診察を受けると，血液検査が必要であった．そこで，検査部門に移動し採血してもらい，再び診察室の前で待っている．検査結果が確定すると，診察室に呼ばれた．医師から，薬剤投与が必要であると告げられ，院外処方箋を受け取った．最後に，会計を済ませ，帰宅した．

図5.5は，上の外来患者の診療エピソードのワークフローを，横軸に時間の流れ，縦軸に関連部門を配置して描いたものである．受付で，患者の受付が完了すると受付情報がデータベースに登録され（図中①），診察室の待ち行列に追加される（図中②）．患者は診察室の待合に移動する（図中③）．その後，患者は診察室で診察を受ける．そこで，医師が入力した検査オーダは，データベースに登録され（図中④），直ちに，検査室に通知される（図中⑤）．このとき，患者ステイタスとしては，検査結果を待つタイプの検査オーダであることが記録される．診察が終わると患者は診察室から検査室に移動する（図中⑥）．患者は検査室で検体採取（血液採取）を受け診察室の待合に移

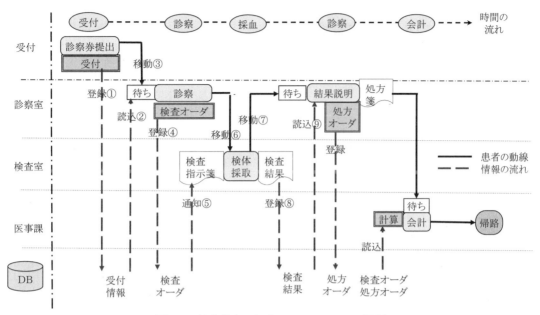

図 5.5 外来診療におけるワークフローの概要

動する（図中⑦）．検査室で検査結果が確定するとデータベースに登録され（図中⑧），診察室には検査結果が確定したことが通知される（図中⑨）．この通知を受け付けると，診察室の診察待ち行列に結果待ちの患者が追加される．

　このワークフローは，院内における患者の動線と情報の流れが異なることを表している．紙カルテを使用した場合，院内の情報は，患者やカルテ搬送装置が，患者と同期して紙カルテを搬送する．そして，紙カルテの記載内容から情報が伝達される．しかし，オーダエントリシステムを導入すると，情報はシステムのデータベースを経由して伝達される．このため，患者の導線と情報の流れは非同期になる．例えば，診察室で検査オーダが発行される（図中④）と，検査室ではただちにその内容を知ることができる．このため，患者が診察室から検査室に移動する間に，検査の準備をすることができる．

5.2 電子カルテシステムの機能

　病院の診療で使用される情報システムは，数多く存在する．各部門を接続し，情報の流通や共有を実現しているオーダエントリシステムや電子カルテシステムは，その中心をなすもので，基幹システムということができる．また，病院内の各部門でもそれぞれシステムが稼働しており，基幹システムと連携して病院業務を支えている．

5.2.1 電子カルテと診療情報

電子カルテシステムは，紙カルテに記述していた診療記録を電子的に保存更新するシステムである。電子カルテシステムと診療記録との関係を図5.6に示す。オーダエントリシステムの処理対象は指示データに限定されているが，電子カルテシステムにはすべてのデータが記録される。具体的には，次のようなものがある。

①患者基本情報（氏名，住所，保険情報など）
②病名などの診断情報
③医師や看護師の日々の記録である経過記録
④処方や注射などの記録
⑤検査の結果
⑥放射線検査，内視鏡検査，病理検査などに対する検査レポート
　　（画像データは，PACSに蓄積されていることが多い）
⑦看護師が定期的に計測している入院患者のバイタル記録
⑧その他

電子カルテシステム利用によるメリットには，可読性の向上，共有化の実現，再利用の促進などがある。可読性の向上では，診療記録から読みにくい手書き文字がなくなり，誰でも読めるようになることをあげることができる。共有化の実現では，複数の端末から同時アクセスが可能になることから，医療スタッフの間でのデータ共有が容易になる。さらに，ネットワークを経由した参照が可能になることから，医療施設間でのデータ共有も容易になる。再利用の促進では，デジタル化された医療データは容易に検索でき，再利用が容易になる。

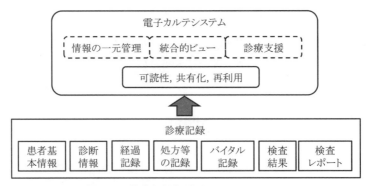

図5.6　診療記録と電子カルテシステム

5.2.2　情報の一元管理

電子カルテシステムは，マルチメディア特性を有する診療情報を一元管理している。そして，次

のような管理特性を有する。

長期間蓄積：情報は，長期間蓄積することで，その価値が増大する。例えば，患者データを5年間蓄積すれば，1ヶ月間の蓄積では不可能な，慢性疾患の状態の変化や，季節要因（インフルエンザ，花粉症など）が把握できる。

包括化：情報は，広範囲に包括的に収集・蓄積すると，その価値が増大する。例えば，処方データだけよりも，処方，検査等のすべての指示データを収集すべきであり，単一の医療機関よりも，患者が受診している複数の医療機関のデータを収集すべきである。このように，広範囲で包括的に収集・蓄積することで，高い価値が発生する。

標準化：情報の標準化としては，病名，薬剤，検査項目などの記録に標準コードを使用することがある。さらに，特定の項目に対しては，ドロップダウンメニューなどを使用して，使用用語を統制することで標準化を図ることができる。このような標準化を実施することで，効果的・効率的な情報検索を実現できるだけでなく，他の医療機関との情報の共有が容易になる。

構造化：入力フォームを利用することで，ある領域の値に依存して，別の領域のデータエントリーを要求することができる。具体的な例としては，「現在の喫煙」にYESと答えた場合に限り，1日当たりの喫煙量，寝起きの喫煙などの質問を行い，患者や医療スタッフの負担を抑えながら必要な情報を収集することがある。また，入力時に妥当性のチェックを行うことなどで，誤字脱字のエラーや数値の誤入力を抑制できる。

5.2.3 統合的ビュー

医療情報は，文字，数値，波形，画像，コードなどの幅広いデータタイプのマルチメディアデータである。紙カルテでは，これらの多様な形式のデータの保管・管理に多くの労力を必要とし，すべてのデータを有機的に関連付けながら有効利用することは困難であった。電子カルテシステムでは，コンピュータのマルチメディア性とデータ管理機能を利用することで，これらのデータを高度に組織化し，保管・管理している。また，電子カルテシステムの利用者は，診療部門（医師），薬剤部門，看護部門，検査部門，事務部門などの多くの部門の様々な医療専門職である。このため，多角的な視点から統合的ビュー（図5.7）を実現し，様々な専門職に対して，多量の医療情報の有効利用を実現している。さらに，電子カルテシステムには，他の医療機関から送られてきた診療情報や，薬剤情報データベースなどの外部データにもアクセスできることが求められている。

文字データは，患者の訴え，医師や看護師の観察記録（所見），指導記録，退院時サマリなどの記述に使用され，診療記録の基本をなすデータである。数値データには，体温や脈拍などのバイタルデータの測定結果，血液検査などの多くの検体検査の結果値がある。波形データには，心電図データや脳波データがある。画像データには，胸部X線写真，CT画像，MRI画像，皮膚損傷の写真，内視鏡の画像，心エコーの画像など多くの種類がある。コードデータには，病名コード，薬剤コード，検査項目コードなどがある。そして，これらのデータの相互関係は複雑なものである。コード化の利点は，コードと対応項目を対応させ，データを「コンピュータに理解できる」ように

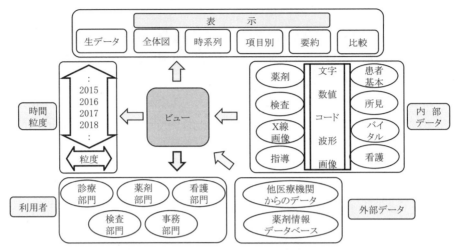

図 5.7　電子カルテシステムの統合的ビュー

し，情報の標準化・共有化を促進させることにある。

　画像データは，人体構造や臓器を映し出し，診断で重要な役割を果たす。さらに，医療コミュニケーションや医学教育でも重要な役割を果たす。デジタル画像を生成する CT や MRI などの画像診断機器は，多くのパラメータの影響を受ける複雑な機器である。主なパラメータに，空間分解能，コントラスト，時間分解能がある。空間分解能は，どれだけ細かいものを識別できるかの指標である。コントラストは，物質の厚さや密度の差を表す濃淡である。時間分解能は，単位時間あたりのフレーム数である。図 5.8 は，造影剤を使用した心臓の冠動脈 CT 撮影の画像である。この撮影により，冠動脈の狭窄（虚血性心疾患）を見つけることもできる。

　次に，電子カルテシステムに求められるデータ表示機能について，時間的粒度，データの種類，利用者の3点から説明する。

　時間的粒度：患者データの時間的粒度（発生頻度）は多様である。例えば，集中治療室（ICU）に入院している患者では，医療スタッフによる高頻度の観察とともに，機器を利用したモニタリングが行われている。このため，時間や分を単位にして，データが発生する。しかしながら，慢性疾患の比較的容態が安定した外来患者では，1ヶ月か2ヶ月に1度だけデータが発生する（図 5.9）。このため，データを表示するにあたり，慢性疾患の患者に小さ過ぎる時間単位を選択すると，データがない広い表示空間となり，ICU の患者に大き過ぎる時間単位を選択すると，データ表示に必要な区切りの空白もなくなってしまう。電子カルテシステムには，データを表示するための時間粒度として，患者の状況に見合った粒度を選択できる機能が必要となる。

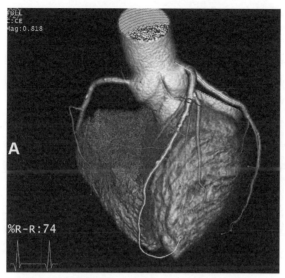

図 5.8　冠動脈の CT 撮影（足利赤十字病院提供）

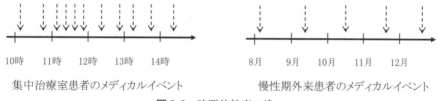

図 5.9　時間的粒度の違い

　データの種類：データの種類には，薬剤，検査，放射線画像など様々な種類のデータが存在する。DICOM 規格で保存管理さてれている CT や MRI の画像データの表示には，DICOM ビューアとの連携機能を利用することが多い。波形データである心電図の表示にも，専用の心電図ビューアを用いることが多い。検体検査結果の表示では，表形式やグラフ形式での表現が有効であろう。例えば，ダイエットの維持の必要性を患者に理解してもらいたい場合は，継続する検査値をプロットしてグラフ化した時系列表示が有効であろう。一方，入院患者を日々観察する内科医には，表や最終のみの検査値の表現がより良いかもしれない。このように，利用するユーザの理解を中心に考えたデータ表示が必要となる。電子的な診療計画を作成する場合は，自由テキスト形式でなく，定型的な記述にするべきである。定型的な記述は，検査計画の検討・改善を容易にするだけでなく，再利用の点からもメリットがある。

　利用者：診療部門，薬剤部門，看護部門などの各部門が必要とする表現形式は多種多様である。全種類のデータを同時に表示するニーズもあり，特定の種類のデータを絞り込んで表示するニーズもある。入院患者の治療や看護には，日々の詳細な観察記録が重要である。手術を担当する外科医には，手術前後を中心にした入院期間の全体的なデータに注目できる全体表示が有効であろう。し

かし，患者が退院し，外来での定期的なチェックを担当している医師に対しての入院時のデータとしては，重要項目を要約した要約表示が有効であろう。

薬剤部門は，特定の患者の薬歴情報を必要とした場合，薬剤項目だけに絞り込んだ項目別表示を求めるであろう。薬剤項目には，慢性疾患のために長期間・継続的に投与される薬剤，特定疾患の治療のために一定期間投与される薬剤，などが混在している。このため，使用頻度の低いデータが，繰り返し記述されているデータの中に埋もれてしまい，見過ごされないような表示が必要になる。

慢性疾患管理においては，疾患を悪化させないために検査による患者の状態管理が重要である。このための検査項目には，定期的に疾患の状態を管理するための検査項目，合併症の発症を管理する検査項目，症状が大きく変化したときに実施する検査項目などが混在している。それぞれの検査項目はその特性に応じて，多様な間隔で実施されている。このため，検査計画の作成においては，周期性などの時間的な文脈情報や計画相互間の比較や関係把握ができる比較表示が求められるであろう。

5.2.4 データの収集・入力・集積

医療データの収集は，多くの医療従事者によって行なわれる。その中でも，医師が中心的な役割を果たす。医師は患者の訴えや観察結果を記述する。さらに，必要に応じて血液検査や画像検査を行い，その結果を記録する。また，看護師も多くのデータを収集する。看護師は入院患者と接する時間が最も長く，看護記録として観察データなどの多くのデータを収集・記録している。

収集されたデータの入力は，手入力によるものと，他のシステムとの接続によるものがある。手入力されるデータには，数値入力，コード入力，自由テキスト入力など多様なデータがある。数値入力では，システムから最大値・最小値の確認の支援を提供することができる。コード入力では，コードと対応項目を同時に表示し，コンピュータへの記録はコードとすることが多い。

他システムとの接続による入力の代表的なものに，図 5.10 に示すような臨床検査システムとの接続がある。検体検査には，複数の結果が時間をおいて明らかになるなど，複雑な構造を有する検査項目がある。臨床検査システムとの接続は，検査結果の効率的で正確な取り込みを実現する。

また，ネットワークを経由した入力としては，医療機関と検査センターのネットワーク化がある。医療機関では，血液検査などを，検査センターに依頼していることが多い。検体は検査センターが医療機関から回収する。検査センターでの分析が終了すると，検査結果はインターネットを利用して医療機関に送信される。図 5.11 に示すように，検査結果データは HL7 のような標準的形式で記述されていることが多い。このネットワーク化により，医療機関と検査センターの電子的データ交換が実現され，医療機関における検査結果データの電子的保存が効率的に，正確に行なえるようになる。

一方，インターネットを利用することから，ネット上での盗聴，改ざん，なりすましなどの不正な行為からデータを保護する対策が必要となる。このために，医療機関が検査センターから検査結

5.2 電子カルテシステムの機能

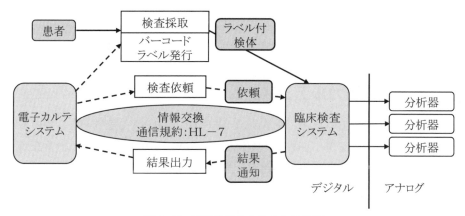

図 5.10 臨床検査システムとの接続

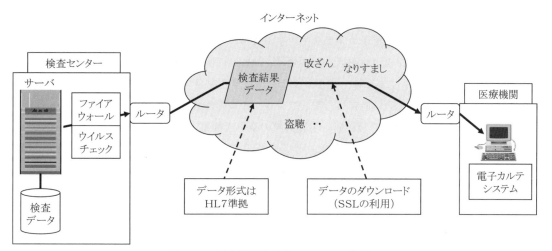

図 5.11 医療機関と検査センターの接続例

果をダウンロードするときには，SSL（Secure Socket Layer）プロトコルというデータセキュリティプロトコルが用いられている。SSL は，Web ブラウザとサーバ間のセキュア通信を実現するために，Netscape 社により開発されたセキュリティプロトコルである。SSL プロトコルは，Web ブラウザとサーバ間の暗号通信技術として利用されており，Web 上の事実上の標準となっている。SSL では，通信データの暗号化を行って情報の機密性を確保している。データの改ざんを検出する完全性も実現している。さらに，サーバ認証やクライアント認証などの相手認証も行なうことができる。なお，SSL に若干の修正を加えて標準化したものが TLS（Transport Layer Security）である。

検査センターのサーバにおいては，多数の外部ユーザのアクセスを許可することになる。このため，不正アクセスなどの脅威にさらされる。そこで，外部からの不正侵入を防ぐために，ファイアウォールを構築して情報の流れを制御・監視することが必要となってくる。

5.3 看護系システム

5.3.1 看護と電子カルテシステム

　看護師の業務には，療養上の世話（看護師が計画立案して実施する業務）と診療の補助（医師の指示に基づいて実施する業務）がある．具体的には，患者への身体的側面（食事介助，体位変換，清潔ケア，移動の介助など）・精神的側面・身体的側面からの手助け，患者の観察，患者への説明・面談・指導，患者の訴えへの対応，チームカンファレンス，バイタルサイン（体温，血圧，脈拍など）の測定，医師の指示に基づく内服与薬・注射・採血などがある．

　看護部門の業務は，電子カルテを活用しない業務と活用する業務に大まかに区分することができる．電子カルテを活用しない業務には，食事介助，体位変換，更衣・移動の介助などの患者に対する直接的なケアなどがある．電子カルテを活用する業務には，患者の観察・記録，バイタルサインの測定・記録，チームカンファレンス，指示受け，注射，内服与薬などがある．

　ここでは，図5.12に示すように，電子カルテを活用する業務を，患者の入院時，病棟看護，退院時にわけて考えてみる．入院時には，看護プロファイルの作成，看護計画の立案，患者への説明などを行う．病棟看護では，看護診断，看護計画の変更，観察（バイタルサインの測定・記録），内服薬・注射・点滴などの指示受け（医師からの指示内容の確認・実施・実施記録入力），連携（申し送り事項の入力，他部門の記録確認，カンファレンスでの利用）などがある．退院時には，退院時看護サマリの作成などを行う．

　看護プロファイルには，既往歴や主要病状，さらに，救急患者の場合には受け入れ時の状態なども記録される．**看護計画**は，看護上の問題点を解決するために，観察計画，ケア計画，指導計画を記載する．システムに登録されている標準的な計画を利用して，調整しながら作成することも多い．**ワークシート（看護スケジュール）**は，診療の補助の業務を支援する機能の一つである．ワークシート画面には，医師のオーダ情報などを取りまとめて，内服，注射，検査のオーダ情報などが表示される．オーダの実施後には，実施情報の入力も行う．**フローシート（熱型表）**は，看護師がベッドサイドで収集した体温，脈拍，血圧などの値を記録するものである．フローシートではこれらの値の経過を数値で表示するだけでなく，グラフ表示も自動的に生成される．この情報は，医師をはじめとする他の医療スタッフの重要な情報となっている．従来の紙記録方式では，値のメモをとり，経過表に転記し，グラフを作成するという一連の作業が必要であった．電子化により，一度データを入力するだけで，転記なしに自動的にグラフが作成できるなどの機能により，作業性は大幅に改善される．また，フローシートには，食事や排泄の情報も入力できる．**経過記録**は，看護診断に基づいて，SOAP形式で叙述的に記載される．この記録は，看護記録として独立している場合と他の医療スタッフの記録と統合されている場合がある．**医療・看護必要度**は，手厚い看護の必要性，つまり「手のかかり具合」を測るための指標である．実際には，呼吸ケアの有無や点滴ライ

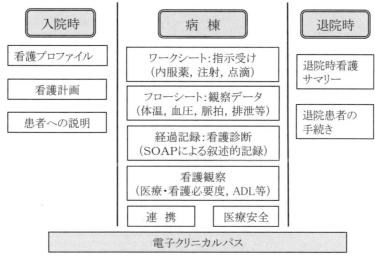

図 5.12 電子カルテシステムに関係する看護業務

ンの管理などの多くの項目から決定される。**ADL**（Activities of daily living；日常生活動作）は，日常生活を送るために最低限必要な動作のことである。**退院時看護サマリ**には，病名，入退院日，入院中に経過，入院中に問題点，食事，排泄などを記載する。患者が他病院や他施設に転院する場合，退院時看護サマリは情報共有のために使用される。

また，看護師の業務は，状況（集中治療室でのケア，急性期のケア，回復期のケアなど）に応じて，仕事量の配分が変化する。回復期のケアでは療養上の世話の比重が高まるであろうし，集中治療室のケアでは診療の補助の比重が高まるであろう。集中治療室における看護業務の特徴として，次の3点がある。

①患者の様態変化が早く，迅速に対応する必要がある
②医師の指示は注射薬が多く，投与の指示変更がたびたび発生する
③バイタルサインデータなどは時間的粒度が細かく，収集するデータ量は多い

このため，集中治療室で使用される電子カルテシステムでは，時間軸が一般病棟の表示画面に比較して，細かくなっている。

5.3.2 クリニカルパス

クリニカルパスは，施設ごとの治療経過に従って，診療ガイドライン等に基づき診療内容や達成目標等を診療計画として明示したものである。日本クリニカルパス学会は，2014年にクリニカルパスを「患者状態と診療行為の目標，および評価・記録を含む標準診療計画であり，標準からの偏位を分析することで医療の質を改善する手法」と定義した。クリニカルパスは，良質な医療を効率的，かつ安全，適正に提供するための手段として利用されている。クリニカルパスは，疾患を治すために必要な治療・検査・薬剤・ケア・リハビリテーション・栄養などをタテ軸に，時間（在院

日数)をヨコ軸にした診療スケジュール表である。入院から退院までの間,どの段階で,どの内容を,どの職種が実施するのかが分かるように記載されている。

クリニカルパスの導入により,診療過程の標準化,インフォームド・コンセント(患者に対して,治療について事前によく説明を行い,同意を得ること)の充実,業務の改善,チーム医療の向上など,医療の質の向上が期待される。クリニカルパスは患者中心の医療を実現するために設計されている。患者へわかりやすい説明ができ,入院中のスケジュールを患者と共有化できる。また,患者は,同じ診断群の他の患者と同様に,標準化された治療を受けることができる。このため,クリニカルパスは,通常,医療者が使用する医療者用と,患者への説明に利用し手渡す患者用の2種類が作られる。

患者用クリニカルパスは,入院から退院までの手術,検査,食事などの大まかなスケジュールを,わかりやすく表現している。医療者用のクリニカルパスは,電子カルテシステムの普及と共に,電子化される方向にある。クリニカルパスの電子化は,単なるセットオーダの拡充ではなく,医療の標準化をより強く意識させることになる。さらに,電子化したクリニカルパスは,チーム内での情報共有を推進する。そして,電子化により,診療や患者のケアの電子的支援の仕組みが強化され,より高度な医療の実現が可能になる。電子クリニカルパスのパス表示形式には,時系列的に診療計画の一覧を表示するオーバービュー形式と,日々の設定項目や記録を詳細に表示する日めくり形式がある。

クリニカルパスを用いた医療において,アウトカム(成果・目標・ゴール)が達成されない状態となった場合,バリアンスの発生となる。バリアンスには,アウトカムに影響しないレベルから,合併症などでクリニカルパスの使用が不可能になるレベルまで,いろいろなものがある。クリニカルパスを作成・導入して診療の標準化を図っても,バリアンス(標準的経過からの乖離)は避けられないものである。医療機関では,このバリアンスを分析・評価し,クリニカルパスの改善・更新を継続的に行っている(図5.13)。

クリニカルパスの課題としては,標準化されたツールではあるが,記載される情報は簡略化されていることや,一人ひとりの患者の個別性の考慮が不十分なケースも生じてしまうことなどをあげ

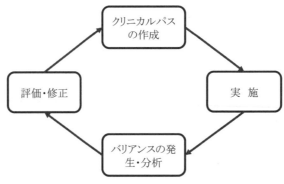

図5.13 クリニカルパスの運用サイクル

ることができる。

5.3.3 看護管理支援システム

　看護管理を支援するシステムとしては，病床管理システム，看護勤怠管理システムなどがある。病床管理システムは，病床の効率的な利用を支援するシステムである。例えば，院内の病床使用状況を一覧できる病床マップ機能がある。病床マップでは，病棟・病室単位に，ベッドごとに，氏名，性別，診療科，看護必要度，退院予定などが一覧できる。これらに患者の疾患・障害などの情報を組み合わせることで，病床の効率的な管理が可能となる。看護勤怠管理システムは，看護師の勤務計画の作成，業務分担の管理，勤務実績の管理などに使用するものである。看護師の勤務計画作成は，365日24時間組織的に看護を提供するためにも，病棟管理者の重要な仕事の一つである。電子カルテシステムから独立したシステムであることが多い。

5.4 診療支援機能と予約機能

5.4.1 電子カルテシステムの診療支援機能

　電子カルテシステムにおける診療支援機能には，データ検証，診療行為の効率化支援，リマインダー（診療行為の通知），情報提供などがある。データ検証には入力された処方オーダのチェックなどがある。診療行為入力の効率化にはオーダ項目のセットオーダ機能がある。リマインダーには定期的な検査の通知などがある。情報提供には適切な診療ガイドライン薬剤情報データベースの提供などがある。

　処方チェック機能：処方オーダは，電子カルテシステムで最も使用される機能の一つである。また，コンピュータによるデータ検証が大きな効果を発揮できる機能でもある。処方オーダでは，薬剤名を入力する。しかし，数多く存在する薬剤には類似名称も多く，誤った指定が発生しやすい。投与量や用法の誤り（例えば，1錠を11錠と入力）も多い。さらに，複数の規格（用量）が商品化されており（5mgと10mgなど），用量の誤りも発生しやすい。

　このため，システムでは，短縮入力の制限（短縮入力による効率化と安全のトレードオフを考慮して）を行い，前方3文字以上を入力することで，表示される候補薬剤が絞り込まれるようにしている。また，マスターデータを利用して，薬剤ごとに，標準使用量，最大投与量，標準用法等を登録し，確認警告を行っている。さらに，薬剤相互間の併用禁止情報や患者の症状や個人のアレルギー情報なども登録しておき，薬剤使用の警告や注意を発生する機能も実装されている。

　セットオーダ機能：紙カルテでの運用において，検査項目の記述にスタンプを使用していた医療機関は数多くある。具体的には，検査項目の組合せで使用頻度の高いもののスタンプを作成して，必要に応じて紙カルテに押下していた。これにより，検査依頼の効率化と正確性の維持を同時に実現していた。図5.14は，循環器疾患の患者に使用していたスタンプの印影である。電子カルテで

の運用においても，使用頻度の高い検査項目の組合せは，検査セットとしてシステムに登録する機能が実現されている。これが，セットオーダ機能である。また，処方オーダにおいても，セットオーダは利用されている。セットオーダは，病院全体で使用できるものから，診療科単位，医師別など，多様な使用方法が実現されている。

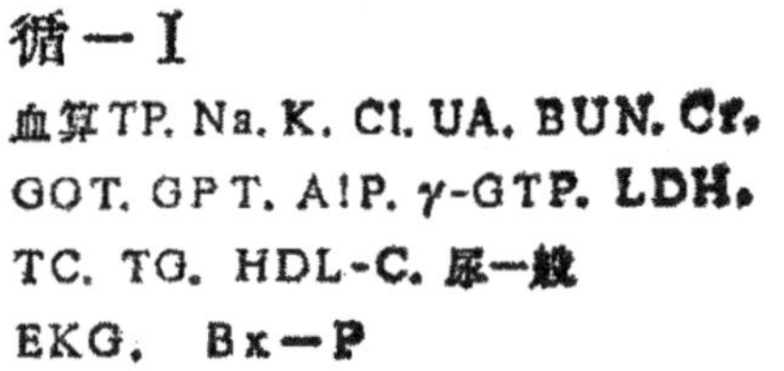

```
循一I
血算TP, Na, K, Cl, UA, BUN, Cr,
GOT, GPT, AlP, γ-GTP, LDH,
TC, TG, HDL-C, 尿一般
EKG,  Bx-P
```

図5.14　検査項目のスタンプ（循環器の患者向け）

リマインダー機能：慢性疾患の治療は長期間・継続的なものになる。さらに，慢性疾患患者は，複数の疾患に罹患していることが多い。慢性疾患のケアでは，疾患の状態が悪化することをコントロールすることや，合併症を予防することなどが重要である。そして，慢性疾患の治療では，患者の病状に見合った（リスクに見合った）医療を提供する必要がある。特に，各検査項目の標準的実施間隔は多様であり，これを患者の疾患の状態に適応させる作業負荷はきわめて大きい。このため，慢性疾患患者の管理では，患者の自己管理，医師への意思決定支援と並んで，検査漏れや重複検査を防止する目的から，適切な検査オーダの実施を促す電子リマインダー機能が重要である。

5.4.2　看護業務における支援

看護師の診療の補助における医療事故では，与薬（経口薬），注射・点滴の事故が数多く報告されている。療養上の世話における医療事故では，転倒・転落に関連した事故が数多く報告されている。

内服与薬における危険要因には，
①内服薬の種類の多さ
②血糖降下剤，抗凝固薬，抗がん剤などの危険な薬剤の存在
③薬効は大きく異なる類似した名称の薬剤の存在（表5.4）

などがある。また，注射業務における危険要因には，指示エラー（オーダミス），指示受けエラー（薬剤の変更・中止等の連絡ミス），薬剤誤認（薬剤の間違い，使用量等の間違い），準備エラー，

表5.4　類似名称薬剤の組合せ例

アレリックス（利尿剤）	アレロック（抗ヒスタミン剤）
テグレトール（抗てんかん剤）	テオドール（気管支拡張剤）
ノイエル（消化性潰瘍治療薬）	ノイキノン（心不全治療薬）
プレドニン（副腎皮質ステロイド剤）	プレセニド（下剤）

実施エラー（経路，速度等の間違い），患者誤認（本来の患者と異なる患者への医療行為）などがある。

注射業務の手順は，図 5.15 にあるように，
① 医師がオーダを入力
② 薬剤部門が薬剤準備
③ 看護師がナースステーション（病棟）で投与前準備
④ ベッドサイドで実施
となる。

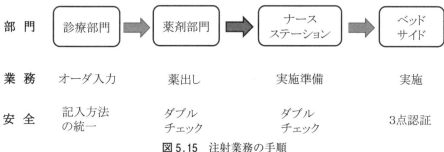

図 5.15 注射業務の手順

全体的な安全対策としては，業務のワークフローに着目し，実施内容と変更記録の一元的な記録・管理や，各部門での安全確認の経過をシステムに記録・活用するものがある。医師や薬剤部門の安全対策には，薬剤使用量・単位の記入方法（院内基準）の統一などがある。ナースステーションの投与前の準備では，ボトルに別の注射剤を混合したり，生理食塩水に溶解したり，注射ルートを組み立てたりする。この作業の安全対策では複数の看護師のチェック（ダブルチェック）がある。ベッドサイドでの安全対策には，実施者，点滴，患者の 3 点の確認をとる 3 点認証方式（図 5.16）がある。この方式では，ベッドサイドにおいて，バーコードを利用して，患者，実施者，医療行為（注射）の 3 点から情報を読み込み，その照合・認証を行う。このシステムを運用するにあたっては，いくつかの準備が必要になる。

- 医師や看護師などの医療スタッフは，個人識別のため，バーコードを印刷した ID カードを持つ
- 薬剤や注射液の容器にはバーコードを貼付する
- 入院患者には手首等にバーコードを印刷したリストバンドを装着してもらう

実施段階では，看護師は，まず，自分の ID カードのバーコードをスキャンする。次に，患者のリストバンドのバーコードをスキャンする。そして，注射容器のバーコードをスキャンする。この 3 つのデータをオーダデータと確認する。確認の結果，問題がなければ画面に OK のサインが，問題があれば，NG のサインが表示される。これにより，実施者の看護師は実施直前のオーダ状況と

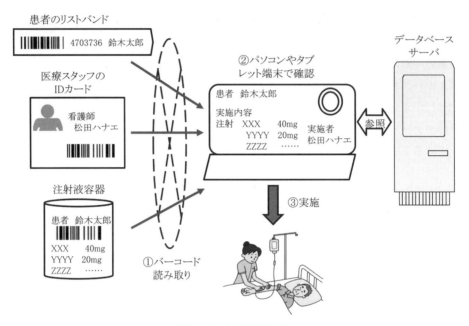

図 5.16　3 点認証方式

実施内容を確認できる。問題がないことを確認したうえで，看護師は，注射を実施する。

5.4.3　予約機能

医療機関では医療資源（医師，診察室，病床，手術室，検査機器など）の有効活用のために予約しての利用を行っている。予約には，外来診療予約，検査予約，入院予約，手術予約などがある。ここでは，外来診療予約と検査予約について説明する。

外来診療予約システムは，外来診療の予約を管理するシステムである。外来診療予約では，あらかじめ，診療単位ごとの予約枠の設定が必要である。予約枠の設定では，外来診療医師ごとに，診療担当時間，単位時間（30 分程度）ごとの予約可能患者数などを設定する。このとき，予約外患者の診療を行うことを考慮して枠設定を行う必要がある。また，予約権限の設定も必要となる。これは，設定枠数を超えても予約可能な権限や，予約が制限されている診療行為に予約できる権限を設定するものである。

検査予約システムは，生理検査や画像検査などで利用されている。具体的には，ホルター心電図検査，内視鏡検査，CT 撮影，MRI 撮影などがある。これらの検査は，使用する機器の数に制限があるため，予約での運用が必須となっている。検査予約も外来診療予約と同様に，予約枠の設定が必要になる。検査機器によって検査時間が異なることに注意を払う必要がある。検査予約は，医師が直接予約できる方式と，検査部門が一括して管理する方式がある。また，検査予約では，予約時に予約票の印刷と同時に，検査説明書の印刷が求められている。

5.5 電子カルテシステムの実際

ここでは，診療エピソードと電子カルテシステムの関係を，株式会社EMシステムズの電子カルテシステム Medical Recepty NEXT の機能や画面サンプルを使用して説明する。なお，説明に使用している画面サンプルには，実際のシステムと異なる部分がある。

5.5.1 胃内視鏡検査の患者の場合

(1) 診療エピソード

この診療エピソードは，比較的健康な成人が胃の痛みで受診し，内視鏡検査を行ったエピソードである。

花田雄一は，昭和34年（1959年）2月26日生まれの会社員である。日頃，健康には自信があったが，1ヶ月程前から胃が痛み，なかなか直らない。そこで，平成29年（2017年）3月16日，「わたらせ診療所」に行く。診察室で，1ヶ月程前から胃が痛むことを告げると，田中のぼる先生は触診をした。その後，「このような胃の痛みは，これまでに経験したか。会社の健康診断では何か指摘はされたか」などとたずねられた。雄一は，「ここ何年間か，このように継続した痛みの経験はない。会社の健康診断で，異常を指摘されたことはない」と答えた。すると，「胃カメラの検査をしたことがあるか」と聞かれ，「10年位前に，人間ドックの胃のレントゲンで精密検査するようにすすめられ，検査したが異常なしであった」と答えた。田中先生は，「年齢を考えると胃内視鏡で早めに精密検査したほうがよい」と提案した。日程を調整し，3月21日の午前に検査することになった。雄一は診察室を出て，別室で看護師から胃内視鏡検査の注意事項を記載した印刷物を渡され，説明を受け，帰宅した。

氏名　　　花田雄一　昭和34年2月26日生まれ
職業　　　会社員
血圧　　　120/74
症状　　　胃痛
検査項目　AST，ALT，γ-GTP，LDH，TP，T-Bill，総コレステロール，
　　　　　HDL-コレステロール，LDL-コレステロール，中性脂肪，BUN，
　　　　　クレアチニン，CRP，CEA
医療機関　わたらせ診療所
医師　　　田中のぼる

雄一は，3月21日の午前に，朝食をとらずに「わたらせ診療所」に行く。田中先生が，内視鏡検査を行う。検査中は，目の前にあるモニタで胃の内部を見ることができた。検査終了後，田中先生が，何枚かの写真を示しながら，症状を説明してくれた。「胃炎が起きています。年末年始に飲みすぎ食べすぎはありませんでしたか」といわれる。「胃をすっきりさせる薬などを出しますから，10日間服用してください」といわれ，診察室を後にした。

　　　検査項目　　　上部消化管内視鏡
　　　投薬内容　　　ツムラ六君子湯エキス顆粒　　7.5g
　　　　　　　　　　1日3回食前　　　10日分
　　　　　　　　　　イトプリド塩酸塩錠 50mg　　3錠
　　　　　　　　　　1日3回食後　　　10日分

(2) 3月16日

　電子カルテシステムでは，紙カルテと同様に，患者の所見等を左，処方等を右にレイアウトして表示する機能を有するものが多い。この表示方法は，利用者に違和感が無く，初めて操作する場合でも簡単に利用できる。平成29年3月16日の診療で電子カルテを開くと，図5.17に示すような画面が現れた。このシステムでは，画面上部が，患者属性情報エリア（左側）とカルテヘッダー表示エリア（中央から右側）に分かれている。カルテヘッダエリアには，過去の診療情報として，平成25年11月27日に風邪の診療を受けた受診概要（受診日，主訴・所見，該当診療区分など）が表示されている。また，患者属性情報エリアには，患者情報として，アレルギー，保険情報，既往歴などが表示される。この画面では，花田のアレルギー情報として，花粉症が表示されている。画面下部（中央から下部）は，過去カルテエリア（左側）と本日カルテエリア（右側）に分かれている。過去カルテエリアには，平成25年11月27日の診療記録が表示されている。

　初診では，本日カルテエリアに訴えを入力することになる。訴えは，本日カルテエリア内で，左側に入力される。図5.18は，雄一の訴え「1ヶ月程前から胃が痛む。このように継続した痛みの経験はない。会社の健康診断で，異常を指摘されたことはない。胃カメラの検査は，10年位前に，人間ドックの胃のレントゲンで精密検査するようにすすめられ，検査したが異常なし」。を入力した画面である。

　田中先生は，雄一の訴えを入力し，胃の触診を行ってから，「本日は血液検査をし，次回に胃の内視鏡検査をしましょう」と告げた。

　電子カルテシステムには，多種多様な指示項目（薬剤名，検査項目名等）があらかじめ登録されている。これにより，指示項目に対して標準的なコードを使用することや，統一した名称を使用することが容易に実現できる。さらに，指示項目の入力においては，名称をキー入力するのではなく，登録されているデータを選択するだけで入力することができる。検体検査の実施では，従来，

5.5 電子カルテシステムの実際

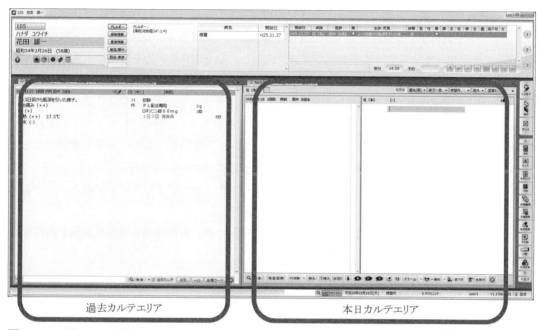

図 5.17 3 月 16 日に電子カルテを開くと，平成 25 年 11 月 27 日の記録が表示される（過去カルテエリア）

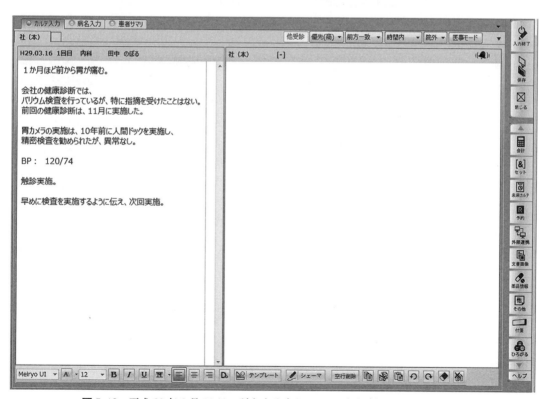

図 5.18 平成 29 年 3 月 16 日の訴えを入力している画面（本日カルテエリア）

各医療機関は頻繁に行う血液検査などのために専用シートを作成し該当項目をチェックする方式をとっていた。これにより正確性と効率性を改善してきた。本電子カルテシステムでは，検査項目を図5.19に示すようなシート形式をポップアップ表示し，検査項目の入力を容易に実施できるようになっている。検査シートを使用した入力では選択したい項目をクリックする。クリックすると，チェックマークが表示される。最後に，入力ボタンをクリックすると入力が完了する。

また，このシステムでも，肝セット，脂質セット，電解質セット，腎機能セットなどが登録されており，セットオーダ入力も利用できるようになっている。例えば，肝Aセットを選択すると，ALP，AST，ALT，γ-GTP，LDH のすべてを選択したことになる。

図5.20は，本日カルテエリアに雄一の訴えと検査項目の入力が終了した画面である。田中先生は，次に，次回3月21日の胃内視鏡検査の予約入力を行った。

診察室を出ると，雄一は，図5.21のような印刷物を渡され，看護師から胃内視鏡検査の説明を受けた。

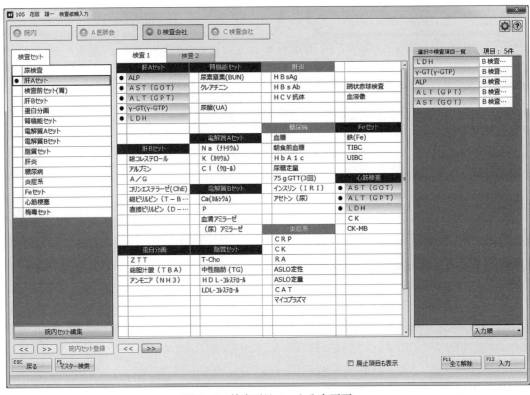

図5.19 検査項目シート入力画面

5.5 電子カルテシステムの実際

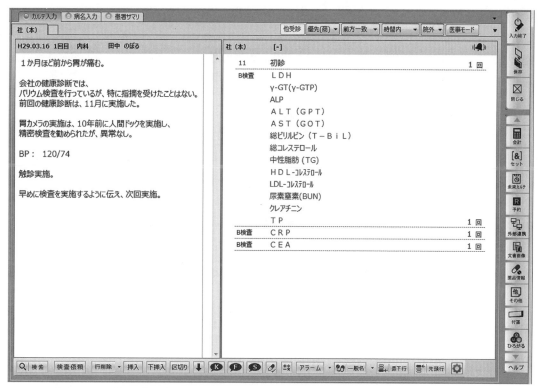

図 5.20　平成 29 年 3 月 16 日の訴えと検査項目が入力された画面（本日カルテエリア）

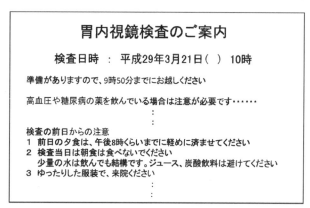

図 5.21　胃内視鏡検査の説明書の一部

(3) 3 月 21 日

　3 月 21 日，雄一は，検査のため，「わたらせ診療所」にいく。看護師に呼ばれ，内視鏡システム（図 5.22）が準備してある部屋に案内される。前のモニタで様子を見ることができる，などの説明を受ける。
　その後，医師による検査を受けた。検査中は，内視鏡システムの画面を少し見る余裕があった。

検査が終わると，雄一は，田中先生から説明を受けた．電子カルテシステムのモニタには，前回の血液検査の結果が表示されていた（図5.23）．さらに別モニタには，電子カルテシステムの連携機能により呼び出された胃内部の写真が表示されていた（参考として，図5.24に胃内視鏡検査によ

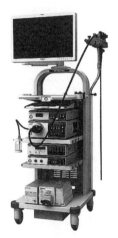

図5.22 内視鏡システム
（写真提供：オリンパス株式会社）

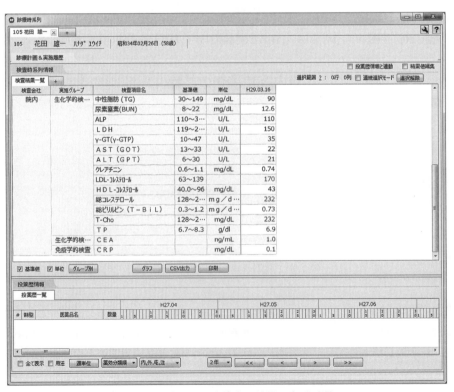

図5.23 前回の血液検査の結果の表示画面

5.5 電子カルテシステムの実際

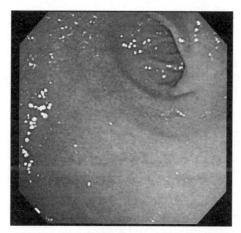

図 5.24　胃内視鏡検査による胃内部の画像

る胃内部の写真を示す)。田中医師は，電子カルテシステムの画面や写真を見せながら，「胃が少し炎症を起こしています。しかし，血液検査の結果，消化器系がんの腫瘍マーカ検査（CEA）も悪い結果はでていません」などの説明を受ける。田中先生は，「胃の薬をだしておきます」と告げた。

　雄一への処方内容の入力は，セット入力を使用することもできるが，ここでは，薬剤ごとにデータを入力してみる。入力するデータは，「ツムラ六君子湯エキス顆粒　7.5g　10日間」と「イトブリド塩酸塩錠　50mg 3錠　10日間」である。薬剤ごとに，薬剤名，用量（1日投与量），用法（1日何回服用するか）などの項目を入力しなければならない。例えば，「イトプリド塩酸塩錠」を入力する場合は，図 5.25のような薬剤名入力画面から，薬剤名の一部分として「イトプリ」と入力して前方一致検索を行なうと，検索結果として一般名と2種類の薬剤名が表示された。そこで，一般名「イトプリド塩酸塩錠 50mg」を選択する。「イトプリド塩酸塩錠 50mg」のマスターコード欄には，一般名コードとして，薬価基準収載医薬品コードの上9桁+ZZZが表示されている。薬剤の正確な選択と入力負担の軽減はトレードオフの関係にある。そして，類似名称薬剤等の誤入力を防止するため，前方一致入力では先頭の3文字以上の入力が求められている。薬剤を選択したのち，用法や日数などを入力する。

　図 5.26 は，3月21日の診療が終了したときの画面である。過去カルテエリアには，平成 25年 11月27日のデータ（中央部）と，平成29年3月21日のデータ（上部）が表示されている。本日カルテエリアには，検査の内容や薬剤の内容が表示されている。検査結果は時系列表示して，カルテ画面と並列して表示することができる。花田は，会計後，わたらせ診療所から院外処方箋をもらい，調剤薬局に向かった。

第5章　電子カルテシステム

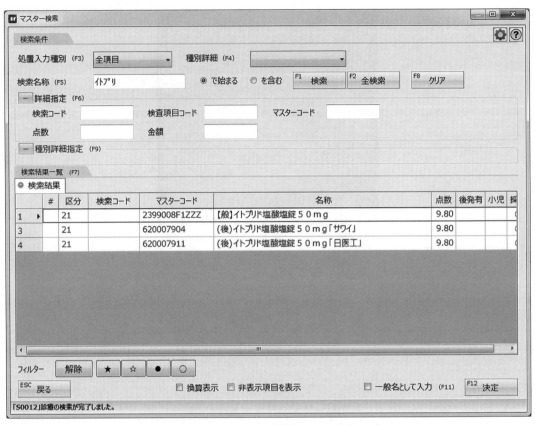

図 5.25　薬剤データの薬剤名からの入力画面

5.5 電子カルテシステムの実際

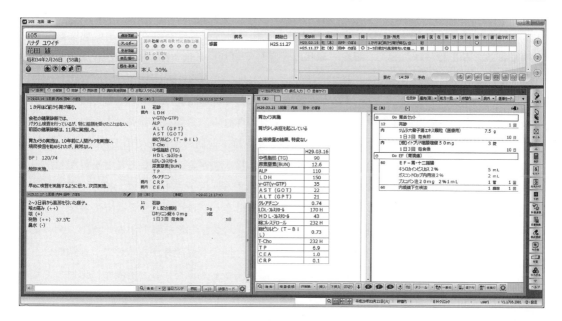

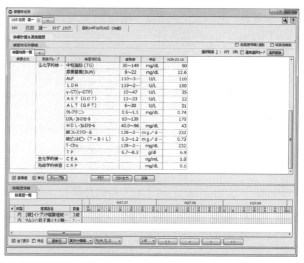

図 5.26　3 月 21 日の入力終了画面

5.5.2 糖尿病患者の場合

(1) 診療エピソード

　この診療エピソードは、慢性疾患（糖尿病）で、定期的に受診している患者のエピソードである。

山田太郎は，昭和35年（1960年）6月9日生まれの自営業者である。5年前の健康診断で糖尿病であることがわかった。現在，症状は安定しており，月に1回，「あかぎ診療所」に通院している。

　平成29年（2017年）4月5日，「あかぎ診療所」に行く。診察室では，いつものように，小松さとし先生から最近の体調や日常生活について質問される。太郎は，体調は大きな変化がなく，食事に気を配っていることを説明する。小松先生は，前回の診療までのHbA1cと血糖値の変化をグラフで表現した画面を太郎に見せながら，検査値が安定していることを説明し，暖かくなってきたので，運動量を増やすように生活指導する。電子カルテでは，検査経過を簡単に見ることができる。また，継続的に検査する項目だけを，グラフ表示するように設定することもできる。そして，HbA1cと空腹時血糖の検査と，いつもの薬を処方するために，データ入力を行なった。いつもは4週間分の処方であるが，今回は5月連休があるので，5週間分を処方したと説明してくれた。このあと，太郎は，診察室から処置室に移り看護師に採血してもらい，会計を済ませ，院外処方箋をもらった。

　　　　　氏名　　　　山田太郎　昭和35年6月9日生まれ
　　　　　職業　　　　自営業
　　　　　血圧　　　　120/74
　　　　　症状　　　　症状に変化なし（安定）
　　　　　検査項目　　空腹時血糖，HbA1c
　　　　　投薬内容　　ベイスン錠0.2mg　　3錠
　　　　　　　　　　　　　1日3回毎食前　　35日分
　　　　　　　　　　　オイグルコン錠2.5mg　1錠
　　　　　　　　　　　　　1日1回朝食後　　35日分
　　　　　医療機関　　あかぎ診療所
　　　　　医師　　　　小松さとし

　平成29年（2017年）5月10日，太郎が「あかぎ診療所」に行く。診察室では，いつものように，小松先生と最近の体調や日常生活について話をする。小松先生は，電子カルテを見ながら，「5月は，毎年，肝機能や腎機能などの検査をする月ですから，今月は採血する量が多いですよ」という。電子カルテでは，検査履歴を簡単に見ることができる。

　　　　　血圧　　　　122/74
　　　　　症状　　　　症状に変化なし（安定）
　　　　　検査項目　　空腹時血糖，HbA1c，Alp，AST，ALT，γ-GTP，総コレステロール，

5.5 電子カルテシステムの実際

	HDL-コレステロール，中性脂肪，Na，K，Cl，尿酸，BUN，尿アセトン，尿一般
処方内容	ベイスン錠 0.2mg　　3 錠 　　　　1 日 3 回毎食前　　28 日分 オイグルコン錠 2.5mg　　1 錠 　　　　1 日 1 回朝食後　　28 日分

(2) 4月5日

4月5日の診療において，小松先生は山田太郎に最近の検査結果の経緯を説明してくれた。このとき，図 5.27 に示すように，前年の 9 月 21 日から前回診療の 3 月 8 日までの空腹時血糖と HbA1c の検査結果値の経過をグラフ表示（時系列表示）してくれた。画面を使用しながら，基準値との比較や時間的推移の様子について説明した。

電子カルテシステムでは，検査結果を表形式やグラフ形式など多様な形式で表示することができる。患者の理解度を考えると，検査ごとの結果が印刷されている紙を何枚も使用しての説明や，検査結果をカルテに切り貼りしたものを使用しての説明と比較して，電子カルテシステムの画面に一覧表示されているデータを使用する効果は大きいといえる。グラフやチャートで表示した検査結果は，患者への視覚的でわかりやすい情報提供ツールとしても有効である。グラフ表示では，複数の検査項目の表示とそれぞれのスケールを表示し，カラー表示機能を利用することでわかりやすく実現している。

電子カルテシステムでは，多様なデータの入力支援機能が実現されている。使いやすいユーザインターフェイスの実現に大きく影響する入力支援機能は，それぞれのシステムの特徴となっているものも多い。具体的には，チェックボックス，プルダウンメニュー，テキストボックスなどの GUI 機能の活用などがある。例えば，チェックボックスを使用することで，問診のようなアンケート形式のデータの記入漏れを防止することができる。また，チェックボックスやプルダウンメニューを利用することで，叙述的なデータである所見や経過の入力を効率的に実現できる。テンプレートは，データ入力のためのひな形である。問診，所見，経過などの入力にテンプレートを使用することがある。また，独自の入力支援機能の実現では，その使用目的に合わせて入力項目やレイアウトを決める必要がある。診療科や医師の専門分野に合わせて作成することができると，有効性はさらに高まる。

図 5.28 は，このシステムで実現している主訴や所見入力を支援する機能の一つ（お気に入りセルと呼んでいる）で，テンプレート一覧画面を利用した入力方式である。例えば，定型句として，「症状に変化なし（安定）」を糖尿病の症状という分類でシステムに登録しておくことで，図のようなデータ入力が実現できる。

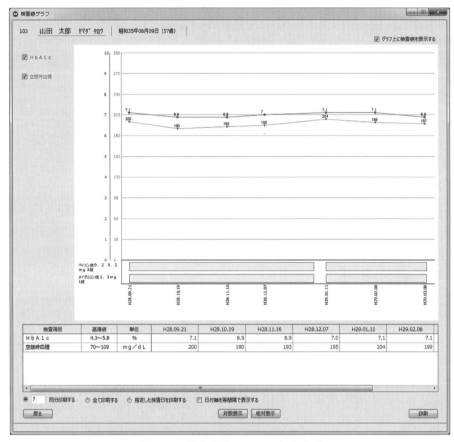

図 5.27 検査結果のグラフ表示画面

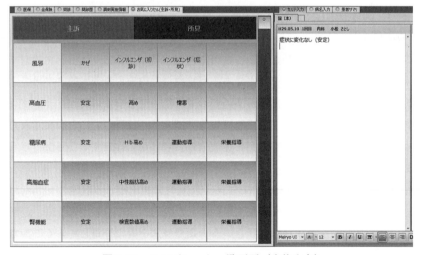

図 5.28 テンプレート一覧画面（症状入力）

継続した診療において，処方内容は，繰り返し使用されることが多い。このため，電子カルテシステムでは，過去のデータを再利用するDo入力方式が実現されている。この方式により，入力効率の改善と入力ミスの防止が実現できる。図5.29では，過去カルテエリアに12月7日，1月11日，2月8日，3月8日のデータが表示されている。この中から，3月8日の検査と薬剤の入力内容（過去データ）を利用して4月5日のデータを入力している様子である。Do入力に使用するデータを選択してDo入力ボタンをクリックすると，本日カルテエリアに反映される。この日の処方内容は，投与薬剤は同一であるが，次回の診察予定日までに連休があるため，投薬日数を28日分から35日分に変更する必要がある。電子カルテシステムでは，このように，Do入力したデータの一部手直しも容易に実現できる。最後に，データの確定を行なう。

画面上部を見ると，患者属性情報エリア（上部左側）では，保険情報として国保が選択され，本人30％という表記がある。これは，山田太郎の健康保険が国民健康保険であり，自己負担が30％であることを示している。また，カルテヘッダ表示エリアには，病名として糖尿病が表示されている。さらに，3か月間のカレンダーが表示されている。これは継続的な診療を要する慢性疾患患者の管理には有効な機能である。

(3) 5月10日

5月10日，太郎は診察室に入ると，いつものように小松先生と最近の体調や日常生活について話をする。診療情報は診療ごとに記録されるため，紙カルテでは様々なデータが混在した状態で時系列的に記録されている。電子カルテシステムでは，コンピュータの情報処理能力の高さを利用して，診療情報をデータの種別ごとに編集して，一覧表示することが容易にできる。表示したい項目や順序などを利用者が任意に設定して表示することができる。この機能により，診療記録を多数の視点から整理して表現することができる。

小松先生は，図5.30に示すように，平成28年5月前後の診療内容をスクロール表示し，毎年5月は肝機能や腎機能などの検査をする月ですから，今月は採血する量が多いですよと言う。また，小松先生は，検査結果を時系列に表示して，昨年の検査では腎機能や肝機能が正常であったことを確認した（図5.31）。小松先生は，年に1回程度しか行なわない肝機能検査の結果値はグラフ表示しないことにしている。電子カルテシステムでは，継続的に検査している項目だけをグラフ表示するような設定もたやすく実現できる。さらに，基準値の範囲から外れた検査結果値の表示色を変更するなどして，患者や医師にわかりやすい表示をしている。

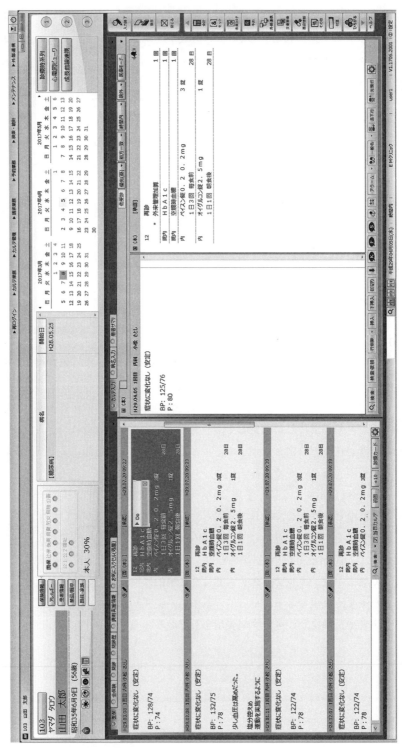

図 5.29 過去カルテデータを利用した Do 選択入力画面

5.5 電子カルテシステムの実際

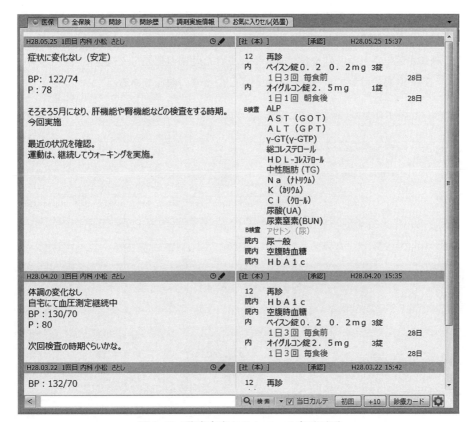

図 5.30 診療内容のスクロール表示画面

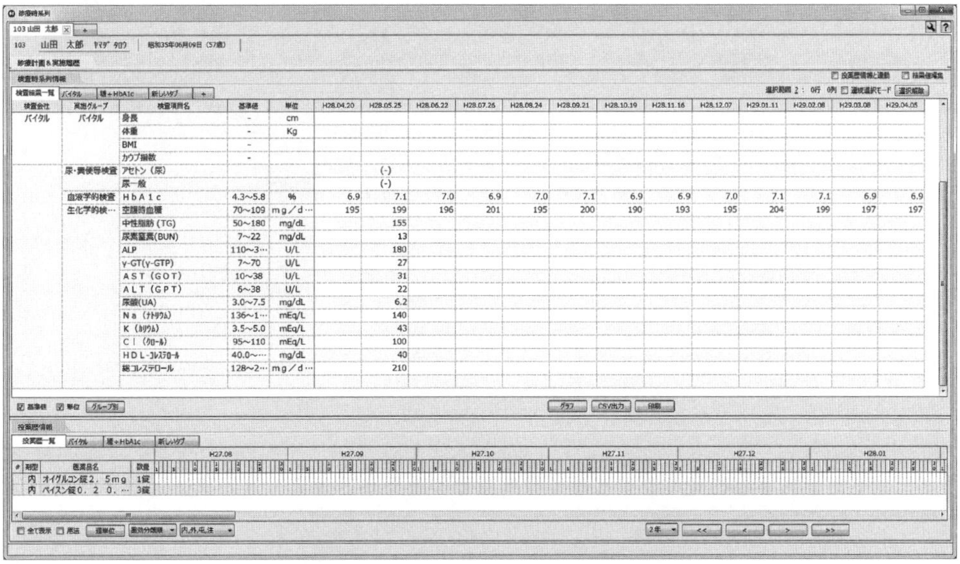

図 5.31 検査結果の時系列表示画面

電子カルテシステムでは，蓄積された大量のデータから特定の属性に着目し，まとめて表示することが容易にできる．図5.32は処方内容に注目し，時系列データとして表示している．この表示は，薬剤の種類が変更された時期や投与量が変更された時期の把握を支援するものである．また，図5.33は，5月10日の診療でデータ入力が終了したときの画面である．

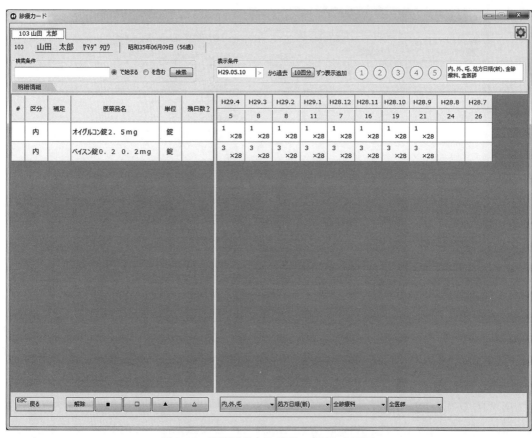

図5.32　投薬区分を時系列で表示した画面

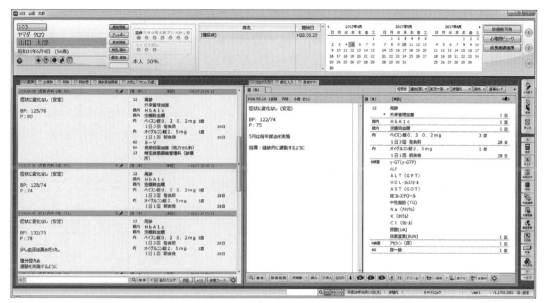

図 5.33　5 月 10 日の入力終了画面

5.6 システム管理

5.6.1 利用者教育

　病院情報システムは，その特性から 24 時間 365 日安定的に動作することが求められている。そして，守秘性の高い個人情報を取り扱うシステムであり，医療従事者がチーム医療を推進するための基盤をなすシステムである。このため，病院情報システムの利用者には，医療情報の取扱いに関する基本的知識，システムを適切に操作するための基本的な知識を教育する必要がある。ここでは，初歩的な利用者教育として，パスワード管理，端末の利用，ウイルス防止対策，ネットワーク機能，トラブル対応の基本について説明する。

　パスワード管理：システムを利用する時は，自らの ID とパスワードを使用してログインすることは基本である。パスワードには，英数記号を組み合わせたものを使用し，不適切な設定（生年月日や従業員番号の設定）は避けなければならない。また，パスワードは自らが安全に管理し，定期的に変更する必要がある。

　端末の利用：使用している端末（パソコン）から離れる場合は，他者が操作できないようにしておく必要がある。そして，業務終了後は，ログアウトしなければならない。

　ウイルス防止対策：ウイルス対策ソフトが動作していることを画面上で確認することや，業務に関係のない Web サイトへアクセスをしないことは基本である。また，許可されていない USB メ

モリや DVD などの外部記憶装置を接続しないことも当然である。

ネットワーク機能：ネットワークに接続するための設定変更や，ネットワークに新規の機器を接続する場合は，システム管理者の許可を得なければならない。

トラブル対応：ログインができない，アプリケーションが起動しない，画面フリーズなどの現象が生じた場合は，システム管理部門に正確に報告する。

5.6.2 利用者管理

利用者管理は，情報セキュリティにおける認証と直接かかわるものであり，システム部門の業務である。利用者管理業務の基本的な流れは，職員の新規雇用時にアカウント（ユーザ ID，パスワード，アクセス権等）登録と，パスワード管理の指導を行い，退職時にアカウントの停止を行う。医療情報システムの特性から，記録されている患者データとユーザ ID は結びついていることが多い。このため，退職時には利用者アカウントを削除するのではなく停止にし，後日，利用者と患者データの結びつきを再現できるようにしておく必要がある。また，一度退職後，再度復職する医療専門職も多い。利用者登録時には，同一人物に複数のアカウントを登録しないように注意する必要がある。

医療情報システムにおけるアクセス権の設定では，アクセス制限導入により患者のプライバシには配慮することと，情報共有を図り円滑な治療や医療安全を実現することが，トレードオフの関係にある。このため，データ参照においては，積極的にアクセス制限しなければならないデータ，治療に直接関係する職員のみが参照できるデータ，全職員が参照できるデータなどにデータを区分する必要がある。

5.6.3 高信頼性システム

病院情報システムに求められる要件としては，医療機関の役割の性質から，次の 5 項目をあげることができる。

① 患者情報を必要なときに簡単に入手できる
② 24 時間 365 日，システムが稼働している
③ アクセス権限を有する人は，いつでもデータ損失なしにシステムにアクセスできる
④ 複数の利用者が同時にアクセスできる
⑤ セキュリティが十分確保されている

つまり，医療情報システムに要求される信頼性は極めて高いものとなっている。高信頼性システムの構築では，障害が発生してもシステムの稼働を継続できるようにしておくことが指針の一つになっている。高信頼性システムの考え方の一つであるフォールトトレランスとは，障害に強いという性質のことである。また，フェールセーフとは，障害の影響の拡大を防止し，できるだけ安全な状態に導くという考え方である。

サーバ本体の障害対策としては，サーバ用コンピュータを複数台用意し，故障が発生しても必

要な動作を継続できるようにすることがある。この対策を行うことで，プロセッサやメモリの障害時に，容易に対応できる。このように，システムの重要な構成要素を冗長化し，システムの高信頼性化を実現する方式には，デュアルシステム（Dual System）方式やデュプレックスシステム（Duplex System）方式がある。デュアルシステム方式は，すべて同じ処理ができるシステムを2系統用意し，常時2系統を動作させ，定期的に処理結果の比較を行っている。そして，障害発生時には，残りの系統で処理を継続する方式である。非常に高い信頼性を確保できるシステム構成である。

　データを複数のハードディスク装置に分散して，性能と耐障害性を同時に確保するための技術に，RAID（Redundant Array of Inexpensive Disks）がある。RAIDは，ディスク装置の高速アクセス・高信頼性・耐障害性を実現する。RAID0は，ストライピングだけを行う方式である。ストライピングは，複数のディスクに分散してデータを格納する方式である。複数のディスクに分散することで，データアクセスは高速化されるが，データの冗長化を行っていないので，1台でも故障すると，全データにアクセスできなくなる。RAID1は，ミラーリングを行う方式である。ディスクの二重化により，信頼性が高くなる。しかし，ストライピングを行わないので，高速化は実現できない。RAID5は，3台以上のディスクを使用する。ストライピングを行い，誤り訂正用データも格納する。このため，1台のディスクが故障しても，データを復元でき，業務を継続することが可能である。高い信頼性を実現している。

　また，急激な気象条件の悪化などが原因で突発的な長時間停電が発生することがある。停電による医療機器の停止は，診療機能に大きな影響を与える。このため，計画停電のみならず突発的な長時間停電が起こった場合でも，医療機関では非常用自家発電機を設備するなど，適正な対応が必要である。手術室，集中治療室，心臓カテーテル室など生命維持管理装置などと同様に，電子カルテシステムのサーバに対しても，非常用電源を設備する必要がある。さらに，商用電源の回復時の非常用自家発電機から商用電源への切換え，雷等による瞬間停電，商用電源の電圧不安定などに対応するために，無停電電源装置（UPS：Uninterruptible Power Supply）が必要となる。無停電電源装置は，停電や電源電圧の不安定なときに，システムに電源を供給する装置である。UPSを使用すると，予期できない停電時に，システムの安定的な終了を実現するのに最低限必要な電源を確保することができる。UPSを使用する上での注意点は，内臓されているバッテリに耐用年数があり，適切な保守（交換）が必要なことである。

5.6.4　信頼性の指標

　ここでは，情報システムの信頼性を点検・評価する指標について説明する。その指標は，信頼性（Reliability），可用性（Availability），保守性（Serviceability），保全性（Integity），安全性（Security）の5つの指標である。五つ指標の頭文字をとってRASISともいわれる。

　信頼性とは，情報システムが障害なく動作することである。評価指標としては，故障することなく稼動している時間（故障と故障の間の時間）の平均値である平均故障間隔（MTBF：Mean

Time Between Failure）を使用する。平均故障間隔はシステムの時間的安定性を表している。保守性とは，障害の検出，診断，切り離しなどのシステムの再構成がしやすいことである。評価指標としては，修理中の時間（稼動していない時間）の平均値である平均修理時間（MTTR：Mean Time To Repair）を使用する。平均修理時間は障害発生時の保守の容易さを表している。可用性とは，使いたいときに，いつでも使用できることである。評価指標としては，全運用時間（稼動時間と故障修理中の時間の和）に対する稼動時間の比率である稼働率を使用する。また，稼働率は，平均故障間隔と平均修理時間を使用して，次のような式で表すこともできる。

$$稼働率 = \frac{平均故障間隔}{平均故障間隔 + 平均修理時間}$$

図 5.34 に示すような稼動状況にあったシステムの T1 から T2 までの MTBF, MTTR, 稼働率を求めると次のようになる。

$$MTBF = \frac{720 + 600 + 480}{3} = 600 \text{時間}$$

$$MTTR = \frac{4 + 5 + 3}{3} = 4 \text{時間}$$

$$稼働率 = \frac{MTBF}{MTBF + MTTR} = \frac{600}{600 + 4} ≒ 0.993$$

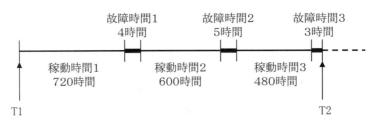

図 5.34 システムの稼動状況の例

保全性とは，システムが正しく稼動することであり，データの破壊・変更・損失が起きず，仮に起きても修復できることである。安全性とは，システムやデータの不正アクセスができないよう保護されていることである。

5.6.5 システムの稼働率

複数の機器で構成されているシステム全体の稼働率は，システムの構成機器のそれぞれの稼働率とその組合せ方式により決まる。ここでは，二つの機器から構成されるシステムにおいて，直列接続の場合の稼働率と並列接続の場合の稼働率を求める。二つの機器の稼働率は，機器 A の稼働率が 0.9，機器 B の稼働率が 0.7 であるとする。

最初に，図 5.18 のシステム X ように，機器 A と機器 B が直列に接続されている場合の稼働率を求める。直列接続において，全体の稼働率は，機器 A と機器 B か共に稼働している確率を求めることになる。

直列接続の全体の稼働率
= 機器 A の稼働率 × 機器 B の稼働率 = 0.9 × 0.7 = 0.63

次に，図 5.35 のシステム Y のように，機器 A と機器 B が並列に接続されている場合の稼働率を求める。並列接続において，全体の稼働率は，機器 A と機器 B の少なくとも一方が稼働している確率を求めることになる。言い換えれば，機器 A と機器 B が共に停止している確率を全体（確率：1）から除くことになる。

並列接続の全体の稼働率
= 1 − (機器 A が停止している確率) × (機器 B が停止している確率)
= 1 − (1 − 0.9) × (1 − 0.7) = 1 − 0.1 × 0.3 = 1 − 0.03 = 0.97

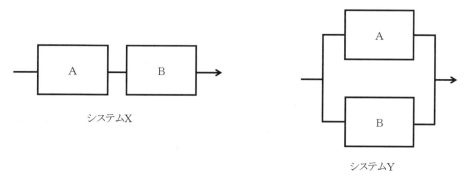

図 5.35　複数の機器で構成されるシステム

5.7　電子カルテシステムの今後

5.7.1　電子カルテシステムの展開

電子カルテシステムの展開として，次の3点について述べる。
・在宅分野や介護分野との連携
・入力データの細粒度化
・蓄積データの利活用

在宅分野や介護分野を病院や診療所と比較すると，患者記録のあり方が異なる。医療的な視点から見ると，患者の状態変化は通常遅く，変化にだけ着目すると時間的粒度は粗くなる。しかし，在宅や介護においては，患者や利用者の生活面からの視点が必要になる。このため，病院などの医療機関と介護施設との間で，相互に利用できる情報の交換を実現する基盤作りが必要である。

医療機関における入力データの細粒度化は，医療機関の機能分化や横断的なデータベースの構築の面から重要である．医療機関の機能分化とそれに伴う連携医療により，患者は複数の医療機関で診療を受けることになる．また，特定の疾患のデータベースを作成するために，多くの医療機関から横断的にデータを作成することが行われている．このような背景から，診療に関するデータを，より細かな点まで，より正確に記録していく必要がある．

近年，電子的に蓄積された医療情報の利活用が注目されている．蓄積された情報を利活用することで，医療機関等の運営の改善や，安心で効果的な治療法の治験が見出されることなどが期待されている．また，医療情報利活用の環境整備として，現在，NDB や DPC のデータベースの整備がすすんでいる．今後，データベース間の連携が期待されている．医療情報の利活用には，良質で大量のデータが必要となる．

このため，データの発生源である電子カルテシステムの機能向上も重要である．ここでは，電子カルテシステムに求められているヒューマン・コンピュータ・インタラクション（HCI）について，説明する．

5.7.2 ヒューマンコンピュータインタラクション

電子カルテシステムには，大量の情報を効果的にコンピュータ画面に表示し，利用者に情報の理解や操作を支援する機能が求められている．これは対話型コンピュータシステムにおける人間とコンピュータとの関わりあいに関する本質的課題でもある．コンピュータ科学の分野においては，ヒューマンコンピュータインタラクション（HCI : Human Computer Interaction）の研究につながる．たとえば，過去の診療との継続性を診察室のコンピュータ画面で表示しようとすれば，電子化対象データの対象期間は長期間になり，データ量は急増する．しかしながら，表示する画面領域には大きさの制約がある．また，長期間にわたる診療データを効果的に表示しようとすれば，医療データの特性を取り入れたデータ表現方式の実現が必要となる．言い換えれば，医師の診療に直接役立ち医療の質の向上に貢献できるようなヒューマンコンピュータインタラクションの実現が必要とされている．図5.36 に示すように，利用者の思考プロセスの支援機能，情報視覚化機能，入力データの検証機能等を実現する HCI の構築が求められている．

また，医療分野の情報化では，効率の改善と安全・倫理の堅持のバランスを意識しながら技術導

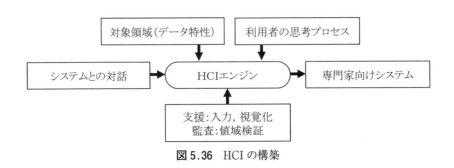

図 5.36　HCI の構築

入を行っている．さらに，医療情報は専門性の高い情報である．このため，医療情報システムのヒューマンコンピュータインタラクションの研究開発には，医療専門職と情報技術者の深い議論が必要になる．この議論は，医療専門職と情報技術者の知識を融合させ，システムの有効性や完成度を高める点で重要である．

　利用者の思考プロセスを支援するにあたっては，医療機関の特性・役割を考慮する必要がある．急性期医療や専門医療を主として担う基幹病院や専門医療機関と，生活習慣病患者などのかかりつけ医機能を主として担う中小医療機関では，そのHCIに求められる機能は異なるものになるであろう．一方，情報視覚化は，多量のデータを効果的に表現して，利用者の情報の理解や操作を支援する機能である．情報視覚化技術を用いると，利用者個人の知識構造を反映することで，各患者の膨大な診療データを効率的に認知できるデータ表現が可能になるであろう．

　システムを安全に，効率的に，わかりやすく使用できるHCIの提供も重要である．具体的には，利用者の熟練度に応じたシステムとの対話形式を提供する必要がある．利用者ごとに熟練度が異なるだけでなく，同一利用者の熟練度が変化していくことにも注意しなければならない．特に，初心者向けにデザインした機能は中級者以上には煩わしい機能であることが多く，中級者以上の利用者に初心者向け機能を意識させないような設計が必要となってくる．このように，電子カルテシステムには利用者ごとにカスタマイズする機能などの柔軟性のある機能が求められている．

　システムとの対話形式は，コマンドによる対話，メニュー選択による対話，直接操作による対話の3種類に分類できる．それぞれの対話形式の特徴と利用者の熟練度の関係を説明する．コマンドによる対話は利用者がコマンドの構文規則に従ってコマンドを入力する方式である．柔軟性があり，細かい操作指示が可能である．しかしながら，訓練や学習の必要性があり，初心者には向いていない．メニュー選択による対話は，メニュー形式で表示されるサービスの集合から，特定のサービスを選択する方式である．メニュー選択はポインティングデバイスを使用すると比較的短時間でできる．コマンドを記憶する必要がないため，学習時間が短くてすむ．しかし，使い慣れてくると，いちいちメニューを選択することに煩わしさを感じることもある．直接操作による対話では，常に画面上に表示されている関連するオブジェクトを選択する方式である．コンピュータに関する知識を必要とせず，学習も比較的容易である．しかし，コンピュータは操作結果を直ちに視覚化する必要があり，その負担は大きくなる．

文献

(1) 医療情報学会医療情報技師育成部会，「医療情報第5版医学・医療編」，篠原出版新社，2016
(2) 医療情報学会医療情報技師育成部会，「医療情報第5版医療情報システム編」，篠原出版新社，2016
(3) 黒田和宏，現代電子情報通信選書「医療情報システム」，オーム社，2012
(4) 大島弓子，飯島佐和子，「看護管理と医療安全」，放送大学，2012

(5) 中山和弘,「看護情報学,医学書院」, 2012
(6) 垂水浩幸,ソフトウェアテクノロジーシリーズ「グループウエアとその応用」,共立出版, 2000
(7) Edward H. Shortliffe, James J. Cimino, *"Biomedical Informatics (Forth Edition)"*, Springer, 2014
(8) Robert A. Greenes, "Clinical Decision Support (Second Edition)", Elsevier, 2014
(9) Alex A. T. Bui, Ricky K. Taira, *"Medical Data Visualization: Toward Integrated Clinical Workstation in Medical Imaging Informatics"*, Springer, 2010
(10) 株式会社 EM システムズ,Recepty NEXT レセコン 機能マニュアル
(11) 株式会社 EM システムズ,Recepty NEXT レセコン 画面マニュアル
(12) 株式会社 EM システムズ,Recepty NEXT 薬歴 機能マニュアル
(13) 岡田謙一他,「ヒューマンコンピュータインタラクション」,オーム社,2002
(14) Barbara M. Hayes, William Aspray, *"Health Informatics: A Patient-Centered Approach to Diabetes"*, MIT Press, 2010
(15) Shuichi Toyoda, Noburu Niki, *"Information Visualization for Chronic Patient's Data"*, ISIP 2012 Information Search, Integration and Personalization, Springer, 2013

第6章
部門システム

　病院は多くの部門（診療部門，看護部門，医事部門，臨床検査部門など）から構成され，それぞれの部門に対応するシステム（サブシステム）がある。病院情報システムは，電子カルテシステム（オーダリングシステムを含む）と部門システムが連携することで構成される（図6.1）。以下，部門システムについて解説する。

- 医事システム
- 病歴システム
- 臨床検査システム
- 放射線情報システム
- 薬剤システム
- 物流システム
- 給食システム

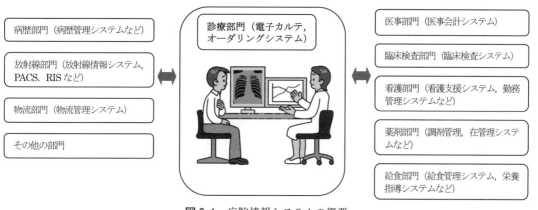

図6.1　病院情報システムの概要

6.1　医事システム

　医事システムは，診療費を医療保険制度に従って処理する仕組みをコンピュータ化したものである。医事システムを理解するには日本の社会保険制度（医療保険制度）を知る必要がある。

6.1.1 日本の社会保険制度

社会保険は，国民が病気，けが，出産，死亡，老齢，障害，失業といった事故（保険事故）に遭遇した場合に一定の給付を行い，国民の生活の安定を図ることを目的とした強制加入の保険制度である。社会保険は，保険事故の種類に応じ，医療保険，年金保険，業務災害補償保険，雇用保険，介護保険がある。

(1) 医療保険

病気，けが，出産などに対し必要な医療や，休業による所得の減少・中断を保障する保険である。医療保険は，被用者を対象とする「職域保険」と，自営業者や定年退職者など地域住民を対象とする「地域保険」とに分けらる。

①職域保険
　ⅰ）健康保険：民間のサラリーマンを対象とする。
　　ア．政府管掌健康保険：主として中小企業のサラリーマンを対象とする。
　　イ．組合管掌健康保険：主として大企業のサラリーマンを対象とする。
　ⅱ）船員保険（疾病部門）：船員を対象とする。
　ⅲ）共済組合：公務員等を対象とする。
　　ア．国家公務員共済組合：国家公務員を対象とする。
　　イ．地方公務員等共済組合：地方公務員を対象とする。
　　ウ．私立学校教職員共済組合：私立学校教職員を対象とする。
②地域保険
　国民健康保険：農業者，自営業者等の一般国民と，職域保険の退職者を対象とする。

(2) 年金保険

老齢，障害，死亡など労働能力の喪失による所得の減少・中断を保障する保険である。年金保険は，国民誰もが加入する「国民年金」のほかに，被用者が加入する「被用者年金保険」がある。

①国民年金：全国民を対象とする。
②被用者年金保険
　ⅰ）厚生年金保険：民間のサラリーマン，船員，旧三公社（日本旅客鉄道社，日本たばこ産業株式会社，日本電信電話株式会社）の役職員を対象とする。
　ⅱ）共済組合：公務員等を対象とする。
　　ア．国家公務員共済組合：国家公務員を対象とする。
　　イ．地方公務員等共済組合：地方公務員を対象とする。
　　ウ．私立学校教職員共済組合：私立学校教職員を対象とする。

エ．農林漁業団体職員共済組合：農林漁業団体の職員を対象とする．

(3) 業務災害補償保険
労働者の業務上（通勤上を含む）の災害を補償する保険である．
①労働者災害補償保険：民間のサラリーマンを対象とする．
②船員保険（災害補償部門）：船員を対象とする．
③国家公務員災害補償保険：国家公務員を対象とする．
④地方公務員災害補償保険：地方公務員を対象とする．

(4) 雇用保険
労働者が失業した場合に一定期間生活を保障する保険である．
①雇用保険：民間のサラリーマンのほか，短期被用者，高年齢被用者，日雇労働者を対象とする．
②船員保険（失業部門）：船員を対象とする．

(5) 介護保険
40歳以上の方全員が被保険者（保険加入者）となり保険料を負担し，介護が必要と認定されたとき，費用の一部（原則10%）を支払って介護サービスを利用する制度である．
①保険者：40歳以上全員
②第1号被保険者：65歳以上
③第2号被保険者：40歳以上65歳未満

6.1.2 医療保険の仕組み

会社の従業員などの被保険者は，保険者である健康保険組合などに加入している．被保険者やその家族が病気や怪我をしたとき，医療機関にいって治療を受けるが，その医療費は診療報酬という形で医療機関から保険者に代わって内容を審査し診療費を支払う．社会保険診療報酬支払基金（支払基金）[38] 国民健康保険団体連合会（国保連合会）[39] に請求される．請求書は診療報酬明細書（レセプト）といわれる．支払基金や国保連合会では，医療機関から請求のあった診療報酬が適正であるかどうかを審査したうえで，保険者に請求を行う．保険者は，事業主と被保険者から納められた保

---

[38] 医療保険の迅速な給付を目的として設立された特殊法人である．健康保険等の保険料は，各都道府県の社会保険事務所など保険者に払い込まれ，保険者は当基金の診療報酬請求を受けて医療費を同基金に支払う．

[39] 国民健康保険団体連合会は，国民健康保険法第83条に基づき，会員である保険者（市町村および国民健康保険組合）が共同して国保事業の目的を達成するために設立された公法人である．国保連合会は，各都道府県を区域として，その区域内の保険者はすべて当該国保連合会の会員になることとなっており，国民健康保険の持つ地域医療保険としての特性を生かすために，各都道府県に一団体ずつ設立されている．

険料により支払基金や国保連合会に診療報酬を払い込み，支払基金や国保連合会は，この診療報酬を毎月一定の期日までに医療機関に支払う。このように，医療費は，医療機関，保険者がそれぞれの請求・支払を個別に行うのではなく，保険者から審査と支払を委託されている支払基金や国保連合会という公的な機関を通して適正に審査され，支払われている（図6.2）。病院から支払基金などに提出される診療報酬は，出来高払いと包括払い方式（DPC）[40]があり，すべての診療行為（薬，検査，手術，初診料など）は「点数」（1点10円）に換算される。この点数化は非常に複雑で専門的知識が必要とされる。また，点数化による請求漏れが発生すると，病院の減収につながるので正確に行われなければならない。また，当月分の請求は，月末締の翌月の10日までに行われなければならず，短い時間で大量の作業が発生する。このように，大量の事務作業を正確に短時間に，しかも収入に直結する業務であるレセプト作成作業のコンピュータ化は病院業務の中で最も早く実用化された。

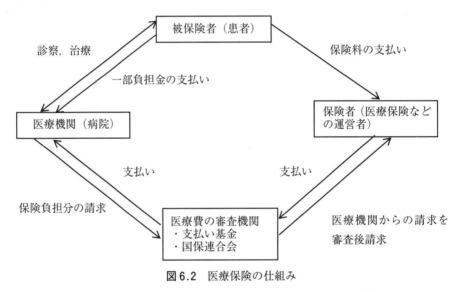

図6.2 医療保険の仕組み

6.1.3 医事システムの機能

医事システムは，日本の医療保険制度に従って，病院の診療会計業務をコンピュータ化したものである。その機能は，初診患者管理，再診患者管理，外来カルテ管理，会計・収納管理，レセプト管理，入院患者管理，病床管理，統計処理，他システム連携からなる。

---

40 診療報酬の算定方法には出来高払いと包括払い（DPC）の二種類がある。DPCとは Diagnosis（診断）Procedure（診療行為）Combination（組合せ）の略称で，患者の病名とその症状・手術（処置）施行の有無・合併症の有無等をもとに厚生労働省が定めた1日当たりの定額からなる包括部分（投薬・注射・処置・入院料等）と出来高部分（手術・麻酔・リハビリ・指導料等）を組み合わせて計算する方式である。

(1) 初診患者管理

①患者登録（初診受付）

初診患者の患者情報（氏名，性別，生年月日，保険情報など）をコンピュータに登録する。患者情報が登録されると，患者固有の番号（ID番号）が発行される。この番号は，患者固有の番号でありすべての情報がこの番号の基に管理される。初診時に登録されて管理される情報には，患者基本情報，患者保険情報，患者個人情報がある。患者基本情報とはほぼ固定的（不変）な情報であり，新患登録時に最低限必要な項目であって，改姓などの例外を除いて半永久的な情報で，長期間の未来院などにより削除されることの無い情報である。保険情報は，健康保険証に記載されている情報である。患者個人情報は，基本情報以外の患者固有の情報であり，住所・電話番号などとする。

患者基本情報

ID番号，患者氏名（カナ・漢字氏名），性別，生年月日，患者登録日。

患者保険情報

保険者氏名，資格取得年月日，事業所（船舶所有者）所在地，名称，保険者所在地，名称，交付年月日，保険番号，記号番号，本人家族区分，有効期限（期間），継続区分，負担割合（入院・外来），負担額（金），福祉給付金情報，保険証確認日。

患者個人情報

身長（入力された日付），体重（入力された日付），血液型（入力された日付），郵便番号，住所，電話番号（自宅・緊急時の連絡先），電子メールアドレス，禁忌情報，アレルギー情報，感染症情報，予防接種と罹患の有無，特記事項，障害情報の有無。

② IDカード（受診カード）の出力

ID番号の発番や患者基本情報登録が終了すると，IDカードの出力を行う。入院においては，入院時にID番号，氏名，性別，生年月日，保険情報や食事箋の登録を行う。ID番号が発番されると，通常，プラスチック制の診察券（IDカード）が発行される。

(2) 患者受付

一度以上病院に来院した患者が再び病院を訪れることを，再来（再診）という。再診患者は初診とは別に「病院に来た」という登録をシステムに行う必要がある。再診登録は，自動再診機を使用して行う場合と，外来受付でコンピュータ端末[41]を利用して行う方法がある。

①自動再診受付

自動再診受付機に診察券（IDカード）を投入すると再診受付や到着確認，予約確認などを行わ

---

41 コンピュータを操作するためのユーザインタフェイスに特化した機器やコンピュータのことをいう。当所は自らは処理能力や記憶装置などをほとんど（あるいはまったく）持たず，入力データを，ネットワークなどを介して「ホストコンピュータ」に送信してサービスや処理を依頼し，結果を受け取ってユーザに表示する装置をいう。

れる。受付票が発行されるので診察券と受付票を持ち診療科に行く。

②診療科外来受付

　自動再診機が設置されていない場合，患者は各診療科の外来受付で再診登録を行う。外来受付では，患者の診察券で再診受付や到着確認，予約確認などを行う。また，診察の順番がきた患者の呼び出しも行うが，呼び出し行為は呼び出す方，患者双方にとって煩わしいことであり，特に患者のプライバシーの侵害に当たるという声も聞かれる。また，いつ呼び出されるかで待機していなくてはならず，席も立てないという苦情もある。最近では，このような問題を考慮して，受付番号を電光掲示板に表示する患者呼び出しシステムが設置されている施設もあり，実際に使用されている。また，受付時に携帯用の呼出受信機を患者に渡し，電子カルテシステムと連携することで，診察の順番待ち状況などの案内メッセージを呼出受信機画面に表示するシステムがあり，患者は診察の待ち時間を院内のアメニティスペースで快適に過ごすことができるようになる。

(3)　外来カルテ管理

　カルテは患者の診療の記録であり，診断・治療を支援する病院で扱われる文書の中でも最も重要なドキュメントである。カルテは，医師や医療従事者にとっては，診療を支援するツールであり，医事課や病院運営では診療報酬算出のために使用される。また，チーム医療を行うための医療従事者にとっては，情報共有のために利用され，患者には，診療情報の提供ツールとして使用される。

　このようにカルテは診療，会計，研究のために欠かすことができない文書であり，特に診療においては効率的な保管・管理が要求される。電子カルテが普及する前は紙のカルテをカルテ庫（カルテを保管する倉庫）で保管・管理する必要があり，医事課の重要な業務であった。電子カルテの普及により紙のカルテの管理は不要となりつつあるので本書では記載しない。

(4)　会計・収納

　外来においては当日の診療費を計算し請求書・領収書の出力を行い，金銭の収納を行う。診療情報（処方箋，検査依頼，処置，注射，X線検査など）は，医事単独システムの場合では，患者携帯の伝票（外来：病名票，処方箋，検査依頼伝票，注射箋，処置箋，放射線検査指示票，食事箋など）を用いて医事端末から入力する。電子カルテ（オーダリングシステム）が稼働している場合は，電子カルテ（オーダリングシステム）から診療情報が転送される。入院においては，退院時あるいは定期的に外来と同様な会計処理を行う。診療情報の入力の形態は外来と同様である。会計計算結果は収納レジスターに送信され，金銭の収納が行われる。また，請求書・領収書の発行も自動的に行われ，診療の明細書も必要であれば出力可能である。さらに，患者の収納窓口への呼び出しも，音声の代わりに電光掲示板を利用する病院も増えている。これは，医事システムから患者情報を患者呼び出しシステムに送信することで行われる。処方がある場合は，薬引換券が出力され患者に渡される。日ごとの診療会計情報は，会計カードイメージで医事課データベースに記録され，レセプト計算・発行に利用される。

収納に使用される収納レジスタはPOSレジを使用する場合が多い。POSとは（Point Of Sales）の略で，販売時点という意味である。一般のPOSレジとは，売上が発生する時点で，その買上げ商品の値札に付与されているバーコード情報をスキャナで読み取り，その商品の部門，品名，値段などをディスプレイ画面に表示し領収書（シート）に印刷するのと，同時にレジ本体のメモリーに各種情報を記録する収納機器である。その記録されたデータを集計分析し，よく売れる物品，うれない物品を迅速かつ正確に見つけ出し，商品を一日でも早く補充し，不良在庫商品を値下げなどで処分し，店舗の在庫の回転を計るのがPOSの機能である。

また，最近は，収納や領収書印刷書業務を自動精算システム（自動精算機）で行っている施設も多い。

(5) 保険請求

入院外来とも，1ヶ月単位で（コンピュータ上の）会計カードを集計し診療報酬明細書（レセプト）を作成・出力する。レセプトは，支払い基金（社保），国保連合会（国保）に提出し，審査の後診療費の支払いを受ける。レセプト管理には以下の機能がある。

①会計カード管理：入力済みの診療行為の確認，修正を行う。
②レセプト作成
・一括レセプト発行：患者番号順，カルテ番号順，氏名順，保険者番号順のいずれかの順番で，レセプトを一括して発行する。
・個別レセプト発行：指定した患者番号のレセプトだけを発行する。
・総括表処理：発行したレセプトに基づいて総括表を印刷する。

(6) 医事統計

病院経営情報の把握のため，また行政の要求資料作成のための統計処理を行う機能である。日別・月別外来患者数，レセプト提出枚数，病床稼働率などの統計出力を行う。

①診療費月報：診療区分ごとの診療点数・構成比や，1患者当たりの金額などを科別・保険別・医師別・分類別に計算する。
②患者数月報：科別，医師別，地域別などの外来患者数，入院患者数などを計算する。
③行為別件数月報：診療費，薬剤料，注射・処置・手術・検査・画像診断料，材料・器材料，入院料，医学管理料，自費項目などの件数分析表を計算する。

(7) マスター管理

医事システムにおける各種データベース（テーブル）（点数マスターファイル，病名マスターファイルなど）の登録，修正，削除などを行う。コンピュータで処理される情報はデータベースに記録されるが，その記録データの性格によって，ファイル（テーブル）は以下に分類される（図6.3）。

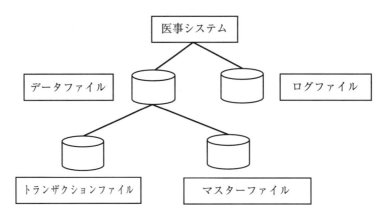

図6.3 ファイル（テーブル）の分類

　ログファイルとは，データベースに対してなされた更新処理に関する全情報を記録したファイルであり，データファイルは，業務上の記録でありマスターファイルとトランザクションファイル（イベントファイル）がある。マスターファイルは，患者基本情報，職員情報や医薬品情報等のように，変更頻度が少なく固定的なデータを扱うファイルである。トランザクションファイルは，新患者に対する入力情報や会計処理で発生する入金情報など日々発生するデータを記録したファイルである。

(8) **他システム連携**
　電子カルテ（オーダリング）システムが稼働しているときは，会計データの受信，患者基本データの送信が主な機能である。

6.1.4　レセプト電算処理（レセ電算）システム

　医事システムは，病院経営の支援という目的で，コンピュータの医療への応用では成果を上げている。しかし，多くの病院では依然として紙のレセプトを支払い基金や国保連合会に提出しており，レセプト出力作業，審査作業，再提出作業などに多大な負担をかけている。このようなことを解消する目的としてレセプト電算処理（レセ電算）システムが普及しつつある。レセ電算システムとは，保険医療機関又は保険薬局が，電子レセプトをオンライン又は電子媒体により審査支払機関に提出し，審査支払機関において，受付，審査及び請求支払業務を行い，保険者が受け取る仕組みのことである。

6.2 臨床検査システム

6.2.1 検査オーダ関連システム

医師が検体検査オーダを出すと，患者は，処置室で医師の検査オーダに従って検体の採取を受けるが，その指示は検査指示票（あるいは検体ラベル）として，処置室のプリンタに印刷される．検査指示票（採血管，採血量などを表示してある）に従って看護師は，採血管を選び血液を指示通り採血する．また，検査指示票には，バーコードラベル（患者ID，検体番号などを含む）が貼付されているので，採血管にそれを貼付する．臨床検査室での検査はこのバーコードラベルを使って検体の認識が行われる．

病院情報システムではバーコードが広く使われているが，バーコード（Bar Code）（正式には「バーコードシンボル」という）とは，バー（黒い線）とスペース（白または印字していない部分）と呼ぶ縞模様のパターンに，数字やその他の文字・記号を置き換えたものであり，バーコードスキャナ（図6.4）という装置で工学的に解読させる入力方式である．図6.5はバーコードの一例であるが，下の数字は，バーコードと同じ情報である．

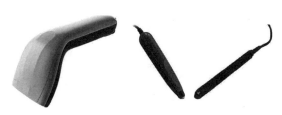
図6.4 バーコードスキャナ

図6.5 バーコードの例

処置室などで摂取された検体は，臨床検査室に搬送される．検査依頼情報はオーダエントリシステムから検査システムに送信される（図6.6）．検査室では最初に検体受付（検査受付）を行うが，現在では検体に貼付されたバーコードラベルで行う．次に，自動分析機別にまた用手法ワークシートを出力する．自動分析機にワークシート情報を送信し，結果を得る．用手法結果は手入力となる．検査の結果は，検査システムからオーダエントリシステムに送信される（図6.7）．

臨床検査システムの機能としては，検体・細菌・生理・緊急検査，検体受付，結果入力，ワークシート出力，結果参照，精度管理，検査統計，検体自動処理装置接続，各種分析器接続，検査試薬伝票管理，物品請求オーダなどがある．

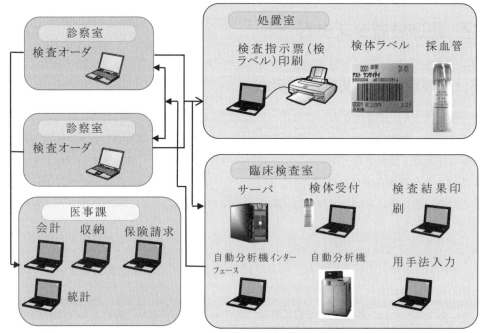

図6.6 検査オーダの情報の流れ

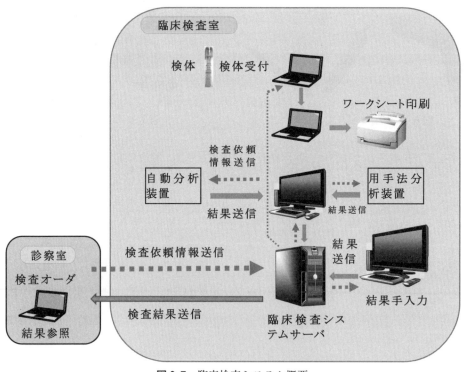

図6.7 臨床検査システム概要

6.2.2 臨床検査室システム

(1) 血液，生化学などの検査

①受付業務：検体の受付業務であり，検体貼付のバーコードにて行う。検査依頼入力（マニュアル），OCR入力，OMR入力，バーコード入力，オーダエントリシステムとの接続など。

②問合せ業務：結果の問合せに対応する業務である。検査結果問合せ，検査結果時系列表示，検査結果時系列リスト発行，検査結果時系列グラフ表示などがある。

③検査前処理業務：検体ごとにどのような検査を行うか示す帳票（検査ワークシート）を発行する。前回値付ワークシートの発行も行う。

④精度管理データ業務：品質を保証するための管理手法であり，コントロールとなる管理物質を用いて，その結果から患者試料の測定結果を保証しようとする方法である。精度管理データ入力，X－R管理図発行などがある。

⑤検査業務：分析装置からの結果をHIS端末に入力する業務である。検査結果入力，検査結果照会，未検査リスト発行，検査完了・ホスト送信指示入力，検査進捗モニタリングなどがある。

⑥統計管理業務：月報発行（項目集計・点数集計）など。

⑦一括処理業務：検査成績台帳発行など。

⑧オンライン検査業務：分析装置とのオンライン・リアルタイム処理，オンラインサンプルID入力・修正などの業務がある。

⑨システム管理業務：データバックアップ，マスターデータ保存（MO, CD-R, PDなど）を行う。

⑩報告業務：検査報告書発行，検査報告書再発行，検査速報発行（FAX送信etc.），時系列報告書発行，病院ホストへオーダサーバの送信など。

⑪外注検査業務：外部検査施設への検査依頼と結果の受け取り業務がある。外注依頼FD／オンライン，外注結果FD／オンラインなど。

(2) 細菌検査システム

①受付業務：一般細菌受付入力，抗菌細菌受付入力，前回依頼情報リスト表示，同系列材料での検索，感受性実施状況表示，倍地用ラベル（バーコード）出力，依頼情報に基づき出力枚数を自動認識，結果入力，バーコード検体呼び出し可能検査依頼入力，OCR入力，OMR入力，バーコード入力，オーダリングシステムとの接続などがある。

②検査業務：基本画面での検体単位での結果入力，（菌・感受性結果の時系列参照可能），一括入力（同一項目［複数］のリスト形式入力，分析機（同定，感受性，血液培等），オンライン進捗状況モニタリング表示などがある。

③報告業務：報告書発行（中間，最終，再発行），台帳発行など。

④問合せ業務：検査結果問合せ。
⑤統計業務：月報（日別，科別），科別項目集計（検体提出件数等），菌別集計（科，病棟，材料），感受性集計（累計百分率，グラフ），患者リスト出力（陽性者リスト），データFD出力（テキスト形式），同一患者の集計条件対応（材料，菌）などがある。
⑥システム管理業務：各マスター登録，データバックアップ／MO（年間データ／1枚）へ永久保存，保存データの呼び出し機能などがある。

(3) 病理検査システム

①受付業務：細胞検査依頼，組織検査依頼，迅速検査依頼，剖検検査依頼，各チェックリスト作成，標本ラベル作成（ラベル枚数は臓器マスター設定及びマニュアル指定）などがある。
②検査診断業務：細胞―診断・所見入力修正，組織―診断・所見入力修正，迅速―診断・所見入力修正，剖検―診断・所見入力修正，各報告書作成，各検査台帳作成などがある。
③検索業務：各検査個人データ検索，総合検査個人データ検索，臓器（材料）・診断検索など。
④統計業務：月次集計，科／病棟集計，組織臓器集計細胞材料集計，組織染色集計，細胞染色集計，複合条件など。
⑤その他業務：標本貸出管理サブシステム，各マスター追加修正処理など。

6.3 看護システム

看護システムは次のような機能を持つ。
①患者ケア情報の管理：患者の看護情報を入力し患者ケアに利用する。看護情報には，安静度，意識，入浴，清拭，看護度などがある。この情報は看護ワークシート（看護師の一日の作業表）として印刷することができる。
②管理報告書の出力：看護職員の勤務情報や患者の移動情報など病床運営の管理に利用する。
③看護職員情報管理：看護師の人事情報の管理を行う。
④看護師の勤務管理：看護師は通常3交代制であり，1ヶ月単位で勤務表を作成する。

6.4 薬剤システム

オーダエントリシステムで入力された処方オーダ情報は，薬剤システムや医事システムに転送される。医事システムに転送された情報は会計情報として医事システムにとりこまれ，外来では当日の会計計算に使用される。薬剤システムに転送された情報は，薬剤部のプリンターに処方箋として出力される。印刷された処方箋は内容について薬剤師が処方監査（一次監査）を行う。監査が終了すると，情報は薬袋印刷装置（コンピュータと連動して薬袋に薬剤名，用量，用法を印刷する装置）に送られ薬袋が印刷される。錠剤はコンピュータと連動して自動的に用量が識別され分包され

6.4 薬剤システム

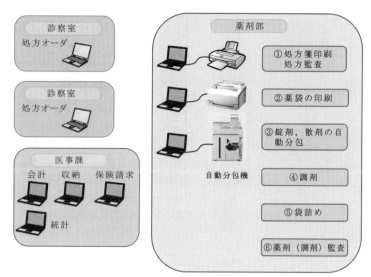

図 6.8 処方オーダの流れ

る。錠剤以外（散剤など）は調剤されて，薬袋に錠剤と併せて詰められる。最後に，袋詰めされた薬剤と処方箋と合致しているか薬剤監査（二次監査）を行う（図 6.8）。監査が終了すると，薬剤師は患者を窓口に呼び出し薬を渡す。患者を呼び出すのは，最近は LED（Light Emitting Diode）[42] よる電光掲示板を利用する病院が多い。掲示板はパソコンによって制御され，そのパソコンは薬剤システムと接続され，患者情報を受け取る。

処方オーダは，患者が診察室にいるときに情報が医事システムと薬剤部システムに転送され，会計計算と調剤に利用される。患者が会計窓口に来たときには，会計計算は終了しており，呼び出しに応じて収納行為を行えば良い状態となっている。また，薬局窓口に来たときも調剤が終了して薬ができあがっており，呼び出しに応じて薬を受けて取ればよい状態となっている。したがって，患者は待ち時間なしで，会計や薬を受け取ることができる（図 6.9）。

薬剤システムは，処方オーダから情報を得て，調剤行為を行うシステムであり，2.1 で述べた。薬剤システムの機能を整理すると以下となる。

①薬品管理システム：薬品の発注管理，入出庫管理，在庫管理など
②医事インタフェイス：医事会計データからの使用量の自動引き落とし
③オーダシステムインタフェイス：自動錠剤分包機接続，自動錠剤分包機に処方データを転送する，薬袋ラベル発行タックシールに薬袋貼付用のラベルを印刷する，薬袋印刷装置へ処方情報転送
④服薬情報発行：患者に渡される薬剤に関する説明文の印刷するプログラム
⑤処方監査支援：極量／投与日数／相互作用チェックなど

---

42 電流を流すと発光する半導体素子の一種であり，赤，緑，オレンジ，青色を発する。

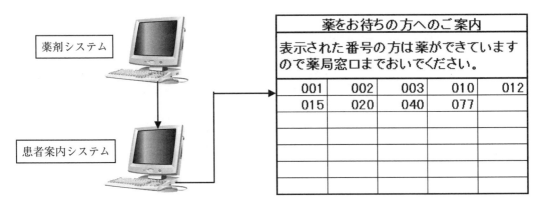

図6.9 薬剤システムと患者案内システム連携

6.5 給食システム

医師が病棟で食事箋をコンピュータに入力する。その情報は，給食システムに転送され，献立管理，食数管理，食札印刷などに利用される（図6.10）。また，医事システムにも転送され，入院会計に利用される。病院によっては，食事変更・食止め（手術や外出によって食事を一時停止するこ

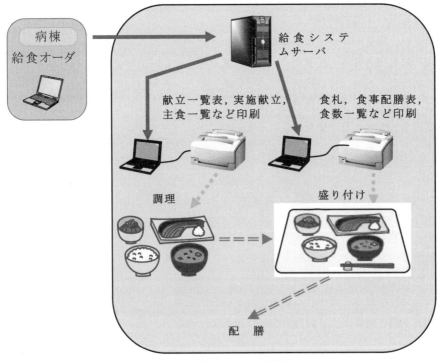

図6.10 給食システム概要

と）などは看護師の業務とされ，これらのオーダを看護師が行っている所もある。

オーダエントリシステム（病棟）より食事箋，食事変更，食事止めなどのオーダを取り込み，患者の食事を調理する。また，食材の管理を行う。

①食数管理：食事箋登録，食札作成，食数表作成，配膳表作成など
②献立管理：献立登録，献立一覧表，実施献立など
③材料管理：発注登録，入出庫登録，材料見積表など
④統計管理：月間給食数作成，栄養出納表作成，栄養状況表など
⑤栄養管理：栄養価算定処理，アミノ酸算定処理など
⑥マスタメンテナンス：各種マスタのメンテナンス
⑦栄養指導：基本情報登録，食事診断表，各種グラフ処理など
⑧他システム接続：属性取り込みなど

6.6 病歴システム

病棟カルテ（入院患者カルテ）の管理を行うシステムであり，病名や処置を ICD コードでコード化し管理するシステムである。

ICD はヨーロッパを中心に，1世紀以上の長い年月をかけて開発され，活用範囲も徐々に拡大した。米国では1970年代，ICD をベースに DRG[43] がつくられている。現在，各国で主に使用されているコードブック（＝標準コードリスト）には，ICD-9 と ICD-10 とがある。これらは，国際死因リスト（Bertillon 分類）として1893年に作成された国際疾病分類のシリーズ第9回と第10回修正版である。先に出版された ICD-9 には，疾病分類の他に付録として簡単な処置分類が用意されている。最新の ICD-10 では疾病分類をさらに医学検査あるいは保険請求などにも応用可能にするため大幅な修正が加えられている。しかし，処置コードが含まれていないため，米国では ICD-9 に一定の修正を加えて疾病コードと処置コードが一つのセットとなった ICD-9-CM を作成し，これを DRG／PPS[44] に利用している。ICD は，分類の国際統一を図るため1900年に初めて作成され，その後は10年ごとに，定期的に改訂されている。現在，その改訂出版は WHO（世界保健機関）が行い，1979年に第9回修正国際疾病分類（ICD-9），1994年に第10回修正国際疾病分類（ICD-10）を出版しているが，加盟各国はこのいずれかの分類を使用している。ICD-9 は，疾病を解剖学的，病態生理学的特性に基づき3桁または4桁の数字で分類している。基本分類は3桁

---

[43] DRG（Diagnosis Related Group）は，国際疾病分類で述べられている1万以上ある病名を，患者への治療の内容により分類した手法で，分類ごとの治療に要した労力や薬剤，医療材料，入院日数，コスト等，病院経営の方法論である。

[44] PPS（包括支払方式：Prospective Payment System）とは，実際の診療経費にかかわらず，一定の診断名や状態に対してのひとまとまりの医療行為に一定の診療費が支払われることをいう。

分類項（001-999）で構成されている（表）。これは主分類と呼ばれ，17章の大分類項目からなる。第1〜3章は全身病についての疾患，第11章を除く第4〜13章は解剖学的系統別の疾患，第11章および第14・15章は分娩・奇形・新生児疾患，第16章は症状・徴候・診断名不明確の状態，そして第17章は損傷・中毒の順に分類されている。これら3桁分類項は，疾病の発生頻度，重要性などに基づいてつくられたものである。しかも，詳細不明やその他の病名も分類項枠内で分類できるようにしてある。また内容をさらに詳しく表すため，4桁細分類を使用している。例えば，急性骨髄炎を分類コードで表した場合，図6.11のようになる。上記の例の3桁コード730は，ICD-9の第13章―筋骨格系および結合組織の疾患に使用しているコード710から739の中の骨髄炎を意味するものである。これに4桁目の数字0を追加することにより，「骨髄炎でかつ急性」というように，より詳しく説明している。この4桁細分類は，3桁分類項のタイトルと組み合わされて，初めて一つの病態を表すことができるようになっている。ICD-9では，こうした分類項は約7,000項目あるといわれている。

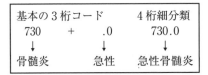

図6.11 ICDコード例

6.7 放射線情報システム

放射線情報システムには文字情報を扱うRIS（Radiology Information System）画像情報を扱うPACS（Picture Archiving and Communication System）がある。比較的導入が容易であるRISのみ稼働している病院が多いが，広義の電子カルテシステムの導入のためにはPACSが必須である。

6.7.1 RIS

RISは放射線検査で扱う文字情報（検査依頼情報，読影結果，検査実施情報，資材情報など）を処理するシステムであり，オーダリングシステムと連携し，以下のような機能を持つ。

①患者受付

　　放射線オーダがオーダエントリシステムに入力されると，放射線部門システムに依頼情報として転送される。転送された患者情報をもとに受付処理を行うことができる。

②実施会計入力

　　受付で入力された実施データが医事システムに送信される。

③照射記録管理

④予約調整登録

⑤統計処理

6.7 放射線情報システム

⑥フィルム管理
⑦核医学薬剤管理
⑧治療計画
⑨フィルム袋ラベル出力
⑩物品請求オーダ
⑪各種撮影機器接続

・患者を放射線部受付で受け付けると，各撮影室端末に受け付けたという情報が転送される。
・撮影時には受付患者情報（患者ID，患者名，検査オーダ番号など）が各撮影室端末から各モダリティ（放射線機器）に転送される。これにより患者IDや患者名入力の省力化や入力ミスを防止することができる。
・撮影画像（MPEG画像）は，逐次，参照画像サーバに転送され，この画像をオーダエントリシステムから参照することが可能となる。

オーダエントリシステムよりオーダされた情報は，放射線部門システムに依頼情報として転送される。最初に患者受付で利用され，受付が終了すると，各撮影室端末や各モダリティ（放射線機器）に受け付けたという情報が転送される。撮影時には，受付情報により，患者ID・患者名入力の省力化を行うことができることや，入力ミスを防ぐことができる。受付や撮影室端末での実施情報は医事システムに転送され，会計情報として利用される。その他の機能として，撮影時の撮影枚数や放射線照射量等を撮影実績として管理する照射記録管理，撮影フィルムの貸出管理，フィルムラベルやフィルム袋のラベル出力などがある。

6.7.2 PACS

RISは放射線検査で扱う文字情報（検査依頼情報，読影結果，検査実施情報，資材情報など）を処理するシステムであるが，放射線検査では画像というもう一つの情報を処理している。この画像を蓄積し・ネットワークを介して種々の部署に転送し利用する放射線情報システムをPACS（Picture Archiving and Communication System）という。PACSは画像を保存するだけでなく，Communicationという単語に示される通り，「通信，伝送」の概念を持つ。この点において，ネットワークでの伝送機能を持たないスタンドアロンのファイリングシステムとは区別される。

医用の分野では各検査装置から得られる画像情報の取扱い方に標準が無く，相互接続ということができなかったため効率的な情報の共有化が図れていなかった。しかし，厚生労働省から医用画像の電子保存について通知され医用画像の電子化の道が示されたことと，コンピュータを含めたネットワーク技術の著しい進歩により医用画像も共通利用の対象となってきた。その具体的な共通化の一つにDICOM規格がある。

DICOMとは「Digital Imaging and Communications in Medicine」の略称で，ACR-NEMA[45]（American College of Radiology—National Electrical Manufacturers Association）によって定められた医療画像機器のためのネットワーク規格である。その目的は，医療画像機器をメーカや機種

の違いを問わず接続し，各種の診断画像とその付随情報を相互に交換するものである．また，HIS／RIS との連携によるシステム構築への考慮もされている．

　1970 年代の CT 実用化とその後の MRI や DSA（Digital Subtraction Angiography）[46] などの登場によって，画像診断はディジタル画像処理の時代を迎えた．最初の頃の画像処理の課題は機器の性能向上であり，メーカや機種間の互換性にはほとんど関心が払われていなかった．その後，放射線ディジタル機器は急速に普及し，各機器の間で画像を共通利用することの必要性が認識されるようになったが，接続のための標準規格が存在していなかったことから以下のような問題が発生した．

・接続のための独自の開発が必要となり，期間と費用が必要となる
・独自の開発であるがため，機器の更新やシステムの拡張時には再度設計が要求される
・制約事項が多く機器の自由な選択や組合せができない

　このような問題に対処するため，1983 年に ACR（北米放射線学会）と NEMA（電気工業会）は，医療におけるディジタル画像と通信に関する規格を作成するための共同委員会を結成した．1985 年，委員会は最初の規格として ACR-NEMA300-1985（Ver. 1.0）を作成し，続いて 1988 年には Ver. 1.0 の加筆修正版として ACR-NEMA300-1988（Ver. 2.0）を発表した．これらの規格の制定により，一対一の機器同士を接続し通信させる方法が標準化されたが，さらに複数台のコンピュータを接続するネットワーク通信の要求に合わせて委員会は新しい規格を作成し，1993 年の RSNA（Radiological Society of North America／北米放射線学会）において承認された．この新しい規格は，従来規格と設計思想が根本的に異なるため ACR-NEMA（Ver. 3.0）とは呼ばず，「DICOM」と名付けられた．

　DICOM 規格の特徴は以下である．

①ネットワークのための規格

　　従来の ACR-NEMA 規格は主に一対一の通信規格であったのに対し，直接ネットワークへ接続できる規格として開発されている．

②既存の通信規格の使用が可能

　　OSI 参照モデルに準じる形で通信プロトコルを定めているので，一般的な標準ネットワーク規格をそのまま用いて通信することができる．

③オブジェクト指向による曖昧さの排除

　　DICOM では，「オブジェクト指向（object oriented）[47]」の概念が採用され，扱われるすべ

45　米国電子機器工業会と北米放射線学会の共同により医療診断画像ネットワーク規格制定のために作られた委員会のこと．

46　造影剤を注入する前に撮影された画像（マスク画像）と注入後に撮影された画像（コントラスト画像）の間で画像間減算処理（時間差分処理）を行うことにより，血管以外の骨や臓器を消去して，血管だけの画像を得る方法．

47　プログラムコードとそれに付随するデータをひとまとまりの単位として管理し，プログラムの論理的な構造化を図るプログラミング技法のこと．

ての医用情報の構造が細部に渡って明確に定義されている。

④コンフォーマンス・ステートメント（適合性宣言）

　放射線機器を「DICOM 対応」とする場合，DICOM の様々な機能のうちどの部分に対応できるのか，製造者はそのサポート範囲について明確に宣言するよう求められる。

⑤可搬電子媒体を利用したオフライン通信が可能

　DICOM はネットワーク通信だけでなく CD などの電子媒体へ画像データを記録するときの内容についても定めているので，ネットワーク画像利用だけでなく電子媒体を使ったオフラインでの利用も可能である。

以上のように DICOM 規格に準じた放射線機器をネットワーク上で配置して，RIS と連携することで総合的な放射線情報システムを構築することができる。また，HIS と連携して，特にオーダリングシステムとの連携により，診察室で放射線画像を参照することが可能となり，効果的な診療支援を行うことが可能となる（図 6.12）。

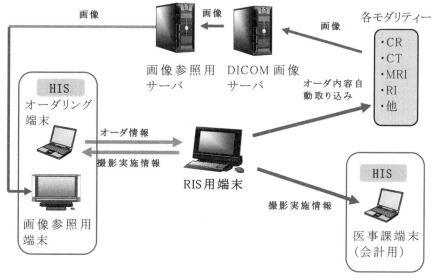

図 6.12　放射線情報システム構成例

6.8　物品管理システム（SPD システム）

SPD システム（Supply Processing Distribution）は，物品管理の供給，加工，在庫による物流管理を中央化することにより，物品を柔軟かつ円滑に管理しようとするシステムである（図 6.13）。近年，病院を取り巻く環境は厳しさを増し，経営の合理化を始めとする積極的な体質改善が重要な課題である。SPD システムの導入は，従来の診療材料・薬品等の管理機構に対し合理化を行い効率的な経営化を達成させるのが狙いである。現状，診療材料・薬品等の品数は数万点を超

えているといわれているが，病院内でこの管理を人の手で行い経営の合理化に結びつけることは不可能に近い。

医事システムは病院の収入につながる重要なシステムであり，SPDシステムは支出につながるシステムであり，収支を把握して病院原価管理を行う上では欠かせないシステムである。病院におけるSPDシステムとは，各需要部署の要求に応じて，診療行為に使用する薬品，診療材料から，ボールペン，消しゴムなど事務用品に至る物品までを供給するシステムをいう。ここで，この節では，「物流に関して需要のみを持つ組織を'部署'」，「供給の役割をも合わせ持つ組織を'部門'」と呼ぶことにする。SPDシステム構築の目的には，各部署からの請求に対する正確・迅速な物品の供給，各部署における請求等の物品管理業務負荷の軽減，物品の一元管理による総在庫量の圧縮，医事請求漏れの防止などがある。

SPDシステムが導入される以前の多くの病院では，資材部と称する治療材料や文具などを管理する部門があり，部署に供給を行っていた。また，薬剤は薬剤部での管理となっているところがほとんどであった。また，物品の搬送も統一されてなく，請求部署スタッフが資材部に取りに行く場合や資材部スタッフが届けるなどのケースがあった。このように，各所で物品の管理や搬送をばらばらに行っていることから，物品の一元管理ができず正確・迅速な経営的データの把握を困難にし

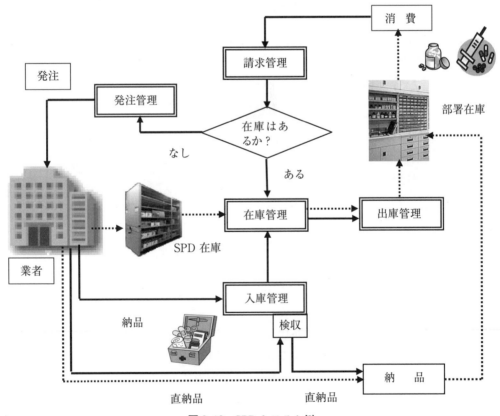

図6.13 SPDシステム例

6.8 物品管理システム（SPDシステム）

ていた．

①請求管理

物品管理システムとの比較において総合物流システムの持つ最も大きな違いは，請求情報を管理することである．各部署の請求内容は部門側で一括管理し，例えば一定時間に受付の打ち切り実施することにより出庫処理の対象とし，出庫完了をもって在庫情報から減数する．請求管理は，

　　部署ごとの請求登録情報管理
　　出庫待ちの請求情報管理
　　在庫不足等の理由による未出庫請求情報管理

などの機能がある．

②発注管理

SPDにおける発注管理は，物品管理の場合とほぼ同様であるが，病棟などに直接納品する場合は，納品部署を指定する機能も持つ．また，指定期日を過ぎても未納となっている物品に対しては，業者に対して催促する機能を持つものもある．物品管理システムにおける発注機能は，単に倉庫内の在庫が発注点に達しているかによって管理されるが，SPDシステムでは，納品時に予定される出庫先の部署の特殊性，要求の緊急度等も含めて管理する機能がある．

③入庫管理（納品管理）

病院で購入する物品は，薬品のように緊急性があるものから，文房具や印紙類のように比較的納期の長いものまであり，納品時期の管理機能も有する．

④出庫管理

出庫管理はSPD部門から消費部門（病棟，手術室，外来処置室，薬剤部などに）払い出す物品の情報を物品，部署単位に管理する．例えば，病棟倉庫で在庫管理されている物品が不足した場合，自動的に出庫表が出力されるので，その指示に従って物品を病棟倉庫に搬出する．出庫した数量はSPD倉庫在庫量から差し引かれる．病棟など倉庫において在庫を持つ物品は，各棚から出庫する物品ごとの総量や，それを払い出し先ごとに分ける「部署小分け」と称する作業のための情報を管理する機能を持つ．SPDシステムの出庫管理は，物品管理システムと異なり，受け付けられている請求情報との比較において部署ごとの出庫待ちの情報も管理し，システムは出庫先の部署に対する院内搬送にかかわる各種情報も必要に応じて提供する機能も持つ．

⑤在庫管理

SPDの倉庫や各部門・部署に保管されている物品の在庫数の管理を行う業務である．このシステムは，発注，納品，出庫管理と連動している．またコンピュータで把握している物品数量（理論値）と実際の数量（実測値）が合致しなくなることがあるので，定期的にその確認作業（棚卸し）を行う必要がある．

第7章
地域連携システム・医療を支えるシステム

　第7章では，地域医療連携システム，介護保険制度関連，調剤薬局，スマートフォンの利用について説明する。
　地域医療連携では，医療機関の機能分化，地域医療連携システム，地域連携クリニカルパスなどについて説明する。介護保険制度関連では，介護保険制度の概要，介護情報システム，訪問看護業務支援システムなどについて説明する。調剤薬局では，医薬品の基礎知識，お薬手帳などについて説明し，さらに，胃内視鏡検査患者の診療エピソードと連携する内容で，院外処方箋から薬剤を提供するまでの調剤薬局の様子を説明する。

7.1 地域医療連携システム

7.1.1 医療機能分化

　医療機関の役割分担の明確化や連携の促進を行うために，特定機能病院や地域医療支援病院が制度化・創設されてきた。特定機能病院には，高度医療の提供，開発，評価，研修を行う機能が求められている。さらに，400床以上の病床を有し，他の病院・診療所からの紹介患者に医療を提供するなどの要件を満たす病院である。地域医療支援病院制度は，地域医療の充実を図り，医療機関相互の機能分担・機能連携を進めることに重点がおかれている。地域医療支援病院には，200床以上の病床を有し，紹介患者に対する医療を提供することや救急医療を提供することが求められている。
　医療サービス提供という点から考察すると，特定機能病院や地域医療支援病院などの病院で提供される急性期患者に対する医療と，診療所などで提供される慢性期患者に対する医療とでは，異なる点が多い。急性期の医療は，"疾患中心"の"集中的医療"といえる。慢性期の医療は，"患者中心"の"分散的医療"といえる。
　急性期の医療では，救命や治癒に重点がおかれ，短期間に集中的な医療サービスが提供され，その内容は疾患の種類により大きく異なる。時間的粒度は，"時"，"日"である。診療ガイドライン

に準拠して提供されることが多く，代表的な疾患に対してはクリニカルパスが用意されている．クリニカルパスの適用にあたっては，患者の状態を考慮し標準的なパスを調整しながら適用する．

慢性期の医療では，複数の疾患に罹患している患者が多く長期間にわたり継続的な病状の評価が必要であり，患者の病状に見合った（リスクに見合った）医療が分散的に提供される．疾患を治癒させることだけでなく，状態悪化を防ぐこと，安定的状態に保つことなども重要である．時間的粒度は，"月"，"年"である．合併症の予防や日常の生活の管理・指導も重要であり，患者ごとの診療計画の策定が，効率的医療の点から有効となる．

7.1.2 地域連携ネットワーク

地域医療連携では，医療機関などの境界を越えて，医療・福祉の切れ目のない連携を実現することになる．情報ネットワークを活用した病院・診療所間の情報連携による疾病管理や，医療・介護サービスの質の向上が期待される．これを実現するためには，地域連携ネットワークを継続的・安定的に運営することが課題となる．

医療情報の電子化・標準化に向けたシステムに，平成18年度厚生労働省が開始した「厚生労働省電子的診療情報交換推進事業」（SS-MIX：Standardized Structured Medical Information eXchange）がある（図7.1）．これは，すべての医療機関を対象とした医療情報の交換・共有による医療の質の向上を目的としている．病院でのSS-MIXの利用には，標準化ストレージの利用や診療情報提供CDの発行などがある．標準化ストレージは，病院情報システムからHL-7の形式で送られる情報をアーカイブするものである．電子カルテ，オーダエントリ，臨床検査システム，放射線情報システム，PACSなどの医療情報を標準化された形式で標準化ストレージに格納・蓄積する．これにより，複数ベンダ間・複数システム間の相互運用性を高めることができる．診療情報提供CDの発行は，患者の求めに応じた診療情報を標準的な形式でCDで提供する機能である．

あじさいネットは，長崎県で運用されている地域医療連携ネットワークシステムである．地域に

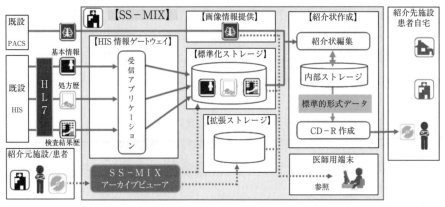

図 7.1 SS-MIX 概念図
出典：文献(5), p.1 より引用

発生する診療情報を，患者の同意のもと複数の医療機関で共有することで，各施設における検査，診断，治療内容，説明内容をその後の診療に活かすことができる地域医療連携ネットワークである。あじさいネットは平成16年に運用を開始し，平成28年4月現在の会員数約700名，情報提供病院数31医療機関，情報閲覧施設数約250医療機関，全登録患者数約52,000名に及んでいる。

患者は，拠点病院で受けた検査の結果，治療歴，服薬状況，CT・MRI画像などを，かかりつけ診療所・病院で詳細に説明を受けることができる。かかりつけ医は，拠点病院で受けた患者の検査結果などを参照し，病状・病歴をより正確に把握することができる。ただし，同意書を取得した患者のカルテのみが参照可能である。拠点病院は，かかりつけ医，薬局などとタイムリーに情報を共有することができる。ネットワークのセキュリティは，オンデマンド VPN（virtual private network）接続サービスを利用し，施設間暗号化通信を採用している。これにより，安全な診療情報の共有を実現している。

7.1.3 地域連携クリニカルパス

医療資源は限られており，医療の質や効率を改善するためには，医療機関の機能分化，それに伴う連携は必須要件である。一方，連携時に，急性期病院と回復期病院での情報共有（診療計画や診療結果）が不十分であると，患者を転院させるだけになってしまい，患者や家族の不安不満が大きくなってしまうことが，医療連携の課題の一つである。

そこで，連携医療の質と効率の向上と連携医療の標準化を進めることを目的として地域連携クリニカルパスが活用されている。地域連携クリニカルパスは，急性期病院から回復期病院を経て早期に自宅に帰れるような診療計画である（図7.2）。施設ごとの診療内容，治療経過，最終ゴールが診療計画として記述されている。診療にあたるすべての医療機関は，地域連携クリニカルパスを共有して使用し，それぞれの役割分担や，診療内容をあらかじめ患者に提示・説明する。これにより，患者は安心して医療を受けることができるようになる。回復期病院では，転院してくる患者の

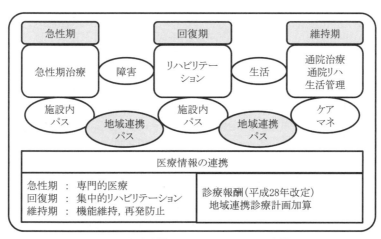

図7.2 地域連携クリニカルパスと医療機関

状態を把握できるため，受け入れ当初から，リハビリを開始できる。（受け入れ当初に必要であった状態観察期間が短縮・省略できる）。

地域連携クリニカルパスは，表7.1に示すような一方向型と双方型に分類できる。一方向型のクリニカルパスは，すごろく上がり型ともいわれる。急性期・回復期・維持期で異なる診療チームを繋ぐパスであり，大腿骨頸部骨折，脳卒中（在宅になれば循環型もある）などの診療で使用されている。双方向型は，循環型クリニカルパスともいわれる。かかりつけ医と専門病院が定期的に循環して診療するパスであり，糖尿病，がん術後，心筋梗塞 PCI 後などの診療で使用されている。

糖尿病患者に対する地域連携クリニカルパスは，診療の質を一定の水準に高めると同時に，患者が受診を継続しやすい医療体制の提供を目的として，多くの地域で実現されている。糖尿病の患者は，著しく増加している。そして，糖尿病患者が合併症を併発すると，QOL が低下してしまう。このため，診療所（かかりつけ医）で毎月，診察，血液検査，尿検査，指導，処方などを行い，基幹病院で年に1〜2回，合併症の精査，多職種による療養指導などを行うという病院と診療所の連携体制を実現している（図7.3）。

表7.1 地域連携クリニカルパスの種類

連携の形態	一方向型	双方向型
疾患の形態	順調にいけば回復	悪化・合併症のリスク
患者の状態	入院，在宅療養	日常生活
疾 患 名	脳卒中，大腿部頸部骨折	糖尿病，がん，心筋梗塞
連携の方向	一方向 急性期→回復期→在宅	双方向 専門病院 ⇔ かかりつけ医

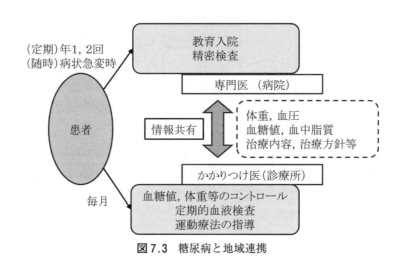

図7.3 糖尿病と地域連携

地域連携クリニカルパスは，電子化も進められている。電子化のメリットには，共有情報のデータベース化が可能になる，目標達成状況の分析が可能になる，連携パスの見直しが容易になる，連携の質と効率の向上につながる，などがあげられる。

また，生活習慣病領域のデータ集積では，効率的な医療情報の利活用を進めるために，日本医療情報学会，日本糖尿病学会，日本高血圧学会，日本腎臓学会などにより，糖尿病，高血圧症，CKD（慢性腎臓病）などのミニマム項目セットが策定されている。ミニマム項目セットは，診療，患者支援，健診などの点から検討し，共通する項目を定めたものである。表7.2には，糖尿病，高血圧症，CKD のミニマム項目セットの一部である疾患自己管理項目セットを示した。

表7.2 糖尿病・高血圧症・慢性腎臓病の疾患自己管理項目セット

項　目	糖尿病	高血圧症	CKD
身長	○	○	○
体重	○	○	○
収縮期血圧	○	○	○
拡張期血圧	○	○	○
総コレテロール	○	○	○
HDL コレステロール	○	○	○
喫煙	○	○	○
血清クレアチニン	○	○	○
尿蛋白	○	○	○
血糖	○	○	
糖尿病診断年齢	○		
HbA1c	○		
ALT	○		
網膜症	○		
高血圧診断年齢		○	
血清カリウム		○	
心電図異常		○	
CKD 診断年齢			○
血清アルブミン			○
血尿			○

7.2 介護保険制度と関連システム

7.2.1 介護保険制度と地域包括ケアシステム

高齢化の進展にともない，寝たきりや認知症などの介護を必要とする高齢者が増加している。さ

らに，要介護者の重度化・長期化も進行し，同時に，核家族化，介護者の高齢化など，介護を支える家族の状況も変化してきている。このような状況において，平成12（2000）年4月から介護保険法が施行された。

介護保険制度の趣旨は，次の4点である。
①介護に対する社会的支援を構築し，家族等の介護者の負担軽減を図る
②高齢者の自立を支援する
③サービスを総合化し，利用者がサービスを選択できるようにする
④負担と給付の関係が明白な社会保険方式を採用する

介護保険制度の保険者は，国民に最も身近な行政単位である市町村である。被保険者は，40歳以上の者である。65歳以上の第1号被保険者と，40歳以上65歳未満の第2号被保険者とに区分される。介護保険からの給付は，第1号被保険者が要介護状態または要支援状態と判断された場合と，第2号保険者が特定の疾患に罹患し，要介護状態または要支援状態と判断された場合に行われる。要介護状態は要介護1～5の5段階，要支援状態は要支援1～2の2段階に区分される。

介護給付におけるサービスには，居宅サービス，地域密着型サービス，施設サービスがある。介護保険では，利用者が自らの意志に基づいて利用するサービスを選択することが基本になる。居宅サービスを利用する場合は，まず，居宅介護支援事業所に所属しているケアマネジャー（介護支援専門員）の支援を受け，居宅サービス計画（ケアプラン）を作成してもらう。施設サービス利用の場合は，施設の介護支援専門員が施設サービス計画（ケアプラン）を作成する。介護予防サービスを利用する場合は，地域包括支援センターにより，介護予防サービス計画（介護予防ケアプラン）が作成される。介護サービスのうち，居宅サービスのいくつかを表7.3に示す。表7.4には，地域密着型サービスのいくつかを示す。また，図7.4は，平成27年介護サービス施設・事業所調査の概要から，代表的な居宅サービスの要介護度別利用者数の構成割合をグラフにしたものである。

表7.3 居宅サービスの種類とその内容（一部）

	サービスの種類	サービスの内容
訪問	訪問介護（ホームヘルプ）	ホームヘルパーが居宅を訪問 食事，掃除，洗濯，買い物
	訪問入浴介護	（自宅)浴槽を持ちこんでの入浴
通所	通所介護（デイサービス）	（施設日帰）食事・入浴，機能訓練
	通所リハビリ（デイケア）	（病院／診療所日帰）心身の機能の回復
短期	短期入所生活介護（ショートステイ）	老人短期入所施設等に短期入所 食事，入浴，機能訓練
用具	福祉用具貸与	（自宅)福祉用具の貸与

7.2 介護保険制度と関連システム

表7.4 地域密着型サービスの種類と内容（一部）

サービスの種類	サービスの内容
定期巡回・随時対応型訪問介護看護	要介護高齢者の在宅生活を支えるために，日中・夜間を通じて，訪問介護と訪問看護が密接に連携しながら，短時間の定期旬間型訪問と随時の対応を行う
認知症対応型通所介護	居宅の認知症要介護者に，特別養護老人ホームや老人デイサービスセンターで，入浴・食事等の介護などの日常生活上の世話および機能訓練を行う
認知症対応型共同生活介護（グループホーム）	認知症の要介護者に対し，共同生活住居において，入浴・食事等の介護などの日常生活上の世話および機能訓練を行う

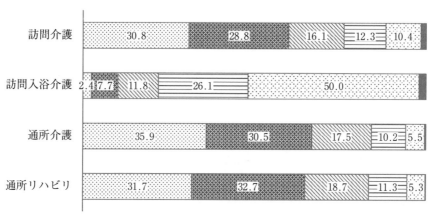

図7.4 要介護度別利用者数の構成割合（平成27年9月）
出典：文献(9)，p.8を参考にして作成

施設サービスとしては，介護老人福祉施設，介護老人保健施設，介護療養型医療施設，介護医療院（平成30年4月より）が提供されている（介護サービスについては，国民衛生の動向2017/2018による）。

今後，認知症高齢者の増加が見込まれており，厚生労働省は，重度要介護状態になっても住み慣れた地域で自分らしい暮らしを人生の最後まで続けることができるように，住まい・医療・介護・予防・生活支援が一体的に提供される地域包括ケアシステム（図7.5）の実現を目指している。また，地域包括ケアシステムでは，市町村や都道府県が，地域の自主性や主体性に基づき，地域の特性に応じて作り上げていくことが必要とされている。

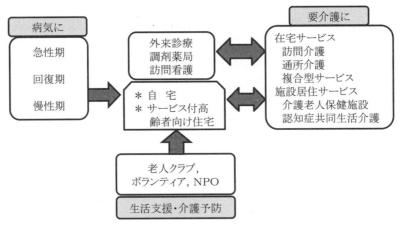

図7.5 地域包括ケアシステムの概要

7.2.2 介護情報システム

　介護保険サービスの提供事業者には，居宅介護支援事業者，居宅サービス事業者，施設サービス事業者，地域包括センターなど多様な形態がある。これらの事業者の業務を支援する情報システムの処理機能は，事業者により異なる機能が多い。しかしながら，共通事務処理として，介護保険請求業務などがある。介護給付費の請求は，毎月，国保連（国民健康保険中央会）に対して行う。平成29年3月現在では，インターネットを利用した請求が49％，インターネットを含むオンライン請求が85％になっている。

　居宅介護支援事業者では，ケアマネージャが居宅サービス計画（ケアプラン）を作成している。居宅介護支援事業所における情報システムでは，利用者管理（要介護認定情報等），利用者向け同意書の管理，サービス計画書（ケアプラン）の作成，サービス給付管理などの支援を行う。

　居宅サービス事業者では，ホームヘルプ，訪問入浴，デイサービス，通所リハビリなどのサービスを提供している。居宅サービス事業所における情報システムでは，利用者基本情報の管理，サービスの利用予定の管理（利用者ごと，月単位，日単位で管理），サービス利用の実績管理，リハビリテーション計画書の作成などの支援を行う。

　施設サービス事業者は，介護老人保健施設や介護老人福祉施設を運営している。施設サービス事業所における情報システムでは，利用者管理，サービス計画書（ケアプラン）の作成，施設の部屋管理，リハビリテーション計画書の作成，待機者情報の管理などの支援を行う。

7.2.3 訪問看護業務支援システム

　訪問看護は，看護職が自宅で療養している人を訪問し，健康状態を把握しての助言，日常生活の介助・指導（入浴，食事など），リハビリテーションの援助などを行うものである。訪問看護サービスは，主治医の訪問看護指示書に基づいて提供される。また，訪問看護サービスは，医療保険が

適用される場合と介護保険が適用される場合がある。

訪問看護業務支援システムの機能には，スケジュール管理や訪問看護記録作成などがある。スケジュール管理は，利用者へのサービス提供計画の作成，看護職のスケジュール作成，利用実績の管理などがある。

訪問看護の現場では，タブレットやスマートフォンなどが利用されている。これらのデバイスに入力された情報を看護記録と連動させることで，転記業務を削減できる。また，ケア中の写真を記録でき，主治医との情報共有が効果的に実現できる。過去の訪問履歴も容易に参照することができる。

7.2.4 介護関連システム

要介護度認定支援情報システムは，要介護度の一次判定を行うシステムである。要介護認定の申請があると，市町村は，最初に，高齢者の心身の状況調査を行い，さらに主治医の意見書を求める。次に，訪問調査の基本調査に基づくコンピュータ判定（一次判定）を行う。これを原案とし，市町村などに設置された介護認定審査会において，主治医の意見書，訪問調査の際の特記事項の情報を基に，最終判定（二次判定）を行う。これにより，非該当，要支援（1～2），要介護（1～5）のいずれかに認定する（図7.6）。

WAMネット（WAMNET：Welfare and Medical Service NETwork System）は，独立行政法人福祉医療機構が運営する福祉・保健・医療の総合情報サイトである。提供している内容は，政府・行政に関する情報，日常の介護業務に利用できる情報，高齢者福祉制度に関する情報などである。保健・福祉に関する業務ソフトウエアの製品情報も提供している。

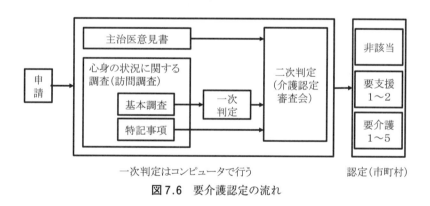

図7.6 要介護認定の流れ

7.3 遠隔医療・スマートフォンによる健康管理

7.3.1 遠隔医療

遠隔医療は，患者情報を伝送して，遠隔地から診断や支持などの医療行為や関連した行為を行う

ものである。遠隔医療には，医療機関間で実施するものと，医療機関と患者の間で実施するものがある。

医療機関間の遠隔医療の代表的なものに，遠隔放射線画像診断（テレラジオロジー）がある。テレラジオロジーは，CTやMRIなどの画像を，遠隔地の専門医に伝送して診断してもらうものである。また，テレパソロジー（遠隔病理診断）は，病理診断を遠隔地の専門医に依頼するものである。具体的には，組織標本をカメラ付顕微鏡で撮影し，その画像を伝送することで，診断を依頼する。

医療機関と患者の間で実施する遠隔医療には，直接の対面診療が困難である場合（離島やへき地の患者）や，病状が安定している慢性期の患者（在宅酸素療法を行っている患者，在宅糖尿病患者，在宅高血圧患者，在宅喘息患者など）に対する診療がある。

7.3.2 スマートフォンによる健康管理

平成28年の情報通信白書によれば，スマートフォンの世帯普及率は72.0%，パーソナルコンピュータの世帯普及率は76.8%である。また，使用者の心拍や活動量を計測し，心身の状態を把握できるデバイスも開発されている。このようなスマートフォンの普及，ウエアラブル端末の開発，無線通信環境の充実などで，個人で健康情報を管理することが可能になってきている。リストバンドなどのウエアラブル端末は，加速度センサなどを内蔵しており，歩数，移動距離，消費カロリーなどの「移動量」と，睡眠時間，睡眠サイクルなどの「睡眠」を計測推定することができる。ウエアラブル端末を使用したウエアラブルセンシングは，生活習慣病の予防，運動習慣維持の支援には有効である。さらに，これらのデータは，スマートフォンに転送し，表示・蓄積することができる。

スマートフォンを健康管理に利用する理由としては，
①毎日使用する機器である
②手軽に記録できる機器である
③個人的内容のデータをセキュリティ付で保管できる機器である
などがある。また，ランニングやウォーキングの状況を，SNSと連携して家族や友人と共有できるなどがある。

スマートフォンの健康管理アプリでは，体重，BMI，血圧，体温，食事内容，歩数，活動量，消費カロリーなどのデータを記録・管理することができる。利用者は健康の自己管理に役立てている。生活習慣病予備軍や生活習慣病患者を対象にした血圧や血糖値の自己管理を支援するアプリも提供されている。図7.7は，糖尿病予備軍や糖尿病患者のためのアプリの機能を表示したものである。食事管理のアプリでは，カロリーの計算だけでなく，栄養士のアドバイスを受けながら，バランスのとれた食事をサポートしている。疾患や薬剤の情報を簡単に検索できるアプリもある。

また，個人や家庭で使用されている体重体組成計，血圧計，歩数計，電子体温計などの健康管理機器には，データ通信機能を装備しているものが増えてきている。この通信機能を利用してパーソ

7.3 遠隔医療・スマートフォンによる健康管理

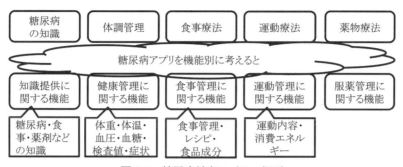

図 7.7 糖尿病対応アプリの概要

ナルコンピュータにデータを転送し，健康管理に役立てるソフトウエアも提供されている。

7.3.3 スマートフォンによる健康管理の実際

図7.8は，実際に稼働している医師の支援を伴った糖尿病などの生活習慣病患者自己管理システムの概要である。このシステムでは，患者はスマートフォンアプリを使用し，血糖値，血圧，体重などの記録や，食事の写真をクラウド（インターネット）上に蓄積する。血圧測定の結果などは，連携機能を有する機器であれば，スマートフォンに容易にデータ転送ができる。さらに，医療者や家族とデータを共有できる。医療者は，データが手入力されたものか，機器の連携機能で獲得したものかを区別できるようになっている。これにより，より正確なデータを利用して，療養指導がき

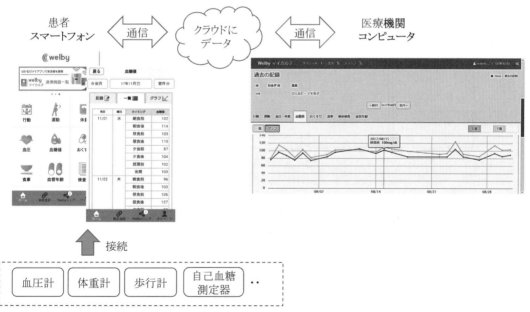

図 7.8 糖尿病患者自己管理システムでのスマートフォンの利用
（スマートフォン画面，コンピュータ画面の提供：株式会社ウェルビー）

るようになっている。(平成29年11月現在)。クラウド上では，家族や医療者などとデータを共有する以外に，データを様々な形式のグラフやリストにして管理するサービスなどが提供されている。

7.4 医薬品とお薬手帳

7.4.1 医薬品の分類

日本における医薬品は，医療用医薬品，要指導医薬品，一般用医薬品に分類することができる（図7.9）。医療用医薬品は，医師等による直接使用以外に，医師からの処方箋や指示などによって使用される。

要指導医薬品と一般用医薬品は，医療用医薬品と比較して危険性は相対的に低いと考えられており，一般の人々が薬局などで購入し，自らの判断で使用される。要指導医薬品は，処方薬から転換して間もない薬品であり，その購入に医師の処方箋は必要としないが，販売時に薬剤師の対面での情報提供が義務づけられている医薬品である。一般用医薬品は，リスクの高い順に，第1類医薬品（一部の胃薬など），第2類医薬品（かぜ薬，胃腸薬など），第3類医薬品に分類される。一般用医薬品の販売に当たっては，薬剤師または登録販売者が，購入者へ適正使用のための必要な情報を提供することが義務づけられている。特にリスクの高い第1類医薬品の販売に当たっては，薬剤師による情報提供が義務づけられている。販売側が一定の条件を満たせば，インターネットを利用した販売も可能である。薬局・薬店のカウンター越しに手渡されることもあるため，Over the Counterdrug を略して OTC 薬と呼ばれることもある。

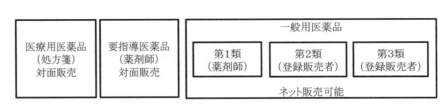

図7.9 医薬品の分類

7.4.2 医療用医薬品

医薬品は，その使用目的により，薬効に分類される。薬剤によっては複数の薬効に分類されるものもある。国内で使用されている**薬効分類**（standard commodity classification of drugs）コードは，87で始まる5ケタないし6ケタのコードである。医療用医薬品の効能・効果は，「胃炎」などの診断疾患名で示されている。

医療用医薬品の名称には，**一般名**と**商品名**がある。一般名は，薬の主成分のことであり，WHO

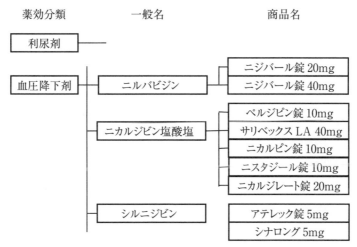

図 7.10 一般名と商品名

に登録された国際一般名（INN：International Nonproprietary Name）と日本で使用されている医薬品名称調査会承認名（JAN：Japanese Accepted Name）がある．図7.10は，薬効分類，一般名，商品名の関係を表している．医療機関では，医療用医薬品の情報を得るために，一般名で整理した書籍が多く使われている．医療用医薬品の一般名（成分）は3400を超えている．商品名は，一つひとつの薬に製薬会社がつけた名称である．医療用医薬品（内用薬，注射薬，外用薬）の商品名は20000品目を超えている．例えば，「ロキソニン」という名称で販売されている鎮痛剤がある．「ロキソニン」は，製薬会社が付けた商品名である．この薬の主成分は「ロキソプロフェン」であり，一般名も「ロキソプロフェン」である．

製薬会社には，医療用医薬品添付文書（**添付文書**）を医薬品情報として，薬の個々の包装に添付することが義務づけられている．添付文書には，薬効分類名，一般名，販売名，禁忌，効能・効果，適応，剤形，用法・用量，薬効薬理，使用上の注意（相互作用（併用禁忌，併用注意），副作用，高齢者への投与）などが，厚生労働省が決めた記載要領に従い，優先順位を定め同じスタイル・同じ表現方法で記載されている．**警告**は，致死的な副作用，きわめて重篤な副作用，副作用の結果きわめて重大な事故につながる可能性があるなど，特に注意を喚起する必要がある場合に記載される．見落とすことがないように，添付文書の本文の冒頭に，赤字，赤枠で記載されている．禁忌には，使用すべきではない患者の状態（症状，原疾患，合併症，既往歴，家族歴，体質など）や併用薬剤が明記されている．**禁忌**は，患者の症状，原疾患，合併症，既往歴，家族歴，体質，併用薬剤等からみて投与すべきでない患者について記載される．例えば，卵白由来の蛋白質を含有する薬剤では卵白アレルギーの患者，抗コリン作用のある薬剤では緑内障や前立腺肥大のある患者など，β遮断作用のある薬剤では気管支喘息のある患者などが禁忌となる．また，年齢によって禁忌となる薬剤もある．医薬品の**副作用**には，薬理作用による副作用と，アレルギーによる副作用がある．複数の医薬品を併用した場合や，特定の食品と同時に服用した場合に，医薬品の作用が増強さ

れたり，減弱したりする相互作用が生じることがある。**剤形**は，錠剤，散剤，カプセル，坐剤などの医薬品の形態のことである。散剤は，粉末状の薬であり，溶けやすいため，効果が早く現れる特徴を持っている。顆粒剤は，散剤より粒が大きく，粒がそろっている。においや苦みを抑えたり，薬が溶ける時間を調節したりするために，表面加工がされていることもある。この他，舌下錠，徐放錠などがある。

　先発医薬品は，新しい効能や剤形の医薬品として開発・承認されたものである。この研究開発には，有効性や安全性の証明などに多大な時間と費用を要する。このため，医療用医薬品の薬価は国が決めるが，研究開発費用が価格に含まれており，先発医薬品の価格は高くなる。また，先発医薬品は承認後20～25年間，特許により，独占的な販売ができる。**後発医薬品（ジェネリック医薬品）**は，先発医薬品の特許が切れた後，他の製薬会社が同じ成分，同様な製造方法で製造販売しているものである。したがって，研究開発の時間・費用は先発医薬品と比較して小さなものとなっている。このため，安価に提供することができ，医療費の負担軽減に効果がある。

7.4.3　お薬手帳

　お薬手帳は，複数の病院や診療所などの医療機関から処方された薬の情報（薬歴），患者のアレルギー歴や副作用の経験の有無などを経時的に記録するための個人用の手帳である。お薬手帳を使用すると，患者は，薬に関する情報を1冊にまとめることができる。現在服用中の薬だけでなく，過去に使用した薬の情報が手帳に記録されているので，いつでも自身で薬に関する情報を容易に確認することができる。さらに，診察や調剤を受ける際に，医師や薬剤師にお薬手帳を提示することで，同一薬剤の処方，アレルギー歴や副作用歴の確認，併用禁忌の薬剤の処方状況などを，医師や薬剤師が確認できる（図7.11）。お薬手帳に薬の服用状況を記録しておくと，自然災害などにより継続的に服用している薬剤を紛失したとき，旅行先で病気になったとき，救急のときなどに，日常服用している薬剤を正確に伝えることもできる。

　電子お薬手帳は，紙のお薬手帳の電子版である。電子お薬手帳は，利用者のスマートフォンなど

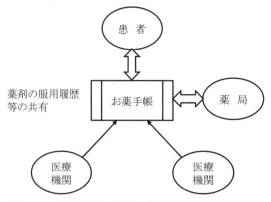

図7.11　お薬手帳と患者，薬局，医療機関の関係

に，薬の情報を保管し，紙のお薬手帳と同様に活用するために作られたものである。さらに，電子版では，服用中の薬の情報をただちに取り出すことができ，重複投与や相互作用のチェックが容易にできる。災害・緊急時では，薬の情報がスマートフォンに保存されているので，服薬中の薬の情報を正確に知ることができる。さらに，情報をクラウドにすることで，多様な利用形態も期待されている。スマートフォンと連携しているので，飲み忘れ防止アラーム機能を装備するなど，紙のお薬手帳には無い機能も提供されている。

7.5 調剤薬局システム

7.5.1 調剤薬局と処方医

　医薬分業は，複数の医療機関からの薬剤投与により結果的に重複投与となり，それが原因で副作用が生じることを防止する患者メリットや，医療費抑制などを目的として，1974年から進められている。2016年度の医薬分業率は，71.7%になっている。現在では，地域包括ケアシステム構築において，調剤薬局・薬剤師による服薬状況の継続的な把握が期待されている。具体的には，重複投与・相互作用の防止，残薬管理などがある。さらに，かかりつけ薬局として，在宅患者のニーズに対応することなども求められてきている。

　調剤薬局の薬剤師は，処方医が発行した処方箋に基づいて調剤する。処方箋中に疑問な点や不明な点（相互作用，複投与，副作用歴，アレルギー歴など）がある場合は，疑義照会（処方医への問合せ）を行う。さらに，患者の体調，服薬状況，要望，指導内容などを長期（数ヶ月～約1年）にわたって観察し，薬剤師の立場から薬物療法の効果や状況を服薬情報提供書にまとめ，医師に伝えることもある（図7.12）。

　外来患者が医療機関から発行された処方箋に基づいて薬剤を調剤薬局から受け取る大まかな手順は，次のようになる。

　①処方箋，お薬手帳の受付
　②監査（患者検索画面，データ入力画面，薬歴管理画面）
　③調剤
　④服薬指導（薬剤情報提供書の印刷）
　⑤薬剤受け渡し（会計処理）

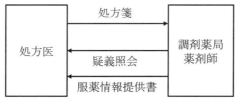

図7.12 処方医と薬剤師間の情報の流れ

調剤薬局の業務支援を目的とするシステムでは，患者基本情報の管理，処方箋入力，薬歴管理，服薬指導支援，調剤報酬請求などを提供している。

7.5.2 調剤薬局システムの実際

ここでは，調剤エピソードと調剤薬局システムの関係を，株式会社 EM システムズの調剤薬局システム Recepty NEXT の機能や画面サンプルを使用して説明する。

(1) **調剤エピソード**

この調剤エピソードは，「5.5.1 胃内視鏡検査の患者の場合」の診療エピソードと連続したエピソードになっている。

花田雄一は，平成 29 年（2017 年）3 月 21 日に「わたらせ診療所」で発行された院外処方箋とお薬手帳を持って「きたしん薬局」に行く。

院外処方箋
 患者氏名 花田雄一 昭和 34 年 2 月 26 日生まれ
 保険医療機関 わたらせ診療所
 保険医   田中のぼる
 処方箋発行日 平成 29 年（2017 年）3 月 21 日
調剤薬局
 薬局名   きたしん薬局
 薬剤師   吉井まゆみ

雄一は，吉井薬剤師から，他に薬は飲んでいるか，アレルギーはあるか，後発品を使用する意思はあるか，などの質問をされた。

 受け取った薬剤 ツムラ六君子湯エキス顆粒 7.5g 30 袋
         1 日 3 回毎食前 10 日分
         イトプリド塩酸塩錠 50mg 30 錠
         1 日 3 回毎食後 10 日分
 お薬手帳   処方された薬剤のシールが貼付されていた
 薬剤情報提供書 本日の薬剤の薬剤情報提供書をもらう

また，雄一は，薬の副作用や，症状が落ち着くまで時間がかかる，などの説明を受けた。

(2)　3 月 21 日の調剤

花田雄一は，きたしん薬局を訪れ，わたらせ診療所で発行された院外処方箋（図 7.13）を院外処方箋，お薬手帳，被保険者証を薬剤師吉井まゆみに渡す。吉井薬剤師は，被保険者証を確認した後，患者検索を行う。新規の場合は，問診表を書いてもらい患者登録を行う。システム中の患者情報を呼び出すと，図 7.14 のような画面表示となる。

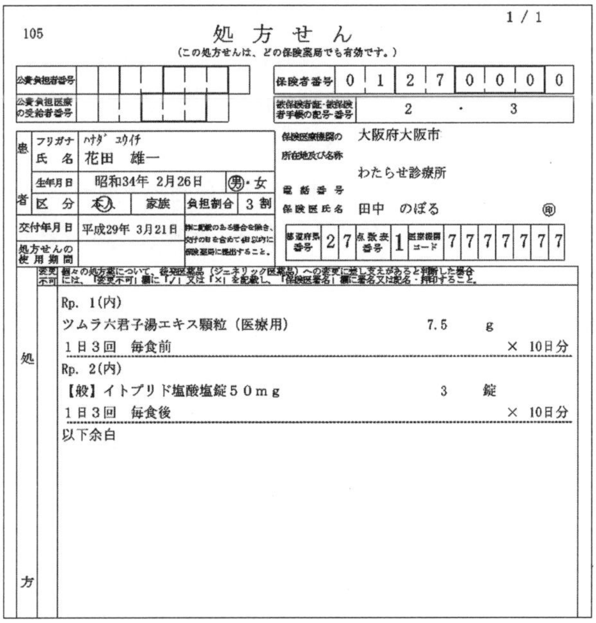

105　処方せん　1 / 1
（この処方せんは、どの保険薬局でも有効です。）

公費負担者番号
公費負担医療の受給者番号
保険者番号　0 1 2 7 0 0 0 0
被保険者証・被保険者手帳の記号・番号　2 ・ 3

患者
フリガナ　ﾊﾅﾀﾞ ﾕｳｲﾁ
氏名　花田　雄一
生年月日　昭和34年 2月26日　男・女
区分　本人　家族　負担割合　3 割

保険医療機関の所在地及び名称　大阪府大阪市
わたらせ診療所
電話番号
保険医氏名　田中　のぼる　㊞

交付年月日　平成29年 3月21日
処方せんの使用期間
都道府県番号　2 7　点数表番号　1　医療機関コード　7 7 7 7 7 7 7

処方
変更不可　個々の処方薬について，後発医薬品（ジェネリック医薬品）への変更に差し支えがあると判断した場合には，「変更不可」欄に「✓」又は「×」を記載し，「保険医署名」欄に署名又は記名・押印すること。
Rp. 1(内)
ツムラ六君子湯エキス顆粒（医療用）　7.5　g
1 日 3 回　毎食前　× 10日分
Rp. 2(内)
【般】イトプリド塩酸塩錠５０ｍｇ　3　錠
1 日 3 回　毎食後　× 10日分
以下余白

図 7.13　院外処方箋

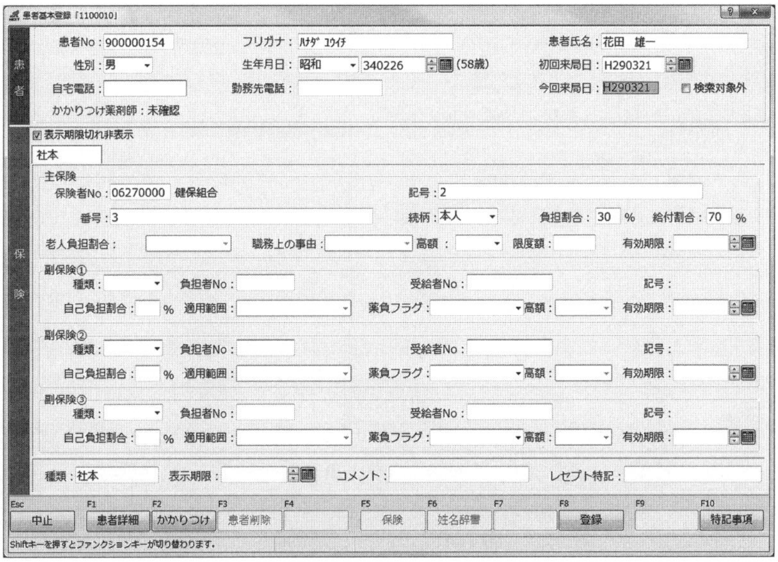

図 7.14　患者情報画面

吉井薬剤師は，処方内容のデータを入力する。入力方法には，薬剤ごとに入力する方法や，処方箋に印刷されている2次元バーコードを読み取って入力する方法などがある。図7.15は処方入力の画面である。院外処方箋では，多くの場合，薬剤名は一般名で記載されている。雄一の処方箋に記載されている「イプシリド塩酸塩錠」も一般名である。その先発医薬品は「ガトナン錠」であり，後発医薬品には「イプシリド塩酸塩錠（サワイ）」，「イプシリド塩酸塩錠（日医工）」などがある。通常，薬剤師は，お薬手帳の内容や患者とのコミュニケーションの状況などから，処方箋記載内容，服薬状況，残薬状況，他医療機関からの処方状況，要指導医薬品や一般用医薬品を含む併用状況等の確認を行う。さらに，患者の後発医薬品使用の意向も確認する。また，薬剤師は必要に応じて，医師に疑義照会を行い，処方内容を確認する。

図7.16は，薬歴管理画面であり，併用薬の確認や服薬指導を行うことができる。この画面では，患者とのやり取りをSOAP形式で記録する。吉井薬剤師は，S（患者の訴え）の欄に，花粉症のアレルギーがあることや，後発品を希望することなどを入力した。また，A（アセスメント）の欄には，副作用の説明をしたことなどを入力した。また，保険証確認欄などにチェックを入れた。

吉井薬剤師は，調剤薬を雄一に渡す前に，分包数の確認や異物等の混入の確認などを行った。最後に，服薬に関わる飲み合わせや副作用などの注意事項を伝え，薬剤情報提供書と印刷したシール（図7.17）を貼付したお薬手帳を薬剤とともに雄一に手渡した。

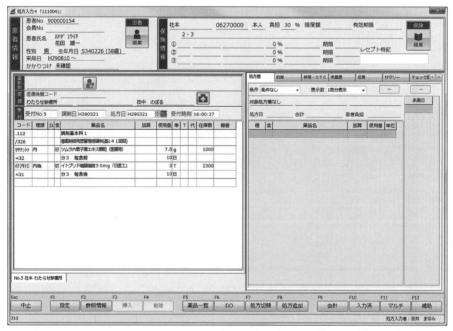

図7.15　処方入力画面

7.5 調剤薬局システム

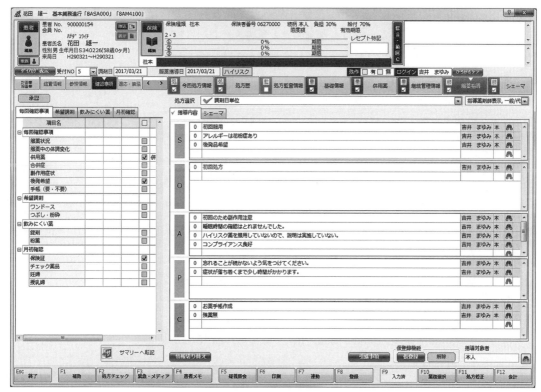

図 7.16 薬歴管理画面

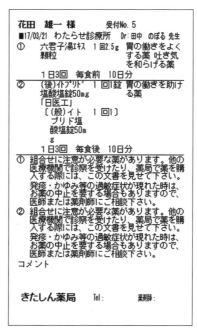

図 7.17 お薬手帳用シール

文献・Web サイト

(1) 薬剤師業務研究会，「かかりつけ薬剤師の対人業務入門」，じほう，2016
(2) 日本医薬品集フォーラム，「日本医薬品集医療薬2016」，じほう，2015
(3) 藤澤節子，「医薬品「登録販売者」合格テキスト」，中央法規，2010
(4) 厚生労働統計協会，「国民衛生の動向2017/2018」
(5) 日本医療情報学会，SS-MIX2のページ，SS-MIX2標準化ストレージ構成の説明と構築ガイドラン Ver. 1.2d，2017
　　https://www.jami.jp/jamistd/ssmix2.php（2018年2月4日アクセス）
(6) 日本医療情報学会他，「生活習慣病4疾病の「ミニマム項目セット」および「自己管理項目セット」の公開」，2014
(7) 石黒満久，「地域医療連携ネットワークの構築と運用継続性の追求―長崎：あじさいネットを事例とした社会基盤サービスの構築―」，情報処理学会デジタルプラクティス，Vol. 4，No. 3，2013
(8) 日本糖尿病学会，「糖尿病治療ガイド2012-2013」，文光堂，2012
(9) 厚生労働省，平成27年介護サービス施設・事業所調査の概況，
　　http://www.mhlw.go.jp/toukei/saikin/hw/kaigo/service15/index.html
　　（2018年2月4日アクセス）
(10) 株式会社EMシステムズ，「MRN　操作マニュアル」

第8章
医療情報の標準化

標準化とは日本工業標準調査会のホームページ[1]に以下のように解説されている。

『標準化（Standardization）とは，「自由に放置すれば，多様化，複雑化，無秩序化する事柄を少数化，単純化，秩序化すること」ということができます。また，標準（＝規格：Standards）は，標準化によって制定される「取決め」と定義できます。標準には，強制的なものと任意のものがありますが，一般的には任意のものを「標準（＝規格）」と呼んでいます。』

病院情報システムで扱う病名はコード[48]という英数字の組合せに変換されてコンピュータに入力・管理されている。例えば，A病院では患者Xさんの病名が胃潰瘍のとき「0010」というコードで管理し，B病院では脳梗塞を「0010」で管理しているとしたとき，A病院から患者Xさんの胃潰瘍という病名を「0010」でB病院に送信したとすると，B病院では脳梗塞として認識してしまうことになり重要な誤りとなってしまう。A，B病院双方で病名の規格化・標準化を行い「0010」を胃潰瘍と設定すればこのような誤りはなくなることになる。

ICTの進展により情報の取扱いがグローバル化している現在，情報の規格化・標準化は世界的な課題であり，各標準化委員会や組織により規格化が推進している。

医療情報の標準化は，国際的にはISO（International Organization for Standardization）の技術委員会の一つであるTC215や，HL7（Health Level Seven），WHO（World Health Organization），CEN（European Committee for Standardization），DICOM（Digital Imaging and Communications in Medicine）などで行われている。国内では，HELICS協議会[2]会員である

---

48 本来は，略号や符号，暗号を意味する。コンピュータで，データを表現するために付けられた符号のこと。データを符号に変換することをコード化（符号化），あるいはエンコードといい，元に戻すことをデコードという。文字を置き換えた符号を文字コードといい，半角の英数字や記号は，ASCIIコードと呼ばれる。また，全角の漢字や記号には，JISコード，EUCコードなど複数のコードがある。これらのコード化した文字や記号をまとめたものを「コード体系」と呼ぶ。なお，プログラミング分野におけるコードとは，プログラムの構成要素を指し，プログラム言語で記述されたものをソースコードという。

各団体がこれら国際標準の日本への適用を検討し，実情にあった利用方法の整備，必要に応じ日本独自の標準化を行っている。しかし，すべてで利用可能な医療情報の標準化が完成したわけではなく，HELICS協議会会員団体と厚生労働省・経済産業省・総務省などと連携し医療情報標準の整備・開発に努めている。標準（規格）は実際に利用し，実情に合わない部分には改良を加えながら発展させる必要があり，標準開発者と利用者とで標準化を進めていかなくてはならない。

情報を共同で利用また共有するためには標準化が必要であり，標準化のためには共通のルールを定める必要がある。共通のルールには「項目や記入ルールの決め事，データの決め事，フォーマットの決め事」がある。

8.1 標準化のためのプロセス

情報を利用・共有するためには標準化・規格化が必要であり以下の三つを定める必要がある。

・交換規約（プロトコル）：項目や記入ルールの決め事
・用語やコード：項目や記入ルールの決め事
・フォーマット：フォーマットの決め事

8.2 交換規約，用語やコード，フォーマット

8.2.1 交換規約

本来は外交などにおける議定書のことであり，転じてコンピュータやネットワークなどにおける通信規約の意味に用いられる。例えば，英語しか話せない人に日本語で依頼をしても，日本語がわからないという理由で，依頼が伝わることがない。これと同様に，二つの情報システムが情報交換を行う場合にも，互いが意思疎通できるような仕組みを持っている必要がある。通信に関するプロトコルでは，端末が通信する場合に際して，最初に情報を発する端末の選定，送信するデータの形式，パケットの構成，あるいは通信エラーが起こった場合の対処法などを細かく取り決めている。これによっていかなる場合にもスムーズな連携を行うことが可能となっている。具体的には，どのようなデータを交換するのか（例えば，氏名，検査結果など），記載ルール（例えば，住所は郵便番号，県，市・町，番地など），交換メッセージの形式（例えば，検査依頼情報項目，結果項目など）を定義する。実際の規約としてHL7，DICOMがある。

(1) ＨＬ７（Health Level Seven）
医療情報交換のための標準規約で，患者管理，オーダー，照会，財務，検査報告，マスタファ

イル，情報管理，予約，患者紹介，患者ケア，実験設備の自動化，アプリケーション管理，人事管理などの情報交換を取り扱う。HL7 は「医療情報システム間の ISO-OSI 第7層アプリケーション層」に由来している[3]。国内では 1998 年に日本 HL7 協会が設立されて普及活動が行われている。HL7 の扱う情報は，患者管理（診療受付，入退転院，紹介，予約等々），オーダー管理，会計情報，検査結果，などであり，主に DICOM が医用画像情報の規格であるのに対して，HL7 は，データの構造とトランザクション（コンピュータで処理するひとまとまりの仕事のこと，データベースにおいては，データの検索やレコードの更新などの一連の処理を指す，または，処理の対象となるデータを指すこともある）を規定するもので文字情報を取り扱うものである。

(2) DICOM (Digital Imaging and Communications in Medicine)
CT・MRI・内視鏡・超音波などの医用画像診断装置，医用画像プリンタ，医用画像システム，医療情報システムなどの間でディジタル画像データや関連する診療データを通信したり，保存したりする方法を定めた国際標準規格である。ACR（北米放射線学会）と Nema（米国電機工業会）によって 1985 年に最初の規格 ACR-Nema300-1985 が制定され，1993 年に RSNA において承認された新しい規格が DICOM と名づけられ，現在に至っている。

DICOM に関しては「第6章 部門システム，6.7 放射線情報システム，6.7.2 PACS」に詳述してあるので参照のこと。

8.2.2 用語やコード

情報交換を行うために交換する用語の統一（例えば，タンパク質／蛋白質，頚部／頸部，TC／T-CHO など）を行う必要がある。次に，システムには統一された用語をコードとして保存，管理する。これらの規格として
・病名：ICD-10
・医薬品：HOT コード
・検査：JLAC10
・画像：JJ1017
がある。

(1) 病名 ICD-10 (International Statistical Classification of Diseases and Related Health Problems)
ICD とは死因や疾病の国際的な統計基準として世界保健機関（WHO）によって作成・公表された疾患の分類である。1900 年に第1版が出版されて以降 10 年ごとに改訂され，ICD-10 は 1990 年に採択された第 10 版となる。ICD の主な目的は，病因・死因を分類し，その分類をもとに統計データを体系的に記録し，分析することである。ICD に関しては「第6章 部門システム，6.5 病歴システム」に詳述してあるので参照のこと。

(2) 医薬品 HOT コード（Standard Master for Pharmaceutical Products）

㈶医療情報システム開発センターに設置された医薬品コード検討委員会において開発された医薬品コードである。医療機関等で使用頻度の高い4種類の医薬品コード（すなわち，薬価基準収載医薬品コード（厚生労働省コード），個別医薬品コード（YJコード），レセプト電算処理システム用コード（支払基金コード），流通取引コード（JANコード）を13桁の管理番号で横断的に対応づけたコード（コードマスター）[4]である。HOTコードは，電子カルテ・オーダーエントリーシステム，院内物流管理に利用できる。

(3) 検査 JLAC10

JLAC10コード（表8.1）とは，日本臨床検査医学会が制定した臨床検査項目分類コードで，17桁で，分析物5桁，識別4桁，材料3桁，測定法3桁，結果識別2桁から成り（表3.1参照），この五つの構成要素により，検査依頼から検査結果までの，ほぼすべての検査項目の表現が可能となっている。

日本臨床検査医学会が1962年から，臨床検査項目分類コードを作成・発表してきたが電子カルテを含む医療情報システムの普及にともない，医療関連施設間での情報交換や診療情報の共有化の必要性にともない，1997年の第10回改訂で，現在の「JLAC10」となった。

表8.1 JLAC10コード

分析物コード	検査対象物質による分類を行う。生化学的検査，内分泌学的検査など。一般検査では，尿一般検査，糞便検査，髄液検査など。
識別コード	分析物コードを，検査内容に沿って細分化する必要がある場合，分類しコードを付したもの。負荷試験時間識別，定性・定量識別，ウイルス識別，アレルゲン識別など。
材料コード	検査材料を分類し，コードを付したもの。一般の生体成分分析などと，細胞診・生理機能検査などに使用される，組織の詳細および生体部位がある。尿，糞尿，全血，血漿，血清，皮膚，骨，膣，肺，小脳など。
測定法コード	測定法を分類し，コードを付したもの。蛍光抗体法，酸素抗体法，遠心分離法など。
結果識別コード	一つの検査項目において結果が単独あるいは複数を問わず，結果表現により分類する。

(4) 画像 JJ1017

JJ1017（指針）[5]は，放射線領域における，予約情報（予約オーダ），検査実施情報（実績返信，照射録作成）について，標準規格（HL7・DICOM）を利用し国内法に則った適切な情報連携を実現するために必要な「規格の利用方法」及び「コード」を定めている。対象となるシステムは，HIS，RIS，PACS，モダリティ相互間であり，予約，会計，照射録情報を「共通のコード値を用いて円滑に連携可能とする」ことを目的としている。また，JJ1017指針は，DICOM規格における「予約情報」および「検査実施情報」の利用手法と併せ，放射線領域において情報連携される手

技・行為を表現するコードとそのマスターを提供するガイドラインである。2001年に初版がリリースされ，その後，2005年に放射線領域における標準的マスタコードとしての位置付けを確実にしたVer.3.0に改訂された。現在のVer.3.3は，放射線治療領域，核医学領域にも対応しており，いわゆる厚生労働省標準規格として認定されている。

以下，JJ1017の構造を示す。

JJ1017（Ver.3.0）コード（構造）[6]

種別	手技（大分類）		手技（小分類）		拡張		部位			左右等	体位等	入射・撮影方法		拡張		詳細体位		特殊指示		核種		予約									
1	2	3	4	5	6	7	8	9	10	11	12	13	14	15	16	17	18	19	20	21	22	23	24	25	26	27	28	29	30	31	32

- モダリティ（1桁）

    X線，CT，MR，NM，RT，US
- 手技大分類（2桁）

    単純撮影，造影，透視，シンチグラム，SPECT…
- 手技小分類（2桁）

    PTCD，血管拡張術，動態，静態…
- 拡張領域（2桁）

    手技に対する施設ごとの細分化を目的とする
- 部位（3桁）

    頭部，胸部，腹部，心筋，肝臓，膀胱…
- 左右（1桁）

    右，左，両方
- 体位（1桁）

    立位，仰臥位，伏臥位，右伏臥位，左伏臥位，座位，半座位，倒立位
- 撮影方向（2桁）

    正面，側面，斜位，軸位，接線，約束撮影…
- 拡張領域（2桁）

    オーダーに対する施設ごとの細分化を目的とする

8.2.3 フォーマット

フォーマット（ファイル形式）[7]とは，もともと，コンピュータ上のデータをどのように扱うかを定めた規約のことである。コンピュータでは，文字（テキスト）や画像，動画，音声といった

様々な種類の情報を扱うことができるが，記憶装置に記録されるデータそのものは0と1の情報（バイナリ）でしかない。バイナリデータはアプリケーションソフトによって処理され，テキストや画像として再現されるが，ファイル形式は，このときファイルをどのアプリケーションで実行すればよいか識別するために用いられる。代表的なファイル形式の例としては，テキストファイルの形式としてプレーンテキスト（.txt）やRTF，画像ファイルの形式としてBMPやGIF，JPEG，TIFFなど，動画ファイルの形式としてはMPEGやAVI，音声ファイルの形式としてはMP3やWMA，AACなどがある。

医用画像のフォーマットにはDICOM（第6章　部門システム，6.6　放射線情報システム，B．PACS参照）がある。

心電図，脳波，呼吸波形などの信号のフォーマットには，医用波形標準化記述規約（MFER：Medical waveform Format Encoding Rule）[8]があり，医用波形を相互利用するための標準規約である。医用波形は，HL7，DICOMなどでも記述できるが，利用範囲が制限されている。MFER規約の基本方針は「単純であること（手軽で安価に実装でき，またトラブルを防ぎ，検証を容易にするためには単純であるべきである），医用波形にのみに特化し，患者情報の記述，メッセージ交換，データベース管理などはそれを得意とするシステムと容易に協調できることを前提」である。医用波形は検査，電子カルテなど治療，臨床で使用されるのみならず各種研究に利用できること。記述できる医用波形は，心電図，モニタ波形（心電図，脳波以外），脳波，筋電図，その他である。

文献・Webサイト

(1) 日本工業標準調査会，http://www.jisc.go.jp/jis-act/（2017年12月28日アクセス）
(2) 医療情報標準化推進協議会（HELICS協議会），
　　http://helics.umin.ac.jp/aboutHelics.html（2017年12月28日アクセス）
(3) 日本HL7協会，HL7とは，http://www.hl7.jp/whatis/（2017年12月28日アクセス）
(4) HS001 医療情報標準化レポート，2016.03.01
(5) （公社）日本放射線技術学会（JSRT），HIS，RIS，PACS，モダリティ間予約，会計，照射録情報連携指針，2016年8月1日
(6) DICOM委員会JJ1017WG，岡崎市民病院　奥田保男，埼玉医科大学総合医療センター　松田恵雄，JJ1017コードの基礎，「HIS，RIS，PACS-モダリティ間予約会計，照射録情報連携指針」の基礎
(7) Weblio 辞書，ファイル形式
　　https://www.weblio.jp/content/ファイルフォーマット（2017年12月28日アクセス）
(8) 医用波形記述規約，Medical waveform Format Encoding Rules
　　http://www.medical-storage.co.jp/MFER/Jp/Index.htm（2017年12月28日アクセス）

第9章
病院管理と安全管理

　病院管理とは定まった定義はないが「病院という組織に適した管理手法によって，近代的な病院経営を行うこと，論理と目的，それに沿った組織作りと職務規定などをベースに，財務管理，施設管理，人事管理，物品管理，情報管理，広報活動や職員教育などを実施することで，安定した病院経営を行い，医療サービスの質の向上を目指す」[1]としてよいであろう。病院管理を扱う学問として，病院管理学があり「よりよい病院を実現するための学問。医学の著しい進歩にともなって，病院管理についても従来の伝統的，経験的な方法だけでなく，合理的に分析研究する必要性が生じてきた。病院管理学は，ヒューマニズムに立脚すべきであること，24時間勤務に等しいことなど，医療が本来もつ特殊性を念頭において，医師，看護師その他のスタッフの人事，能率の調整をはかり，医療従事者の任務と教育，患者との関係，病院の法的機能，病院施設の設立や設計，社会保険，社会保障などについて研究することを主な内容とする」[2]や「病院管理学は，医学，公衆衛生学，看護学，経済学，経営学，法律学，社会学，社会福祉学，心理学，経営工学，統計学，建築学等の集学的な学問体系であり，その基盤を医療分野（ヘルス・ケア）の医療社会学と管理科学（マネジメント・サイエンス）におくものである」などの解説がある。

　患者にとっての医療「医療の質及び医療サービスの質の向上」を推進するには，安定した病院経営が必須であり，そのためには，財務管理，施設管理，人事管理，物品管理，情報管理，広報活動や職員教育などを実施する必要がある。現在は，少子高齢化，病床過剰，診療報酬や介護報酬の抑制，医療・介護の機能分化と機能再編，地域包括ケアシステムの推進など，病院経営は大きな変革期にある。そのため，各病院とも経営上の各種課題に対して，客観的数値に基づいた実態把握，合理的効率的対処が求められている。そのためには，上述の適切な病院管理の実施が重要な課題となる。厚生労働省では，病院管理の健全化の目安となる指標を示している[3]。指標は，収益性，安全性，機能性の三つの視点から設定されている。収益性には「医業利益率，総資本医業利益率，…，職員1人当り人件費，職員1人当り医業収益」があり，安全性には「自己資本比率，固定長期適合率，…，償却金利前経常利益率」が，機能性は「平均在院日数，外来／入院比，…，紹介率，逆紹介率」がある。この指標は病院の安全性に関して留意しなければならない指標である。

　安定した病院経営の評価項目に病院原価管理（計算）がある。1962年の大蔵省（当時，今の財

務省）の企業会計審議会によって原価計算基準が制定され，「原価管理とは，原価の標準を設定してこれを指示し，原価の実際の発生額を計算記録し，これを標準と比較して，その差異の原因を分析し，これに関する資料を経営管理者に報告し，原価能率を増進する措置を講ずること」と定義されている。原価とは，製造に例をとると「製品1個当たりにかかった費用，コストのこと」でこれに生産数量を掛けて，材料費，労務費，間接費なども原価に参入する場合もある。利益＝売上－原価となり，利益をあげることの指標となる。病院における原価は簡単にいうと患者一人を治療するに要した経費・費用となる。病院原価計算により，どこでどのような収益・経費（支出）が発生しているかという実態を知ることができ，具体的に何をどのように改善すればよいかという情報を知るためのツールとして有効である。原価計算の種類は，「部門別（各部門単位で収益と原価を算出）」，「科別（診療科単位に収益と原価を算出）」，「行為別（診療行為ごとに収益と原価を算出）」，「疾病別（疾病別に収益と原価を算出）」に分けられる。特に疾病別の原価計算は，DPC（第6章6.1「B．医療保険の仕組み」を参照）の導入に伴い重要性が高まっており，疾患別に投薬や処置等を検証するとともに，クリニカルパス（クリティカルパス）（クリニカルパスとは，病気ごとに治療や検査，看護師のケアや薬剤師・栄養士による指導などを標準的な経過を説明するためにスケジュール表にまとめたものをいう。目的は，医療の標準化，チーム医療の推進，インフォームド・コンセントである）の見直しを行う事で，効率化（効果）を図ることが可能となる。大まかにいうと，収益は医事システムによりほぼ把握でき，経費（支出）は物流システム，人事システムなどによってすべてではないが把握できる。

　次に安全管理とは一般に「企業内の安全を維持し災害を未然に防止するための諸活動，単に作業能率や企業の損失防止の観点からのみならず，人道的観点からも重要である。手法としては，(1)作業環境の整備，(2)機械装置，用具の点検，(3)生産方式の改善，(4)保護用具の着用，(5)安全教育の徹底，などがある。安全管理は労働基準法や労働安全衛生法などによって規制され，工場内に安全管理者や安全担当者などがおかれて積極的に安全管理に取り組むよう指導されている[4]」とされている。医療における安全施策は，2001年，厚生労働省に医療安全推進室が設置されて以来，「医療安全推進総合対策」報告書（2002年）に基づき，医療法などにより，法的制度の基盤が構築されてきた。安全管理に含まれる医療安全を明解に定義したものはなく，病院会の医療管理各論Ⅰ，病院管理によると「医療安全とは，医療を受ける患者や医療サービスを提供する医療従事者が，事故に遭わずあるいは事故を起こさず，安心して医療を受けるあるいは提供できることを指す言葉で，医療事故防止の言い換え，また，その心掛けや取り組み[5]」となる。医療技術の進歩や患者の権利意識の高まりなどにより医療事故や医療訴訟が多く報告されるようになっている。この対策として危険管理（リスクマネージメント）や事故が起こらないようにする対応，すなわち安全の管理（セーフティマネジメント）が各施設で実施されている。

9.1 病院管理

9.1.1 病院管理のための情報分析

病院管理を行うためには病院で発生する情報を蓄積し，その情報を経営分析が実施できるような形（例えば厚生労働省の経営指標）に整理する必要がある。医療情報としては，電子カルテ情報，オーダリング情報，医事会計情報，看護情報，病院管理情報，各部門システム実施データなどがあり，各々のシステムのデータベースに保存・管理されている。データの標準化により各システムの規格が統一されていれば病院管理に必要な関連情報を取り出し分析することは容易であるが必ずしもそうではない。これらの膨大なデータを一元的に保存・管理するシステムにデータウエアハウスという仕組みがある。病院で発生するデータは各システムで独立して蓄積されていることも多く，データウエアハウスはこれらのデータをひとまとめに集約し，2次利用のために整理することができ，データを横断的に，あらゆる視点から分析することを可能にするデータ保存ツールである。データウエアハウスは，データを保存する仕組みであり病院管理に役立つ情報が自動的に分析・表示されるわけではない。膨大なデータ（データウエアハウス）から，病院管理に役立つ何らかの情報を分析・検出することをデータマイニングという（図9.1）。一般的にデータマイニングの定義としては「大量のデータを分析する，その中から，まだ知られていない，前提のない知識を得る」が一般的である。データマイニングは専用のソフトウェアで行い，バスケット分析，ABC分析，クラスター分析，ロジスティック回帰分析などがある。

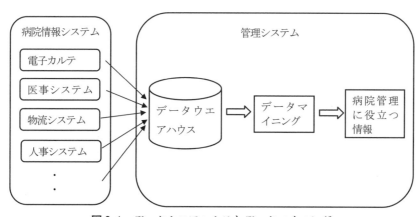

図9.1 データウエアハウスとデータマイニング

9.1.2 病院管理のためのデータ

データウエアハウスとデータマイニングにより病院管理のための情報分析が可能となるが，その

ためのデータは厚生労働省による病院経営管理指標を使用することも一方法である。病院経営管理指標の収益性は効率よく成果を生み出しているかなど，経営の成果を判断する指標があり，医業収益・利益を毎年増加させ，着実に成長し昇給のある病院にすることが重要である。収益性の指標例としては「医業利益率，総資本医業利益率，経常利益率，償却前医業利益率，病床利用率，材料費比率，人件費比率，職員1人当たり医業収益など」がある。機能性は，経営資源を有効に活用しているかを判断する指標であり，収益性に影響を与える項目である。収益性を向上させるためには，機能性の向上が不可欠である。機能性の指標例として「平均在院日数，患者1人1日当たり入院収益など」がある。安全性は，財務上安定しているかを判断する指標であり，長年の医業活動の積み重ねの結果であり，改善には時間がかかり，財務上の安定性を保持するためには，収益性の改善や，財務体質の強化が求められる。安全性の指標例として「自己資本比率，固定長期適合率，償還期間，流動比率など」がある[6]。表9.1に収益性の病院経営管理指標を示す[7]。

表9.1 平成23年度 病院経営管理指標（収益性）

指　　　標	算　　　式
医業利益率	$\dfrac{医業利益}{医業収益}$
総資本医業利益率	$\dfrac{医業利益}{総資本}$
経常利益率	$\dfrac{経常利益}{医業収益}$
償却前医業利益率	$\dfrac{医業利益＋減価償却費}{医業収益}$
病床利用率	$\dfrac{1日平均入院患者数}{許可病床数}$
固定費比率	$\dfrac{給与費＋設備関係費－支払利息}{医業収益}$
材料費比率	$\dfrac{材料費}{医業収益}$
医薬品費比率	$\dfrac{医業薬品}{医業収益}$
人件費比率	$\dfrac{給与費}{医業収益}$
委託費比率	$\dfrac{委託費}{医業収益}$
設備関係費比率	$\dfrac{設備関係費}{医業収益}$
減価償却費比率	$\dfrac{減価償却費}{医業収益}$

経費比率	経費 / 医業収益
金利負担率	支払利息 / 医業収益
総資本回転率	医業収益 / 総資本
固定資産回転率	医業収益 / 固定資産
常勤（非常勤）医師人件費比率	常勤（非常勤）医師給料・賞与 / 医業収益
常勤（非常勤）看護師人件費比率	常勤（非常勤）正看護師給料・賞与 / 医業収益
常勤（非常勤）その他職員人件費比率	常勤（非常勤）その他職員給料・賞与 / 医業収益
常勤医師1人当り人件費	常勤医師給料・賞与 / 常勤医師数
常勤看護師1人当り人件費	正看護師給料・賞与 / （常勤正看護師数＋非常勤（常勤換算）正看護師数）
職員1人当り人件費	給与費 / （常勤職員数＋非常勤（常勤換算）職員数）
職員1人当り医業収益	医業収益 / （常勤職員数＋非常勤（常勤換算）職員数）

9.2 安全管理（リスクマネージメント）

前述のように，医療技術の進歩や患者の権利意識の高まりなどにより医療事故や医療訴訟が多く報告され，この対策として危険管理（リスクマネージメント）や事故が起こらないようにする対応，すなわち安全の管理（セーフティマネジメント）が各施設で実施されている。

9.2.1 医療におけるリスク

リスクマネージメントとは「将来起こりうるリスクを想定し，リスクが起こった場合の損害を最小限に食い止めるための対応をいい，これには，事前にリスクを回避するための措置と，起こった場合の補償等による対応という二つの側面がある」とされている。医療におけるリスクマネージメントの目的は「事故防止活動を通して，組織の損失を最小に抑え，『医療の質を保証する』こと」（日本看護協会編：「組織で取り組む医療事故防止」より）とされている。医療従事者は医療の質を向上させる努力をして社会に還元させるという役割があり，この医療の質を保証・向上するためには，患者や家族の障害や経済的損失，病院の信頼の損失を最小限に抑えることが必要不可欠とな

る。医療機関におけるリスクは，経済産業省サービス産業人材育成事業の分類[7]によると図9.2のようになる。

また，日本工業会のJIS規格によると以下となる。

①自然災害：地震，台風，竜巻，洪水，浸水異常，渇水，落雷

②事　　故：医療事故（甚療過誤），院内感染，火災，爆発，危険物，環境汚染

③人的要因：経営者・医療従事者の不祥事，機密漏洩，内部告発，違法行為，経営者／担当責任の執務不能

④人的要因（外部）：経営者・職員の誘拐・逮捕・監禁

⑤社会的要因：経済混乱，環境問題（戦争，内乱，クーデター）

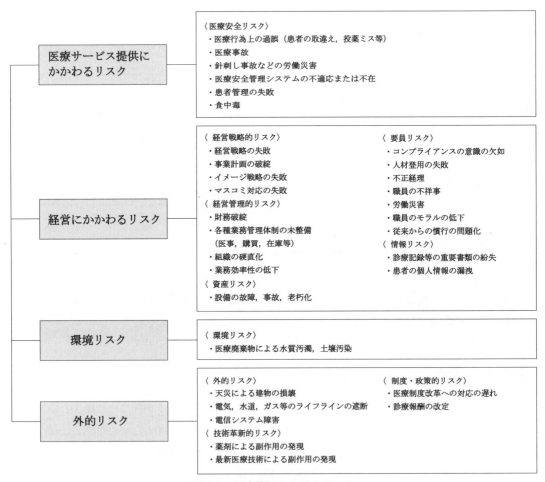

図9.2　医療機関におけるリスク
出典：文献(8)，p.13より引用

9.2.2 医療におけるリスクマネージメント

PDCAサイクル（Plan（計画）→ Do（実行）→ Check（評価）→ Act（改善）の4段階を繰り返すことによって，業務を継続的に改善する）の視点から以下のような管理方法がある。
①危険管理に関する基本理念を明確化し，具体的に危険管理計画を策定する
②危険管理計画の実施
③計画システムの整合性を調べ，実施されたシステムの評価を行う
④不具合なことは改善する

次にリスクマネージメントの実行過程の一例としては図9.3がある。
①の「リスクの把握」は重要であり，状況を把握できていなければ的確な対応はできない。例えば，状況の把握には，事故・紛争・訴訟の防止と対応に注目する場合「インシデントレポートアクシデントレポートなどの報告書，リスクマネージャーの巡回，投書箱，相談窓口，患者満足度調査，患者との会話など」種々の方法がある。③の対応方法の決定と実行では，過程が二つに分かれる。リスク・コントロールは事前の対応策で，頻度が多くリスクが強ければ活動をやめる「リスク回避」，リスクが低ければ「リスクの低減・予防」の対応方法が選択される。リスク・ファイナンスは事後の対応策であり，リストの頻度が多く強度が低い場合はリスクを内部資金や準備金で対応する自己で「保有」，強度が高い場合は保険などで対応する「移転」を選択する。

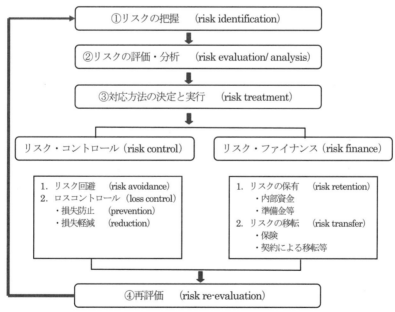

図9.3 リスクマネジメント実行過程の一例
出典：文献(8)，p.32より引用

リスクマネージメントについては「ヒューマンエラー，医療事故と医療紛争など」についても解説しなけらばならないが他書に譲る。

文献・Web サイト

(1) よくわかる医療用語（病院管理）
http://www.1-shikaku.com/wordhi/kanri.htm（2017 年 12 月 28 日アクセス）
(2) ブリタニカ国際大百科事典 小項目事典，病院管理学
https://kotobank.jp/word/ 病院管理学 − 121201（2017 年 12 月 28 日アクセス）
(3) 平成 24 年度厚生労働省医政局委託，「医療施設経営安定化推進事業平成 23 年度病院経営管理指標」，委託先 株式会社 明治安田生活福祉研究所，平成 25 年 3 月
(4) ブリタニカ国際大百科事典 小項目事典，安全管理
https://kotobank.jp/word/ 安全管理 − 29239（2017 年 12 月 28 日アクセス）
(5) 日本病院会，「医療管理各論Ⅰ（病院管理）」
(6) 厚生労働省，医療法人の財務に関するチェックポイント 第 4 章
(7) 平成 24 年度厚生労働省医政局委託，「医療施設経営安定化推進事業平成 23 年度病院経営管理指導」
(8) 経済産業省サービス産業人材育成事業，医療経営人材育成テキスト［Ver.1.0］リスク管理

第10章
医療データの利活用

　第10章では，医療データの利活用の基礎知識として，データウエアハウス，情報視覚化について説明する。さらに，データヘルス計画とレセプトデータの利用についても説明する。
　データウエアハウスでは，情報系データベースやデータキューブの関連事項について説明する。情報視覚化では，いくつかの視覚化方式について説明する。データヘルス計画では，計画の概要，レセプトデータベース（NDBやKDB），患者調査や国民健康・栄養調査などの保健統計調査について説明する。さらに，地域の健康課題の分析では，年齢調整死亡率などの保健統計の指標や地域の健康課題の分析について説明する。

10.1　データウエアハウス

10.1.1　業務系データベースと情報系データベースの比較

　企業や医療機関などの日常業務からは，多量のデータが発生し，これらを迅速に処理する必要がある。さらに，これらの組織は，意思決定も行う必要がある。このため，これらの組織には，業務系データベースと情報系データベースの2種類が存在する。
　業務系データベースは，企業や医療機関の定型的な日常業務を遂行するためのデータベースである。業務系データベースの利用者は多数の担当者であり，その業務では現在の値が重要な意味を持つ。その処理形態はオンライン・トランザクション処理（OLTP：Online Transaction Processing）である。業務系データベースの使用頻度は高く，大量のデータ更新処理が発生する。このため，迅速なレスポンスが要求され，データベース管理システム（DBMS：Database Management System）のデータの同期制御（concurrent control mechanism）やデータの障害回復機能（data recovery mechanism）が重要である。情報系データベースは，組織の意思決定を支援するためのデータベースである。情報系データベースの利用者は経営者やアナリストであり，その業務では過去の履歴や傾向が重要な意味を持つ。このため，情報系データベースは，使用頻度が低く，分析処理に利用され，処理速度は重要ではないが，長期間のデータ保存が要求される。

長期間のデータからの分析や意志決定を目的としたデータベースは，データウエアハウス（Data Warehouse）と呼ばれる。データウエアハウスの設計には，トップダウン的・経営的視点が重要である。このように，業務系データベースと情報系データベースは，データの利用目的，データ構造，保存期間などが大きく異なる。表10.1には，それらの比較を示す。

医療機関における業務系システムの代表的なものに，オーダエントリシステムがある。オーダエントリシステムでは，ある部門で患者データを処理中，他の部門ではその処理に矛盾するようなデータ更新をすることはできない。これがデータの同期制御機構である。また，検査の大まかな進捗状況は，診察室や医事会計部門でも確認することができる。部門間のデータ共有化が実現される。さらに，データの記録媒体であるハードディスク装置に障害が発生した場合，バックアップデータを利用したデータ復旧を可能とするデータの障害回復機能も提供している。

表10.1 業務系データベースと情報系データベース

	業務系DB	情報系DB
利用目的	業務遂行	効率改善，意思決定
利用者	担当者	担当者，マネージャ
利用形態	トランザクション処理	分析処理
使用頻度	高い	低い
処理速度	高レスポンス	重要でない
データ更新	有	無
データ内容	現在の状況	過去の傾向・履歴
保存期間	一定期間保存後消去	長期間保存

10.1.2 データウエアハウスの特徴

データウエアハウスの特徴として，サブジェクト指向（Subject-oriented），統合（Integrated），時間従属（Time-variant），不変性（Nonvolatile）の四つのキーワードをあげることができる。サブジェクト指向とは，特定の対象やその周辺に簡潔な視点を提供することである。意思決定に不要なデータは除去される。統合とは，複数のデータソースを統合して，視点を提供することである。属性名やデータのコード化構造などの一貫性を維持する。時間従属とは，時間経過的な見方で情報を提供することである。それぞれのデータは，時間要素を直接的・間接的に含んでいる。不変性とは，データに対する問い合わせのみで，更新されないということである。履歴データを蓄積し続けている。データウエアハウスのデータはn次元である。これらのデータをモデル化するために，データキューブ（data cube）が使用される。

また，データウエアハウスを使用したシステム例に，データマイニングシステムがある。このシステムは，特定の大容量データベースに埋もれている知識を見出すために使用される。しかしなが

ら，データマイニングシステムを利用しての知識の発見には，人間の介入や助言が必要とされる。効率的な知識発見には，探索したい知識の種類，知識発見プロセスに有効な背景知識，発見された知識の視覚化方式などの基本的要素知識・技術が不可欠となっている。背景知識とは，知識発見の過程で，役にたつ可能性がある対象領域の情報のことである。背景知識の一種として，コンセプト・ハイアラーキ（Concept hierarchy）がある。

10.1.3 コンセプト・ハイアラーキ

コンセプト・ハイアラーキは，多様な視点からデータの集計・分析を行うために，データベースの一部分に対して，低レベル概念から一般的で高レベル概念の列を定義したものである。分析の視点には，ディメンジョンの軸を変化させる視点と，データの集約・分析の視点がある。ディメンジョンは，データを分析する視点と考えることができる。

選択されたデータベースの部分が同一であっても，ユーザの視点が異なれば，異なるコンセプト・ハイアラーキが構成されることもある。コンセプト・ハイアラーキの主な形式には，スキーマ型とセット分類型がある。スキーマ型構造は，データベースのスキーマにおける属性間の部分的（全体的）順序であり，属性間に存在する意味的順序を表現することが多い。セット分類型構造は，与えられた属性間に対して，定数のグループ化や値の範囲の組織化で定義する。小さな関係を定義するときに使用されることが多い。

診療報酬データの各次元（時間，部門，疾病）のコンセプト・ハイアラーキを構成すると図10.1のようになる。時間という視点から診療報酬データを集約する粒度としては，"分"，"時"，"日"，"週"，"月"，"4半期"，"年"などがある。合理的な集約レベルの階層化の一つに，{"日"＜"月"＜"4半期"＜"年"}が考えられる。これは，スキーマ型のコンセプト・ハイアラーキである。組織という視点から診療報酬データを集約する粒度としては，"病院"，"診療科"，"病棟"，"部門"，"医師"などがある。合理的な集約レベルの階層化の一つに，{"医師"＜"病棟"＜"病院"}が考えられる。これはセット分類型のコンセプト・ハイアラーキである。疾病という視点からの集約レベルの階層化の一つに，{"小分類"＜"中分類"＜"大分類"}が考えられる。これもセット分類

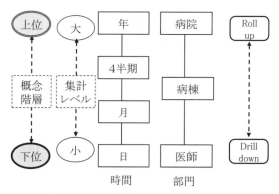

図10.1 コンセプト・ハイアラーキ

型のコンセプト・ハイアラーキである．また，診療報酬データは，診療行為別（初診，再診，処方，検査，…等）点数として用意する必要がある．

次に，コンセプト・ハイアラーキにおいて，階層を上下することを考える．より高い概念の階層に移動する操作はロールアップ（Roll up），より低い概念の階層に移動する操作はドリルダウン（Drill down）と呼ばれる．ロールアップやドリルダウンによって，ユーザは様々な視点からデータをみることができる．ロールアップは，意味的にはより高い概念で捉えることであり，データの取扱いでは視点数を集約することである．一方，ドリルダウンは，意味的にはより低い概念で捉えることであり，データの取扱いでは次元の追加や概念の詳細化を行うことである．図10.2は，時間，部門，疾病の3次元で診療報酬データに関するデータキューブを構成し，時間次元の意味的階層の移動とデータキューブの捉え方の関係を示す．

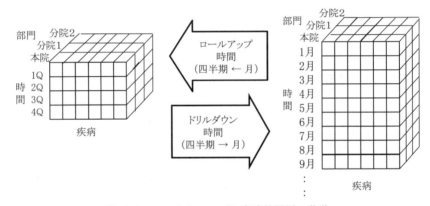

図 10.2　データキューブと意味的階層の移動

10.2　情報視覚化

10.2.1　グラフ表現

データのグラフ表現は，医療費などのデータ分析の支援に有効である．データをグラフ化する場合は，データの特性とグラフの特徴を適切に選択する必要がある（図10.3）．ここでは，いくつかのグラフの特徴について説明する．

棒グラフは，同じ幅の棒を使用して，棒の高さでデータを表すグラフである．データをいくつかの項目に分類して，各項目の量の大小関係を表現・比較するときに有効なグラフである．棒グラフでは，多くの場合，値の順にデータを並べて表現する．

レーダチャートは，放射状の線を利用して多角形を描くグラフである．多角形の形や大きさによって集団・個体を類型化することができる．平均値や基準値を基にしたレーダチャートを描く

10.2 情報視覚化

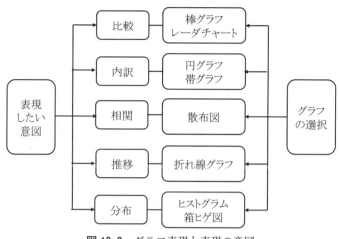

図 10.3 グラフ表現と表現の意図

場合は，平均値や基準値を結んで多角形が正多角形になるように放射状の線の目盛を決める（図10.4）。

円グラフは，全体の面積を100として，各項目の割合を面積で表すグラフである。各項目の構成割合を視覚的に表し，着目した構成部分の全体に占める程度を直感的にとらえることができる。構成項目の配列には，量的配列と質的配列がある。量的配列では構成項目を大きさの順に配列し，質的配列では，自然の序列の順，分類体系の序列の順に配列することが多い。年齢別など自然序列がある場合では，質的配列が理解しやすい傾向にある。

帯グラフ（100％積上げグラフ）は，分類されたデータの内訳を表すグラフである。複数の群（系列）間での比較では，円グラフを並べるよりも視覚的に理解できる。

散布図は，X軸とY軸に異なる変数を対応させ，データをプロットして作成する。二つの変数間の数値関係を見るときに使用する。2変数の関連の方向性や強弱などの把握に有効であり，はずれ値の存在も容易に把握できる。

折れ線グラフは，各データを点で表示し，その点を結んで1本の線で一つの系列を表す。縦軸に数値の量，横軸に時間等の変数をとる。時間変化を伴う数値項目の推移を追うときに利用する。

ヒストグラムは，データをいくつかの階級に分類して，分布の形状や広がりの程度をみるためのグラフである。それぞれの階級の棒の面積が度数に比例するように表したグラフである。級間が等しい場合は階級の度数を高さとした幅の等しい棒を並べ，級間が異なる場合は級間に対応して高さを調整した棒を並べる。

箱ヒゲ図は，五つの要約統計量（最小値，第1四分位数，中央値，第3四分位数，最大値）を同時に表現できる。分布の形状に関係なく，データの分布状況を表現できる。箱ヒゲ図を利用すると，データのバラツキを見ることや複数のデータ間での比較が容易になる（図10.4）。

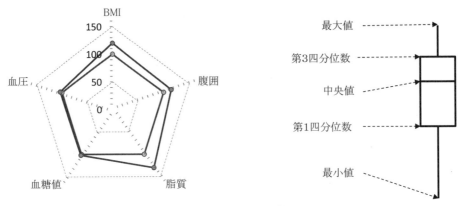

図 10.4　レーダチャートと箱ヒゲ図

10.2.2　データの見える化と情報視覚化技術

　大量の情報を取り扱うときに生じる課題を解決する情報技術の一つに情報視覚化がある。情報視覚化は，多くの属性の大量のデータから意思決定者に適切な情報を提供できるため，多くの分野でその価値が認められている。そして，情報視覚化技術は，次のような機能を実現する。

・データをグラフィカル・オブジェクト，サイズ，色などに対応させ，値の変化を表現する
・対象情報の要約化や省略化で，パターンを単純化・組織化・抽象化する
・一つの対象を複数視点（Multiple views）から表現する
・情報のグループ化や多次元データの視覚化方式により大量のデータを表現する

　ここでは，いくつかの情報視覚化技術を説明する。

　グラフィック要素を用いた表現では，グラフィック要素の物理的空間構造などの特性を定義することになる。グラフィック特性としては，形，長さ，面積，ボリューム，位置，色，濃淡，模様などがある。表現したいそれぞれのデータの性質により，適切なグラフィック特性を選択する必要がある。例えば，色の知覚は，我々が日常生活でもつ各色のイメージとシステムが発したいメッセージを一致させ，属性の認知を容易にする。具体的には，赤色は危険なイメージがあるため実施注意に，セピア色は古いイメージがあるため採用中止にマッピングすることが考えられる。しかしながら，色の知覚は文化や言語に依存することに注意を要する。

　アイコン技術（Icon technique）は，幾何学的図形を使用して，多次元のデータを表現する技術である。具体的には幾何学図形の向き，サイズ，形状，色などを変化させて表現する。アイコン技術の代表的なものに，レーダチャートやチャーノフの顔（図 10.5）がある。チャーノフの顔は，多変量データの表現にあたり，その属性を目や口などの顔の特徴に対応付けて表している。

　複数視点からの視覚化では，どのような視点を選択し，どのようにその視点から表現するかが重要である。これらの決定においては，視点間の相互作用の効果も期待できる。複数視点からの視覚化は，対象とする情報に多様性や補完性が見られるときに有効である。多様性は，情報の属性，抽

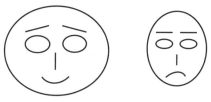

図 10.5 チャーノフの顔

象化のレベル，ジャンル等に見られる．多様性が見られる対象を単一視点で表現すると，概念を構成する最大公約数的な視点になり，個々のニーズに対しての最適化はできない．補完性は，複数視点で表現することで，視点間の複雑な関係の理解を促進する．対象を複数視点から表現し視覚的に比較を行うことで，視点間の隠された関係を示すことができる．

平行座標（Parallel coordinates）は，多次元データを平行な座標軸を利用して2次元で表現する方式である．各変数に一つの座標軸を対応させ，隣り合う座標軸上の点を結び折れ線を形成し，変数間の関係を折れ線のパターンとして表現する．平行座標のデータ表現においては，隣りあう2変数間の関係は直接的に表現でき，離れた変数間の関係は直接的に表現できない．つまり，属性の配置順序がデータ間の関係を表現する上で大きな影響を持っている．言い換えると，属性の順序に依存した情報表現である．また，平行座標では，表現の複雑さは変数（属性）の数に比例し，変数が増加しても視覚的困難（障害）が発生しにくい特性を有する．平行座標を実装する場合は，対話的な操作機能として属性の順序を入れ替える機能などが必要となる．医療分野での応用では，検査結果などを表示するにあたって，表示データの時間的粒度を変更する方式や，データの表示範囲を動的に変更する方式などが研究されている．図10.6 は，縦軸に市町村を対応させ，各折れ線に疾病ごとの医療費を対応させている．

コロプレスマップ（Choropleth Map）は，階級区分地図であり，地図上のそれぞれの区画に対応した統計量を区画ごとに塗り分けた地図である．コロプレスマップは，地域ごとの統計量を地理

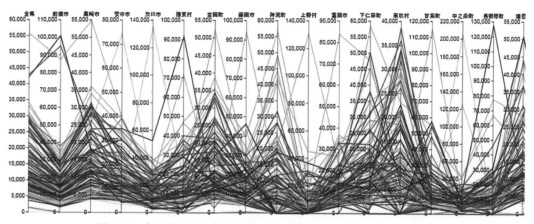

図 10.6 市町村と医療費（疾病毎）の関係を平行座標で表示した例

情報（Geographic Information）と組み合わせて視覚化したものである．コロプレスマップを作成すると，地域間の統計量の大小の比較が視覚的に行えるだけでなく，より上位の集団（市町村から見ると県や国）の平均との比較が容易に行える．図10.7は，群馬県のある疾患の一人当たりの医療費を市町村単位で表したものである．

医療機関においても，電子化されたデータの量は，人間の認知や管理を超える膨大なものとなっている．例えば，臨床医が直面する患者データは膨大な量である．しかしながら，臨床医が患者データを参照したり検索したりする時間には制約がある．このため，臨床医は意思決定のために必要なデータ，言い換えれば患者データの特定の一部，を迅速に入手できる機能を望んでいる．また，大量データから新たな知見を見出したいというニーズや信頼できる解釈・要約の結果を利用したいというニーズも高まってきている．

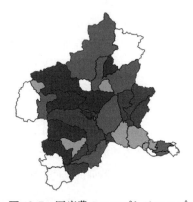

図10.7　医療費のコロプレスマップ

10.3　データヘルス計画とレセプトデータベース

10.3.1　生活習慣病の予防と特定健康診査

生活習慣病は，食習慣，運動習慣，休養，飲酒等の生活習慣がその発症／進行に関与する疾患群のことである．人口の高齢化に従って有病者が増加するが，生活習慣の改善により，ある程度予防が期待できる．

特定健康診査・特定保健指導は，血圧，脂質，血糖，肥満などに関する健康診査の結果から生活習慣の改善が特に必要な者を抽出して，医師，保健師，管理栄養士等が，生活習慣の改善のための指導を実施することにより，生活習慣病を予防することを目的としている．特定健康診査・特定保健指導は，平成20年から，医療保険者に40〜74歳の被保険者・被扶養者を対象とした実施が義務づけられている．また，特定健康診断・特定保健指導は，保険者がICTを活用することが前提となっている．

特定健康診査は，メタボリックシンドロームに着目した健診で，基本的な項目として，質問票（服薬歴，喫煙歴等），身体計測（身長，体重，BMI，腹囲），血圧測定，身体診察，検尿（尿糖，尿蛋白），脂質検査（中性脂肪，HDL コレステロール，LDL コレステロール），血糖検査（空腹時血糖または HbA1c），肝機能検査（AST，ALT，γ-GTP）が実施されている。この他，詳細な健診の項目もある。特定健診システムでは，健康診断を実施している機関の検査結果報告のデータを管理している。

特定保健指導は，特定健康診査の結果から，生活習慣病の発症リスクが高く，生活習慣の改善による生活習慣病の予防効果が多く期待できる者に対して，生活習慣見直しをサポートしている。特定保健指導システムでは，健診対象者のリスクに応じた健康管理や改善指導の実施を支援している。

健康日本 21（21 世紀における国民健康づくり運動）は，国民の健康対策として，平成 12 年に策定された。健康寿命を延ばし，健やかで活力ある社会とすることを目的としたものである。平成 24 年には，健康日本 21 の評価・課題を踏まえて，健康日本 21（第 2 次）が策定された。健康日本 21（第 2 次）では，①健康寿命の延伸と健康格差の縮小，②生活習慣病の発症予防と重症化予防，③社会生活を営むために必要な機能の維持及び向上などの基本的方向が示されている。がん，循環器疾患，糖尿病，COPD については，目標が示されている。

10.3.2　データヘルス計画

データヘルス計画は，健康日本 21（第 2 次）で打ち出された「1 次予防重視」と「特定健診・特定保健指導」を両輪とし，ICT の進歩（レセプト・健診情報の電子化と解析技術の進歩）と PDCA サイクル技法をエンジンとして，保健事業をより効果的・効率的に展開するものである（図 10.8）。データヘルス計画の背景には，社会環境の大きな変化，レセプト・健診データの電子的標準化の進展などがある。社会環境の変化には，平成 28 年の高齢化率（老年人口が総人口に占める割合）は 27.3%であり超少子高齢化社会へ突入していることや，死因の約 6 割を生活習慣病が占めていることがあげられる。また，平成 29 年 5 月で，レセプトの電子化の割合は，医科で約 98%，調剤で約 99%になっている。

レセプト（診療報酬明細書）は，保険診療を行った医療機関が，毎月末に，診療報酬点数表に基づいて患者一人ひとりについて外来と入院を別々に集計・作成するものである。医療機関は，このレセプトを審査支払機関を経由して保険者へ提出し，診療報酬を請求する。レセプトの主な記載項目は，傷病名，診療開始日，診療実日数，医療機関コード，初診・再診等，医学管理，投薬，注射，処置，手術，検査，画像診断などである。

データヘルス計画では，医療保険者はレセプトや健診等のデータの分析結果に基づいて，加入者の健康保持増進のための PDCA サイクルに沿った効果的かつ効率的な保健事業に取り組む。保健事業の具体的な取組みには，一次予防の取組み，特定健康指導の取組み，重症化予防の取組みなどがある。一次予防の取組みとしては，加入者に自らの生活習慣の問題点を発見させ，その改善を促

すことなどがある。また，健康保健組合や市町村国保は，特定健診，レセプトデータ等の健康・医療情報を活用して，個々の加入者・施策立案者が自己および自集団を俯瞰することができるようになる。例えば，保険者は，自らの被保険者のレセプトデータや特定健診データを集計することで，被保険者の受診状況を他の保険者や国全体のデータと容易に比較できる。被保険者それぞれに対しても，レセプトデータや特定健診データから，リスク度に応じた区分ができる。これにより，リスクに応じて健康推進や増進に関して働きかけが可能になる。低リスク群の加入者には，リスク軽減や発症予防の働きかけができる。高リスク群の加入に対しては，個別指導により，慢性疾患の重症化予防を働きかけることができる。

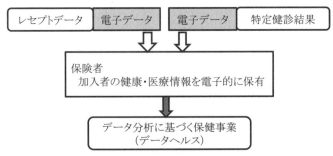

図 10.8　レセプトデータ・特定健診結果とデータヘルス
出典：文献(9)，p.15 を参考にして作成

10.3.3　NDB と KDB

　データヘルス計画に重要な役割を果たすものの一つにレセプトデータベースがある。このレセプトデータベースの代表的なものに，レセプト情報・特定健診等情報データベース（NDB：National Database of Health Insurance Claims and Specific Health Checkups of Japan）と国保データベース（KDB）がある。NDB と KDB の概要を表 10.2 に示す。

　レセプト情報・特定健診等情報データベース（NDB）は，厚生労働者が収集・管理しているデータベースである。NDB は，医療機関から保険者や後期高齢者医療広域連合に発行されるレセプト（診療報酬明細書）と，特定健診・保健指導（40 歳以上）の結果を蓄積したものである（図10.9）。NDB には，全保険者の電子レセプトのデータが集積されている。紙レセプトのデータや自賠責などのデータは除かれている。

　レセプトのデータは個人の診療経過であり，そのデータの取扱いには，十分なプライバシーの保護が必要である。個人を特定できる情報については，固有の暗号に置換することで，個人の診療履歴の追跡可能性等を維持しつつ匿名化してある。一方，傷病名や治療内容等の情報はそのまま格納されている。

　特定健診のデータは，個人の健康診査データであり，特定保健指導のデータは，特定健診受診者のうち一定の基準に該当する者に対して行われた特定保健指導の情報が格納されている。レセプト

表 10.2 NDB と KDB の概要

	NDB	KDB
名　　称	レセプト情報・特定健診等情報データベース	国民健康保険データベース
収集・管理	厚生労働省	国保連合会
機　　能	・国・都道府県が分析 ・医療費適正化計画に利用	・市町村・後期高齢者医療広域連合が保健指導に利用 ・市町村の保健事業の支援
データ内容	・医療保険レセプトデータ ・特定健診・特定保健指導データ （匿名化）	・医療保険レセプトデータ ・特定健診・特定保健指導データ ・介護保険レセプトデータ ・要介護認定データ （国保・後期高齢者に限定）
利 用 者	・国・都道府県 ・医療保険者 ・研究者等	・市町村・後期高齢者医療広域連合 ・国保連合会

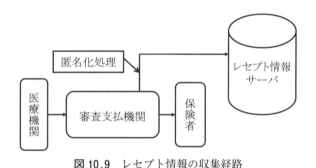

図 10.9 レセプト情報の収集経路

の場合と同様にそのデータの取扱いには，十分なプライバシーの保護が必要である．氏名などの受診者個人が特定されうる情報は匿名化処理がなされている．一方，問診結果や体重，血圧などといった測定項目，血糖値やコレステロール値等の主に生活習慣病に関連した検査項目の結果，保健指導レベルや支援形態などの情報は，そのまま含まれている．また，レセプト情報と特定健診情報を一括して抽出することで，両者を包括的に分析することも可能となっている．

NDB には，2017 年 3 月の時点で，約 128.8 億件のレセプトデータと，約 1.9 億件の特定健診・保健指導の結果が集積されている．しかしながら，NDB には守秘性の高いデータが含まれており，2017 年時点での利用は，国の行政機関や都道府県・市区町村，研究開発独立行政法人，大学所属の研究者等に限られている．

NDB オープンデータは，誰でも簡単に閲覧できるよう，NDB データを用いて基礎的な項目を集計し，その結果を公開しているものである．NDB オープンデータは，大きく分けて「医科診療

行為」,「歯科傷病」,「特定健診」,「薬剤」について,集計結果の公表を行っている。「医科診療行為」については,医科レセプトおよびDPCレセプトの情報をもとに,厚生労働省告示の点数表で区分されている事項のうち,主なものについて都道府県別,性・年齢階級別の集計を行っている。「特定健診」については,主たる検査項目である「BMI」,「腹囲」,「空腹時血糖」,「HbA1c」,「収縮期血圧」,「拡張期血圧」,「中性脂肪」,「HDLコレステロール」,「LDLコレステロール」,「AST (GOT)」,「ALT (GPT)」,「γ-GT (γ-GTP)」,「ヘモグロビン」,「眼底検査」の集計を行っている。「薬剤」については,大きく「内服」,「外用」,「注射」で,それぞれ「入院」,「外来(院内)」,「外来(院外)」の3カテゴリーごとに,使用実態について集計している。

NDBオープンデータとして,2017年10月現在,医科診療行為は平成26年度と27年度のデータが,特定健診における検査項目に関するデータは平成25年度と26年度のデータが公開されている。表10.3は,NDBオープンデータとして公開されている平成26年度の薬剤使用量データから,利尿剤の使用量一覧(外来)の一部を転載したものである。図10.10は,公開されている都道府県別の男性BMI値(平成25年度特定健診データ)のグラフである。

国保データベース(KDB)は,国保連合会が収集・管理しているデータベースである。KDBには,診療実日数などの医療情報(国民健康保険や後期高齢者保険のレセプト),健診結果情報や保健指導結果情報などの健診・保健指導情報,傷病名,診療内容,要介護(要支援)状態区分や利用サービスなどの介護保険情報が蓄積されている。

KDBシステムは,KDBを利活用するシステムであり,国保保険者や後期高齢者医療広域連合における保健事業の計画の作成や実施を支援するものである。国保連合会が「健診・保健指導」,「医療」,「介護」の各種データを利活用して,①「統計情報」・②「個人の健康に関するデータ」などを作成するシステムである。KDBシステムを利用してデータを分析すると,地域の状況把握(現状分析),重点事項の抽出(健康課題の明確化),重点課題の対策(事業の実施)などを推進できる。

具体的なKDBシステムの利用例をいくつか記述する。地域の状況把握(現状分析)の例としては,地域における特定健診・特定保健指導の実施状況などとその特徴を他の地域と比較する帳票の

薬効分類	薬効分類名称	医薬品コード	医薬品名	薬価基準収載医薬品コード	薬価	後発品区分	総計	01 北海道	02 青森県	03 岩手県	04 宮城県
213	利尿剤	620000167	ラシックス錠20mg	2139005F1052	9.6	0	147,722,275	9,518,288	1,953,909	1,153,539	2,645,741
		622065501	イソバイドシロップ70%	2139001S1060	5.3	0	117,331,303	31,701,571	347,210	1,216,270	4,399,088
		620004915	アルダクトンA錠25mg	2133001F1522	21.8	0	111,945,946	6,017,798	1,690,137	1,542,506	2,045,829
		620000168	ラシックス錠40mg	2139005F2342	14.7	0	63,026,485	3,227,419	963,148	498,620	1,413,775
		612130207	フルイトラン錠2mg	2132003F1257	9.6	0	62,628,021	3,818,179	1,232,954	1,372,838	1,946,488
		620009430	フルイトラン錠1mg	2132003F3039	9.6	0	57,813,520	4,849,633	1,369,945	723,956	1,974,148
		610433104	フロセミド錠20「タイヨー」20mg	2139005F1044	6	1	54,770,672	3,791,991	870,379	1,112,334	947,740
		612130353	ダイアート錠30mg	2139008F2028	22.7	0	47,325,496	2,214,269	568,576	490,395	1,157,347
		610432034	ルプラック錠4mg	2139009F1026	28.7	0	42,335,409	3,861,247	727,042	537,576	720,888
		620269701	フロセミド錠20mg「テバ」	2139005F1087	6	1	36,463,570	2,381,554	631,576	785,858	661,142

表10.3 都道府県別薬剤使用量(利尿剤の一部)
出典:文献(10),「内服 外来(院外)都道府県別薬効分類別数量」より引用

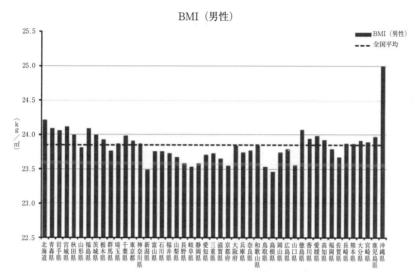

図 10.10 都道府県別の男性 BMI 値
出典：文献(10), 解説編, p.176 より引用

出力がある。図 10.11 がその帳票である。重点課題の抽出（健康課題の明確化）の例としては，特定健康指導対象者・非該当者に対して，保有する割合が大きいリスクやリスクの重複状況を把握できる帳票出力がある。さらに，レセプトデータの利用の例としては，生活習慣病全体のレセプトについて，性別・年齢階層別の生活習慣病対象者や疾患別の人数・割合を把握できる帳票出力がある。

10.3.4 保健統計調査

地域における健康課題の抽出や特定の集団の健康状況の分析には，該当集団の人口動態などの量的データの他に，国や地方公共団体から発表されている各種統計資料などが必要になる。ここでは，代表的な統計資料の概要について説明する。

国民医療費は，年度内の医療機関などにおける傷病の治療に要する費用を推計したものである。国民医療費には，診療費・調剤費・訪問看護療養費などは含まれる。しかし，正常な妊娠や分娩に要する費用，健康の維持・増進を目的とした健康診断・予防接種の費用などは含まれない。平成 26 年度では，国民医療費の総額は 408,071 億円，人口 1 人当たりの国民医療費は 321,100 円であった。医科診療医療費は 292,506 億円であった。疾患別では，悪性新生物で 34,488 億円，高血圧性疾患で 18,513 億円，脳血管疾患で 17,821 億円，糖尿病で 12,196 億円，虚血性心疾患で 7,430 億円である。これらの合計で 90,448 億円となり，医科診療医療費の 30.9％を占めている。

人口動態統計は，出生，死亡，死産，婚姻，離婚などの動きを，厚生労働省が毎年全数調査した結果を集計したものである。人口の規模や構造は，出生，死亡，婚姻，移動などで変化する。人口動態統計は，一定期間内における人口の変動の調査である。統計法に基づく基幹統計であり，毎年

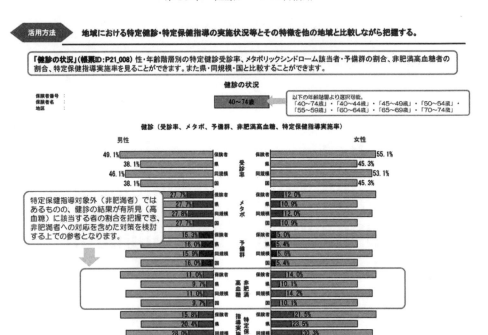

図 10.11 特定健診・特定保健指導の実施状況
出典：文献(11)，p.27 より引用

実施される悉皆調査（全数調査）である。

　人口動態統計では，市町村が住民からの届出（出生届，死亡届など）をもとに人口動態調査表を作成し，それを厚生労働省が集計する。人口動態統計は業務統計であり，調査統計と比較するとデータ収集の費用が少ないなどの利点がある。

　出生動向の指標には，出生率や合計特殊出生率がある。出生数の推移をみると，昭和30年代は，ほぼ160万人台であった。近年は，出生数の高い25～34歳の女性人口の減少する中，100万人台で推移している。また，合計特殊出生率は，都道府県の間の差が大きい。

$$出生数 \;=\; 出産数 - 死産数$$

$$出生率（人口千対）\;=\; \frac{1年間の出生数}{その年の人口} \times 1000$$

　死亡動向の指標には，死亡数や死亡率がある。死因統計は，WHOの「疾病及び関連保健問題の国際統計分類第10回修正」(ICD-10)に準拠して作成された分類表により，分類されている。死亡診断書は，死因統計の基礎データになっている。死亡率は，ゆるやかな増加傾向にある。

$$死亡率（人口千対）\;=\; \frac{1年間の死亡者数}{総人口} \times 1000$$

　平成28年の出生数は976,979人である。合計特殊出生率（15～49歳までの女性の年齢別出生率

を合計したもの)は，1.44 である。1990 年には，出生数は 122 万人で，合計特殊出生率は 1.75 であった。

平成 28 年の死亡総数は 1,307,765 人である。主要 4 死因(悪性新生物 372,801 人，心疾患 197,807 人，肺炎 119,206 人，脳血管疾患 109,233 人)による死亡数は，死亡総数の約 6 割を占める。平成 23 年(2011 年)に，脳血管疾患を抜いて肺炎が第 3 位になり，順位が入れ替わった。部位別の悪性新生物の死亡順位は，男女ともに，肺，胃，大腸が上位を占めている。肺がんは，男女差が大きい。

患者調査は，病院及び診療所(医療施設)を利用する患者の傷病の状況等の実態を明らかにするために行う。全国の医療施設を利用する患者を対象とし，病院の入院は二次医療圏別，病院の外来及び診療所は都道府県別に層化無作為抽出した医療施設を利用した患者を調査する(標本調査)。統計法に基づく基幹統計であり，3 年に 1 回，医療施設静態調査と同時期に実施される。患者調査では，性別，出生年月日，患者の住所，入院・外来の種別，受療の状況，診療費等支払方法，紹介の状況等を調査する。患者調査からは，推計患者数，受療率，平均在院日数などがわかる。

平均在院日数は，調査対象期間中に退院した患者の在院日数の平均である。**推計患者数**は，調査日(1 日)に当該疾病で医療機関を受療した人数であり，**受療率**は，推計患者数を人口 10 万対であらわした数であり，入院受療率と外来受療率がある。

$$受療率(人口 10 万対) = \frac{推計患者数}{推計人口} \times 100,000$$

総患者数(傷病別推計)は，調査日現在において，継続的に医療を受けている者(調査日には医療施設で受療していない者を含む)の数を次の算式により推計したものである。

総患者数 = 入院患者数 + 初診外来患者数 + 再来外来患者数 × 平均診療間隔 × 調整係数(6/7)

平成 26 年の患者調査では，全国の入院受療率は 1,038，外来受療率は 5,696 である。つまり，調査日に人口の約 1 %が入院しており，約 5.7%が外来を受診していることを示す。年齢階級別の受療率を見ると，入院では 90 歳以上が最も高く 8,412 であり，5～9 歳と 10～14 歳が最も低く 92 である。外来では，80～84 歳が最も高く 12,606 であり，15～19 歳が最も低く 1,937 である。図 10.12 は，入院・外来別の受療率をグラフにしたものである。また，生活習慣病の医療機関を受診している総患者数は，高血圧性疾患で 1101 万人，糖尿病で 317 万人，心疾患(高血圧性のものを除く)で 173 万人，脳血管疾患で 118 万人，悪性新生物で 163 万人であった。

国民生活基礎調査は，国民の健康，医療，福祉，年金，所得等国民生活の基礎的事項を世帯面から総合的に把握することを目的とした調査である。統計法に基づく基幹統計であり，毎年実施される標本調査である。3 年ごとに大規模調査が実施される。国民生活基礎調査は，層化無作為抽出法により行われる。国民生活基礎調査は，国民の側から見た傷病統計という意味合いもある。

調査事項は，世帯票(世帯の状況，出生年月，就業状況，公的年金の状況等)，健康票(自覚症状，通院，健康意識等)，介護票(介護が必要な者の性別・出生年月，要介護度，原因等)，所得票

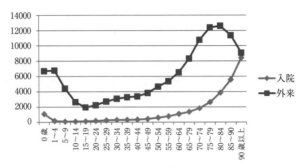

図 10.12 年齢階級別にみた受療率（人口 10 万対）
出典：文献(12)，表 4 を参考にして作成

（前年の所得・課税状況等），貯蓄票（貯金現在高等）である。このうち，健康票，介護票，貯蓄票は大規模調査のみで実施する。入院者を除く世帯員のうち，病気やけが等で自覚症状のある者（有訴者）の人口千人当たりの割合（有訴者率）や，傷病で通院している者（通院者）の人口千人当たりの割合（通院者率）などを調査している。

平成 28 年の国民生活基礎調査によると，病気やけが等の自覚症状のある者（有訴者）は，人口千人当たり 305.9（有訴者率）となっている。

国民健康・栄養調査は，健康増進法に基づいて，毎年実施される標本調査である。国民の身体の状況，栄養素等摂取量，生活習慣の状況を明らかにすることを目的にしている。調査内容は，身体状況調査，栄養摂取状況調査，生活習慣調査である。身体状況調査では，身長，体重，腹囲，血圧，血液検査，問診などの調査を行う。問診では，血圧，コレステロール，中性脂肪，血糖などを下げる薬を飲んでいるか，糖尿病を指摘されているかなどを聞き取る。栄養摂取状況調査では，世帯状況，栄養摂取状況，食物摂取状況，1 日の身体活動量などの調査を行う。生活習慣調査では，食生活，身体活動，休養（睡眠），飲酒，喫煙などの生活習慣全般についての調査を行う。

平成 28 年の国民健康・栄養調査では，糖尿病が強く疑われる者は推計 1000 万人と増加傾向であ

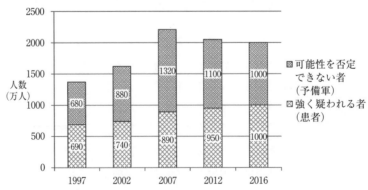

図 10.13 糖尿病を強く疑われる者と可能性を否定できない者の推計数
出典：文献(13)，図 2 を参考にして作成

る。しかし，可能性を否定できない者は平成19年調査と比較すると減少傾向にあり推計1000万人であった。図10.13に，これらの推移を示す。また，生活習慣病のリスクを高める量を飲酒している者の割合は，男性で14.6%，女性で9.1%であった。生活習慣病のリスクを高める量は，1日当たりの純アルコール摂取量が男性で40g以上（毎日2合以上程度の飲酒），女性で20g以上である。

10.3.5 政府統計ポータルサイト（e-Stat）

政府統計ポータルサイト（e-Stat）は，日本の政府統計に関する情報のワンストップサービスを実現することを目指したポータルサイトである（図10.14）。これまで各府省等が独自に運用するＷｅｂサイトに散在していた統計関係情報を集約したものがe-Statである。社会の情報基盤である統計結果を誰でも利用しやすいかたちで提供することを目指し，各府省等が登録した統計表ファイル，統計データ，調査票項目情報，統計分類等の各種統計関係情報を提供している。

このポータルサイトでは，主要な統計（基幹統計は，統計・調査名）をクリックすると，一覧が表示される。基幹統計は，統計法により定められた，国勢調査によって作成される国勢統計，国民経済計算（SNA）などの行政機関が作成する重要な統計である。政府統計全体から探す場合は，府省名をクリックすると，所管の政府統計（調査結果）の一覧が表示される。

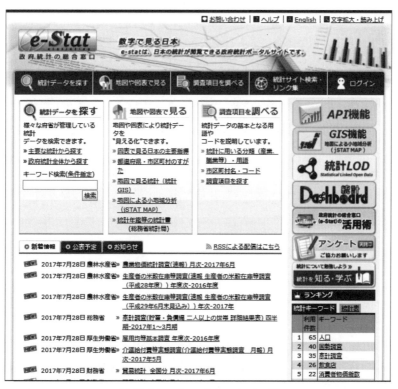

図10.14　e-Statのホームページ
http://www.e-stat.go.jp/ （2017年12月28日アクセス）

10.4 地域の健康課題の分析

10.4.1 保健統計の指標

保健政策・施策を進めていく場合は，まず，地域診断を行う。地域診断の代表的な保健統計の指標としては，平均寿命，健康寿命，年齢調整死亡率，標準化死亡率（SMR）などがある。また，データの分布の基本としては，正規分布やzスコアがある。

保健・医療データの集計結果を地域別に比較する場合には，地域の特性による違いを排除する必要がある。死亡に関する値を取り扱うのであれば，死亡者数を直接比較するのではなく，対人口当たりの死亡率を利用することで人口規模を調整することができる。しかしながら，地域には人口の年齢構成にも差異があり，これも調整して比較する必要がある。

平均余命は，x歳の生存者がその後生存する年数の平均値である。**平均寿命**は，0歳の平均余命である。**生命表**は，ある期間における死亡状況が今後変化しないと仮定したときに，各年齢の者が1年以内に死亡する確率や平均してあと何年生きられるかという期待値などを死亡率や平均余命などの指標（生命関数）によって表したものである。生命表には，完全生命表と簡易生命表の2種類がある。完全生命表は，国勢調査による日本人人口（確定数）や人口動態統計（確定数）をもとに5年ごとに作成される。簡易生命表は，推計人口による日本人人口や人口動態統計月報年計（概数）をもとに毎年作成される。第22回完全生命表（平成27年）は，平成27年国勢調査による確定人口（日本人人口），人口動態統計確定数（平成27年死亡数，平成26年と平成27年出生数）を基礎資料として作成された。第22回完全生命表によると平均寿命は，男80.75年，女86.99年である。平成28年の簡易生命表によると，男性の75.1%，女性の87.8%が，75歳まで生存する。

健康寿命は，健康上の問題で日常生活が制限されることなく生活できる期間のことである。平成25年の健康寿命は，男性71.19歳，女性74.21歳である。平均寿命と健康寿命の差が日常生活に制限のある不健康な期間を意味する。

年齢調整は，ある指標の値を年齢構成が同一であった場合に期待される値に調整することである。死亡率や高血圧症の割合など年齢により異なる指標について，地域間や年次間の差や変化を比較する場合は，年齢調整をしてから比較する必要がある。国内のデータに関しては，基準となる人口構成に，昭和60年モデル人口（昭和60年国勢調査人口をベースにし，特殊要因を除去したもの。図10.15に示す）が使用されることが多い。

年齢調整死亡率は，観察集団の年齢階級別死亡率と，基準人口の年齢構成を用いて算出するものである。基準人口には昭和60年モデル人口を使用している。年齢調整死亡率は，観察集団の年齢階級別人口が基準人口と同一であると仮定した死亡率を表す。

10.4 地域の健康課題の分析

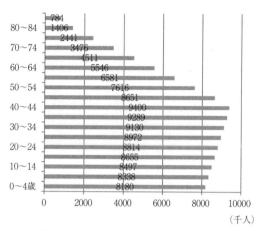

図 10.15 基準人口（昭和 60 年モデル人口）

$$\text{年齢調整死亡率} = \frac{\Sigma((\text{基準集団の年齢階級別人口}) \times (\text{観察集団の年齢階級別死亡率}))}{\text{基準集団の総人口}} \times 1000$$

標準化死亡率 SMR は，観察集団の死亡数が，期待死亡数（観察集団が基準集団の年齢別死亡率に従って死亡した場合の死亡数）よりもどのくらい大きいか・小さいかを示す指標である。SMR は，観察集団の年齢階級別の死亡率を使用しないで，年齢構成の影響を除去して死亡率を算出する。

$$\text{SMR} = \frac{\text{観察集団の現実の死亡数}}{\text{期待死亡数}} \times 100$$

期待死亡数 $= \Sigma \{(\text{観察集団の年齢階級別人口}) \times (\text{基準集団の年齢階級別死亡率})\}$

SMR が 100 を超えれば，平均より死亡率が高いと判断され，100 未満の場合は死亡率が低いと判断される。

例として，疾患 A の X Y 地方の死亡状況と全国の平均死亡数が次のような場合の SMR を計算してみる（表 10.4）。

X Y 地方の疾患 A の死亡数 = 711 人

$$\text{SMR} = \frac{711}{696.9} \times 100 = 102.0$$

この結果から，X Y 地方の疾患 A による死亡率は，全国平均より高いことがわかる。

表 10.4 SMR 計算例

年齢階級	全国平均死亡率（人口 10 万対）	ＸＹ地方人口（10 万人）	期待死亡数
0～14 歳	1.1	3.1	3.4
15～39 歳	4.2	7.3	30.7
40～64 歳	48.7	6.7	326.3
65 歳以上	210.3	1.6	336.5
計			696.9

正規分布は，自然現象，社会現象の中でよく見受けられる分布である．例えば，身長の分布，体重の分布，想定誤差の分布などは，正規分布に近い分布をすることが知られている．正規分布には，次のような特徴がある．

1　形状は，左右対称で釣鐘型をした単峰性の曲線
2　平均値と標準偏差の二つの値でその形状が決定
3　平均値，中央値，最頻値の三つの値が一致

代表的な区間の確率は，次のようになる（図 10.16）．

（平均値）から（平均値＋標準偏差）の区間の確率は，0.341（34.1％）

（平均値）から（平均値＋ 2 ＊標準偏差）の区間の確率は，0.471（47.7％）

（平均値－標準偏差）から（平均値＋標準偏差）の区間の確率は，0.682（68.2％）

標準正規分布は，平均値 0，標準偏差 1 の正規分布である．**標準得点（z スコア）**は，個々のデータの値を全体の中で位置付けするものである．標準得点は，各々の値の偏差（データの値－平均値）を標準偏差で基準化したものである．**偏差値**は，標準得点を平均が 50 点，標準偏差が 10 点になるように変換した値である．

$$標準得点 = \frac{データ値 - 平均値}{標準偏差}$$

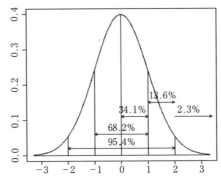

図 10.16　標準正規分布の形状と代表的な区間の分布確率

偏差値 = 標準得点 × 10 + 50

標準得点や偏差値は，全体の中での相対的な位置を示し，平均値や標準偏差（分散）のバラツキに影響されない値である。

10.4.2 健康課題分析の例

自治体の健康増進計画などの健康政策の推進では，最初に，対象集団の健康課題の明確化（地域診断）を行い，到達すべき具体的な目標を設定し，一定期間ごとに目標到達の度合や費用を評価して計画の見直しを行うというPDCAサイクルを展開する。

自治体などの保健事業の実施では，住民へのインタビューなどの質的データの分析も有効である。しかしながら，ここでは量的データの分析に関する説明を行う。量的データに基づく生活習慣病対策では，生活習慣病全般の地域特性，特定健診・特定健康指導，重症化予防対策，介護予防；医療介護連携，医療費適正化などの現状把握と事業立案・評価が考えられる。量的データの分析においては，多種多様な指標の相互関係，特に上下関係（原因〜結果）を意識する必要がある。具体的には，最上位の指標に平均寿命や健康寿命があり，これらを直接規定する要因として死因別死亡率などがある。死因別死亡率は受療状況，罹患状況，生活習慣などのリスク要因の影響を受けている（図10.17）。

市町村において，健康課題を把握する場合，まず，自らの都道府県の日本全国での位置付けを把握すると理解しやすい。都道府県での特徴把握では，都道府県の平均寿命，健康寿命，死因別年齢調整死亡率，疾患別入院・外来年齢調整受療率などを確認することになる。そして，健康問題の要因を他の統計や調査から調べる。例えば，複数年にわたる特定健診の結果から，高血圧症，糖尿病の有所見者数の推移の把握を試みることができる。これらのデータは，政府統計ポータルサイ

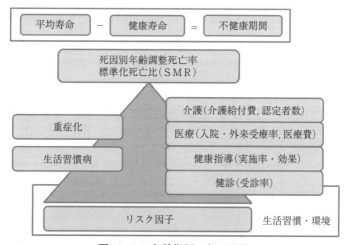

図 10.17 各種指標の相互関係
出典：文献(14)，p.17 より引用

ト（e-Stat）から入手できる。具体的には，都道府県別生命表，人口動態特殊報告・都道府県別年齢下級別死亡率，患者調査，国民健康・栄養調査，都道府県健康・栄養調査などから入手できる。また，国立保健医療科学院の，「地方自治体における生活習慣病関連の健康課題把握のための参考データ・ツール集」の「各種統計資料等からみた都道府県の健康状態の特徴要約」からも入手できる。

ここでは，対象集団の平均寿命，健康寿命，死因別年齢調整死亡率の把握（例1）と，介護保険データから対象集団の介護状況の特徴の把握（例2）を紹介する。

(1) 例1：平均寿命，健康寿命，死因別年齢調整死亡率の把握

T県の平均寿命，健康寿命，死因別年齢調整死亡率について，日本全国における位置づけを確認してみる。利用するデータは，都道府県別生命表（e-Statから），健康寿命（厚生労働省研究班から），死因別年齢調整死亡率（e-Statから）である。ここでは，国立保健医療科学院が作成した平成22年の平均寿命，健康寿命，年齢調整死亡率（全死因，悪性新生物，心疾患，虚血性疾患，脳血管疾患）に関するT県の都道府県特徴要約を使用する（図10.18）。この要約からは，次のようなことが読み取れるだろう。「全死因の年齢調整死亡率は男女共に高い。女性の平均寿命が短く，健康寿命は長い。虚血性心疾患や脳血管疾患の年齢調整死亡率が男女共に高い。（実際の分析判断では，他の多くの情報と共に行う必要がある。）」

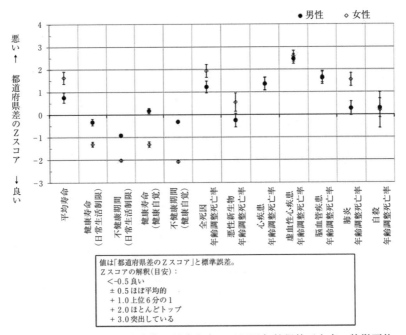

図10.18　平成22年平均寿命・健康寿命・死因別年齢調整死亡率の特徴要約
出典：文献(15), p.9より引用

⑵　例 2 ：対象集団の介護状況の特徴の把握

対象集団の介護状況の特徴を介護保険データから確認してみる。地域の介護の状況を把握したい場合は，最初に，全国の介護の状況を把握しておくとよい。利用するデータは，介護保険事業報告，国勢調査，KDB データである。まず，平成 27 年度介護保険事業報告と平成 27 年国勢調査の結果より，全国の年齢階級別・要介護レベル別人数（図 10.19）を把握する。これから，年齢とともに要介護度は急上昇することが明らかになる。さらに，KDB システムの「要介護（支援）者有病状況」帳票を利用すると，要介護（支援）度別に有病所見者割合を確認することができる（図 10.20）。これにより，要介護状況と生活習慣病との関連を把握できる。

図 10.19　年齢階級別・要介護レベル別受給者割合
（平成 27 年国勢調査「平成 27 年度介護保険事業報告」を参考にして作成）

活用方法　要介護（支援）者における、有病割合の大きい疾病や有所見割合の大きい項目を確認し、高齢期の要介護状態と生活習慣病との関連（重症化や要介護状態に至る要因）を把握するとともに、介護予防事業の展開につなげる。

「要介護（支援）者有病状況」（帳票ID：P24_002）要介護（支援）認定者※における有病状況を見ることができます。

要介護（支援）者有病状況

1号被保険者 (%)

認定者／有病状況	要支援1 272	要支援2 381	要介護1 451	要介護2 489	要介護3 340	要介護4 311	要介護5 271	計 2,515
糖尿病	57 (20.6)	62 (18.6)	82 (19.4)	78 (17.3)	61 (17.8)	46 (17.0)	28 (11.0)	414 (17.6)
（再掲）糖尿病合併症	8 (3.3)	12 (3.9)	19 (4.8)	20 (4.5)	13 (4.5)	8 (2.7)	2 (0.9)	82 (3.7)
心臓病	131 (51.0)	176 (48.2)	205 (48.0)	225 (50.6)	184 (55.4)	143 (48.9)	130 (48.4)	1,194 (50.0)
脳疾患	36 (14.1)	58 (16.3)	86 (19.5)	115 (25.6)	72 (22.7)	86 (28.7)	84 (32.8)	537 (22.6)
がん	15 (6.2)	29 (7.5)	26 (7.0)	32 (6.1)	17 (5.7)	22 (6.4)	8 (3.4)	149 (6.2)
精神疾患	40 (15.8)	46 (13.2)	124 (29.5)	110 (24.9)	104 (30.0)	80 (26.0)	74 (28.5)	578 (24.2)
筋・骨疾患	135 (51.2)	191 (51.7)	185 (42.3)	203 (43.4)	144 (43.7)	115 (37.8)	85 (34.3)	1,058 (43.7)
難病	0 (0.0)	0 (0.0)	0 (0.0)	0 (0.0)	0 (0.0)	0 (0.0)	0 (0.0)	0 (0.0)
その他	145 (56.0)	187 (50.8)	220 (50.5)	239 (53.0)	183 (55.4)	146 (49.8)	119 (45.6)	1,239 (51.7)
計	559 (214.9)	749 (206.2)	928 (216.1)	1,002 (221.0)	765 [illegible]	638 (214.6)	528 (203.9)	5,169 (215.9)

2号被保険者

要介護2 21	要介護3 12	要介護4 11	要介護5 15	計 102
2 (9.8)	2 (20.8)	2 (18.2)	2 (14.3)	12 (12.9)
1 (4.9)	1 (8.3)	1 (9.1)	0 (0.0)	5 (4.5)
6 (29.3)	7 (58.3)	5 (45.5)	3 (21.4)	31 (30.7)
4 (24.4)	4 (41.7)	4 (36.4)	3 (21.4)	20 (21.8)
0 (0.0)	1 (4.2)	0 (4.5)	0 (0.0)	3 (3.0)
1 (4.9)	2 (29.2)	4 (27.3)	5 (35.7)	15 (15.8)
3 (14.6)	2 (20.8)	3 (27.3)	3 (21.4)	19 (18.8)
0 (0.0)	0 (0.0)	0 (0.0)	0 (0.0)	0 (0.0)

※「受給者台帳」に登録されている被保険者に限る。

ヒント
■ 2号被保険者の有病状況も確認可能です。
■ 1号被保険者と2号被保険者の有病状況を比較することにより、予防活動の重要性を見出すことができます。

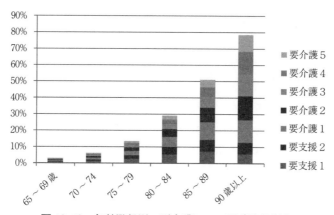

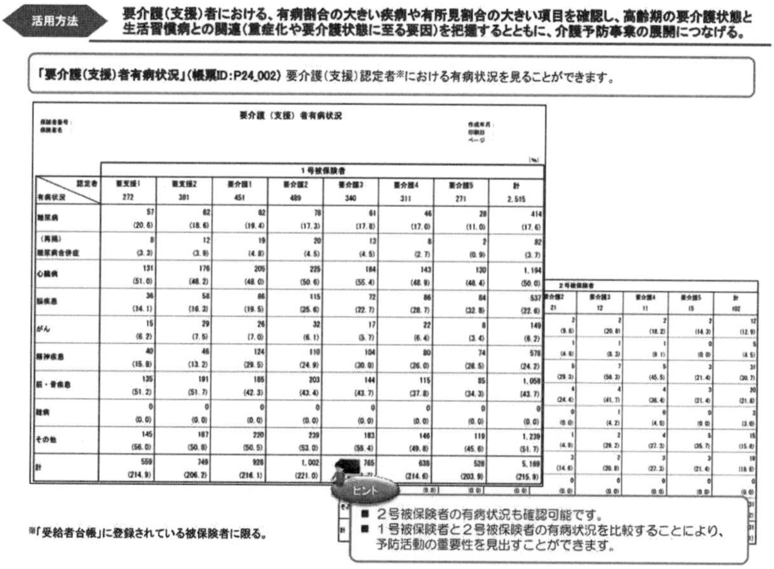

図 10.20　要介護者の有病状況
出典：文献(11)，p. 55 より引用

文献・Webサイト

(1) 柴山盛生, 遠山紘司,「問題解決の進め方」, 放送大学, 2012
(2) 福富和夫, 橋本修二,「保険統計・疫学（改訂4版）」, 南山堂, 2008
(3) 伊庭幸人他,「岩波データサイエンス Vol.4（地理空間情報処理）」, 岩波書店, 2016
(4) Riccardo Mazza,「情報を見える形にする技術」, Springer, 2011
(5) J. Han, M. Kamber, "Data Mining Concepts and Technologies", Morgan Kaufmann Publishers, 2001
(6) 厚生労働統計協会,「厚生統計テキストブック第6版」, 2014
(7) 大園博美,「よくわかる最新データウェアハウスの基本と仕組み」, 秀和システム, 2002
(8) 厚生労働省,「データヘルス計画作成の手引き（1.0版）」, 2014
(9) 厚生労働省, データヘルス計画の推進について,
http://www.mhlw.go.jp/file/05-Shingikai-10901000-Kenkoukyoku-Soumuka/0000052439_1.pdf
（2018年2月4日アクセス）
(10) 厚生労働省, 第1回 NDB オープンデータ,
http://www.mhlw.go.jp/stf/seisakunitsuite/bunya/0000139390.html（2018年2月4日アクセス）
(11) 国民健康保険中央会, ［2015.01.26］国保データベース（KDB）システム活用マニュアル（ver.1.2）,
https://www.kokuho.or.jp/hoken/public/hokenannouncement.html（2018年2月4日アクセス）
(12) 厚生労働省, 平成26年（2014）患者調査の概況,
http://www.mhlw.go.jp/toukei/saikin/hw/kanja/14/（2018年2月4日アクセス）
(13) 厚生労働省, 平成28年国民健康・栄養調査報告,
http://www.mhlw.go.jp/bunya/kenkou/eiyou/dl/h28-houkoku.pdf（2018年2月4日アクセス）
(14) 国立保健科学医療院, 地方自治体における生活習慣病関連の健康課題把握のための参考データ・ツール集,「自治体における生活習慣病対策推進のための健診・医療・介護等. データ活用マニュアル（2016）」,
https://www.niph.go.jp/soshiki/07shougai/datakatsuyou/（2018年2月4日アクセス）
(15) 国立保健医療科学院, 地方自治体における生活習慣病関連の健康課題把握のための参考データ・ツール集,「平成22年 平均寿命, 健康寿命, 死因別年齢調整死亡率」,
https://www.niph.go.jp/soshiki/07shougai/datakatsuyou/（2018年2月4日アクセス）
(16) 厚生労働省,「平成27年度介護保険事業報告」

索　引

ア

アカウント　130
あじさいネット　160
アスキーコード　11
アドレス　16
アレルギー情報　114
暗号　48
暗号化　48
安全管理　186, 189

イ

イーサネット　37
医事システム　137
医事統計　143
医師法　77
一般名　170
一般用医薬品　170
医の倫理綱領　71
医薬分業　173
医療機能分化　159
医療情報　1
医療情報システム　2
医療情報システムの安全管理　85
医療情報の特性　81
医療情報の取扱い　74
医療データの収集　104
医療におけるリスク　189
医療におけるリスクマネージメント　191
医療のデータ処理プロセス　83
医療保険　138
医療用医薬品　170
インターネット　43

ウ

インフォームド・コンセント　108
ウイルス防止　129
ウエアラブル端末　168

エ

エビスディックコード　18

オ

オーダエントリシステム　93
オーダエントリシステムでの運用　97
お薬手帳　172
オペランド　15
オペレーティングシステム　20

カ

介護情報システム　166
介護保険　139
介護保険制度　164
改ざん　48
概念スキーマ　59
外部記憶装置　18
外部スキーマ　59
外部バス　25
開放型システム間相互接続　28
外来カルテ管理　142
外来診療予約システム　112
拡張バス　25
過去カルテエリア　114
画像検査オーダ　96
稼働率　132
加入電話回線　42

紙カルテでの運用　97
可用性　47
カルテ庫　142
看護勤怠管理システム　109
看護システム　148
看護者の倫理綱領　72
看護プロファイル　106
患者受付　141
患者誤認　111
患者自己管理システム　169
患者属性情報エリア　114
患者調査　207
患者の動線　99
完全性　47

キ

記憶装置　18
機械語　15, 16
疑義照会　173
企業のデータ処理プロセス　83
技術的安全対策　86
基数　7
基数記数法　7
基数変換　7
機密性　47
給食オーダ　150
給食システム　150
業務系データベース　193
業務災害補償保険　139
禁忌　171

ク

空腹時血糖　122
位取り記数法　7
クリティカル・パス　3
クリニカルパス　107
グローバルネットワーク　42

ケ

血液検査　114
血液，生化学などの検査　147
健康課題　213
健康管理アプリ　168
健康寿命　210
健康日本21（第2次）　201
検査オーダ関連システム　145
検査項目シート　116
検査センター　104
検査予約システム　112
検体検査オーダ　95
見読性　75

コ

公開鍵暗号方式　50
公開鍵基盤　51
交換規約　180
高信頼性システム　130
構造化　101
高速回線　43
後発医薬品　172
効率と倫理　83
国民医療費　205
国民健康・栄養調査　208
国民健康保険団体連合会　139
国民生活基礎調査　207
個人情報保護　69
固定小数点表示　19
固定ディスク　25
コネクタ　45
雇用保険　139
コロプレスマップ　199
コンセプト・ハイアラーキ　195
コンピュータの遠隔操作　15

サ

細菌検査システム　147
再診　141

シ

シーザー暗号　48
ジェネリック医薬品　172
時間的粒度　81
磁気ディスク装置　19
磁気テープ装置　22
時系列性　81
時系列表示　123
自己責任　88
自己負担　125
資材部　156
システム管理　129
システム・バス　25
実テーブル　56
自動再診受付　141
自動再診受付機　141
シフト暗号　49
社会保険診療報酬支払基金　139
社会保険制度　138
収益性　188
主記憶装置　18
出力装置　23
受療率　207
情報系データベース　193
情報セキュリティ　46
情報の一元管理　100
情報の検索　45
情報の単位　6
初期化　20
食事オーダ　96
初診受付　141
処方オーダ　94
処方チェック機能　109

シリアルインタフェース　24
人口動態統計　205
真正性　75
人的安全対策　85
信頼性　131
真理値表　13
診療ガイドライン　81
診療科外来受付　142
診療支援機能　109
診療情報　80
診療報酬明細書　143
診療録　77

ス

スイッチング・ハブ　41
数値部　12
スキーマ　58
スロッテッド・リング方式　37

セ

正規化　10, 64
正規分布　212
生体情報　80
生理検査オーダ　95
セクタ　19
セットオーダ機能　109
先発医薬品　172

ソ

相互運用性　84
操作コード部　15
ゾーン部　12
組織的安全管理対策　85
ソフトウエア　5

タ

ターミネータ　40
ダイアルアップ・サーバ　45

退院時看護サマリ　107
第三の波　1
多様性　82

チ

地域医療支援病院　159
地域保険　138
地域密着型サービス　164
地域連携医療　160
地域連携クリニカルパス　161
チャーノフの顔　199
中央処理装置　15
注射オーダ　94
長期間蓄積　101
調剤薬局　173

テ

ディジタル署名　50
データウエアハウス　187, 193, 194
データキューブ　196
データ転送手順　36
データベース　51
データヘルス計画　200
データマイニング　187
デコードフェーズ　17
デフラグ　21
デフラグメンテーション　21
電子化3原則　86
電子カルテシステム　99
電子カルテの普及率　88
電子証明書　51
電子署名　50
電磁波盗聴　47
電子メール　45
転送時間　20
添付文書　171
テンプレート　123

ト

統合的ビュー　101
トークン・リング方式　37
特定機能病院　159
特定健康診査　200
特定保健指導　200
トポロジー　34
ドメイン名　32
トラック　19
トランシーバ　40
ドリルダウン　196

ナ

内視鏡システム　117
内部記憶装置　18
内部スキーマ　59
内部バス　25
なりすまし　48

ニ

入出力インタフェース　23
入力支援機能　123
入力装置　22
認証　50
認証局　50

ヌ

盗み聴き　47
盗み見　47

ネ

ネットワーク　27
ネットワーク機能　130
ネットワークプロトコル　28
年金保険　138
年齢調整死亡率　210

ハ

バーコード　111
ハードウエア　5
排他的論理和　14
パケット　30
パケット交換回線　42
箱ヒゲ図　197
バス　25
バス幅　25
パスワード管理　129
パック形式　12
ハブ　41
バリアンスの発生　108

ヒ

光磁気ディスク装置　21
ヒストグラム　197
非同期転送モード　39
秘匿性　82
秘密鍵暗号　49
ビュー表　56
ヒューマンコンピュータインタラクション　134
病院管理　185
病院経営管理指標　188
標準化　84
標準得点　212
病床管理システム　109
病理検査システム　148
病歴システム　151

フ

ファイアウォールサーバ　44
ブール代数　13
フエッチフェーズ　16
フォーマット　20, 183
復号化　48
服薬情報提供書　173

物品管理システム　155
物理的安全対策　85
物理フォーマット　20
浮動小数点表示　10
プライベートアドレス　33
フラグメンテーション　20
フラッシュメモリデバイス　21
ブリッジ　41
ブルータ　41
フローシート（熱型表）　106
ブロードバンド　43
プロキシサーバ　44
プログラム　15
プログラム内蔵方式　5
ブロック　19
ブロック化因数　20
プロトコル　28
プロトコルスイート　31

ヘ

平均寿命　210
平行座標　199

ホ

包括化　101
放射線情報システム　152
訪問看護業務支援システム　167
保険情報　125
保険請求　143
補助記憶装置　19
補数　9
保存性　75
本日カルテエリア　114

マ

マスター管理　143
マルチプロトコル・ルータ　41
マルチメディア性　81

索引

慢性疾患管理　104

ミ

ミニマム項目セット　163

メ

命令サイクル　16
命令制御　16
命令の実行フェーズ　17
メール・サーバ　44

モ

モダリティ　153
モデル人口　210
問題指向型診療記録　78

ヤ

薬剤誤認　110
薬剤システム　148
薬剤名入力画面　119
薬歴管理　176
薬効分類　170

ユ

輸血オーダ　96
ユニコード　12

ヨ

要介護状態　164
要介護度認定支援情報システム　167
要支援状態　164
要指導医薬品　170

リ

リスクマネージメント　189
リピータ　40
リマインダー機能　110
利用者管理　130

臨床検査システム　145
臨床検査室システム　147
倫理綱領　70

ル

ルータ　41
ルーティング・テーブル　41

レ

レーダチャート　196
レセプト　143, 201
レセプト電算処理（レセ電算）システム　144
レセプトの電算化　89

ロ

漏洩　47
ローカルアドレス　33
ローテーション時間　20
ロールアップ　196
論理　6
論理回路　13
論理素子　13
論理代数　13
論理フォーマット　20

ワ

ワークシート（看護スケジュール）　106
ワークフロー管理システム　98

英数字・略称

ADL　107
ARPANET　30
ASCIIコード　11
ATM　39
BCDコード　12
BYOD　86
CD装置　21
CPU　15

索　引

Critical Path　*3*
CSMA／CD方式　*36*
DB　*53*
DELETEコマンド　*64*
DICOM　*153*
Do入力　*125*
DRG-PPS　*3*
DVD装置　*21*
EBCDICコード　*167*
e-Stat　*209*
FDDI　*38*
HbA1c　*122*
HL7　*180*
HOTコード　*182*
ICD　*151, 181*
INSERTコマンド　*62*
IPアドレス　*32*
ISDN　*42*
JISコード　*11*
JJ1017　*182*
JLAC10　*182*
KDB　*204*
LAN　*34*
LANサーバ　*43*
LANの種類　*37*
MTBF　*132*
MTTR　*132*
NDB　*202*
NIC　*40*
OSI　*28*
OSI基本参照モデル　*28*
PACS　*153*
PDCAサイクル　*191*
POMR　*78*
RAID　*131*
RIS　*152*
SCSI　*24*
SELECTコマンド　*61*
SMR　*211*
SOAP形式　*78*
SPD　*155*
SS-MIX　*160*
TCP/IP　*30*
UPDATEコマンド　*63*
UPS　*131*
USB　*24*
WAMネット　*167*
WAN　*42*
WWWサーバ　*18*
2進数　*6*
3点認証方式　*112*
8進数　*7*
10進数　*6*
16進数　*7*

Memorandum

Memorandum

Memorandum

〈著者紹介〉

樺澤　一之（かばさわ　かずゆき）
1974年　東京電機大学大学院博士課程単位取得満期退学
　　　　東京都老人総合研究所研究員，順天堂大学医学部生理学第二講座助手，
　　　　順天堂大学医学部講師，国際医療福祉大学保健学部教授，
　　　　国際医療福祉大学大学院博士後期課程教授を経て
現　在　大東文化大学スポーツ健康科学部看護学科　特任教授　医学博士

豊田　修一（とよだ　しゅういち）
1980年　三洋電機㈱入社（当時　東京三洋電機）
　　　　文字認識システム，医療情報システムの研究開発に従事
2001年　徳島大学大学院工学研究科システム工学専攻博士課程単位取得退学
　　　　国際医療福祉大学医療福祉学部助教授を経て
現　在　上武大学看護学部　教授　工学博士

医療情報学入門　第2版
Introduction to Medical Informatics
2nd edition

2006年9月5日　初　版1刷発行
2016年2月25日　初　版9刷発行
2018年3月25日　第2版1刷発行
2022年2月25日　第2版3刷発行

著　者　樺澤一之　Ⓒ 2018
　　　　豊田修一

発　行　共立出版株式会社／南條光章
　　　　東京都文京区小日向4丁目6番19号
　　　　電話　東京(03)3947-2511番（代表）
　　　　郵便番号112-0006
　　　　振替口座 00110-2-57035番
　　　　URL　www.kyoritsu-pub.co.jp

印　刷　星野精版印刷
製　本　協栄製本

一般社団法人
自然科学書協会
会　員

検印廃止
NDC 490.7, 007.3
ISBN978-4-320-12431-8　Printed in Japan

JCOPY ＜出版者著作権管理機構委託出版物＞
本書の無断複製は著作権法上での例外を除き禁じられています．複製される場合は，そのつど事前に，
出版者著作権管理機構（TEL：03-5244-5088，FAX：03-5244-5089，e-mail：info@jcopy.or.jp）の
許諾を得てください．

編集委員：白鳥則郎（編集委員長）・水野忠則・高橋　修・岡田謙一

未来へつなぐデジタルシリーズ

❶ インターネットビジネス概論 第2版
　片岡信弘・工藤　司他著‥‥‥‥208頁・定価2970円

❷ 情報セキュリティの基礎
　佐々木良一監修／手塚　悟編著‥244頁・定価3080円

❸ 情報ネットワーク
　白鳥則郎監修／宇田隆哉他著‥‥208頁・定価2860円

❹ 品質・信頼性技術
　松本平八・松本雅俊他著‥‥‥‥216頁・定価3080円

❺ オートマトン・言語理論入門
　大川　知・広瀬貞樹他著‥‥‥‥176頁・定価2640円

❻ プロジェクトマネジメント
　江崎和博・髙根宏士他著‥‥‥‥256頁・定価3080円

❼ 半導体LSI技術
　牧野博之・益子洋治他著‥‥‥‥302頁・定価3080円

❽ ソフトコンピューティングの基礎と応用
　馬場則夫・田中雅博他著‥‥‥‥192頁・定価2860円

❾ デジタル技術とマイクロプロセッサ
　小島正典・深瀬政秋他著‥‥‥‥230頁・定価3080円

❿ アルゴリズムとデータ構造
　西尾章治郎監修／原　隆浩他著　160頁・定価2640円

⓫ データマイニングと集合知 基礎からWeb,ソーシャルメディアまで
　石川　博・新美礼彦他著‥‥‥‥254頁・定価3080円

⓬ メディアとICTの知的財産権 第2版
　菅野政孝・大谷卓史他著‥‥‥‥276頁・定価3190円

⓭ ソフトウェア工学の基礎
　神長裕明・郷　健太郎他著‥‥‥202頁・定価2860円

⓮ グラフ理論の基礎と応用
　舩曵信生・渡邉敏正他著‥‥‥‥168頁・定価2640円

⓯ Java言語によるオブジェクト指向プログラミング
　吉田幸二・増田英孝他著‥‥‥‥232頁・定価3080円

⓰ ネットワークソフトウェア
　角田良明編著／水野　修他著‥‥192頁・定価2860円

⓱ コンピュータ概論
　白鳥則郎監修／山崎克之他著‥‥276頁・定価2640円

⓲ シミュレーション
　白鳥則郎監修／佐藤文明他著‥‥260頁・定価3080円

⓳ Webシステムの開発技術と活用方法
　速水治夫編著／服部　哲他著‥‥238頁・定価3080円

⓴ 組込みシステム
　水野忠則監修／中條直也他著‥‥252頁・定価3080円

㉑ 情報システムの開発法：基礎と実践
　村田嘉利編著／大場みち子他著‥200頁・定価3080円

㉒ ソフトウェアシステム工学入門
　五月女健治・工藤　司他著‥‥‥180頁・定価2860円

㉓ アイデア発想法と協同作業支援
　宗森　純・由井薗隆也他著‥‥‥216頁・定価3080円

㉔ コンパイラ
　佐渡一広・寺島美昭他著‥‥‥‥174頁・定価2860円

㉕ オペレーティングシステム
　菱田隆彰・寺西裕一他著‥‥‥‥208頁・定価2860円

㉖ データベース ビッグデータ時代の基礎
　白鳥則郎監修／三石　大他編著‥280頁・定価3080円

㉗ コンピュータネットワーク概論
　水野忠則監修／奥田隆史他著‥‥288頁・定価3080円

㉘ 画像処理
　白鳥則郎監修／大町真一郎他著‥224頁・定価3080円

㉙ 待ち行列理論の基礎と応用
　川島幸之助監修／塩田茂雄他著‥272頁・定価3300円

㉚ C言語
　白鳥則郎監修／今野将編集幹事・著 192頁・定価2860円

㉛ 分散システム 第2版
　水野忠則監修／石田賢治他著‥‥268頁・定価3190円

㉜ Web制作の技術 企画から実装,運営まで
　松本早野香編著／服部　哲他著‥208頁・定価2860円

㉝ モバイルネットワーク
　水野忠則・内藤克浩監修‥‥‥‥276頁・定価3300円

㉞ データベース応用 データモデリングから実装まで
　片岡信弘・宇田川佳久他著‥‥‥284頁・定価3520円

㉟ アドバンストリテラシー ドキュメント作成の考え方から実践まで
　奥田隆史・山崎敦子他著‥‥‥‥248頁・定価2860円

㊱ ネットワークセキュリティ
　高橋　修監修／関　良明他著‥‥272頁・定価3080円

㊲ コンピュータビジョン 広がる要素技術と応用
　米谷　竜・斎藤英雄編著‥‥‥‥264頁・定価3080円

㊳ 情報マネジメント
　神沼靖子・大場みち子他著‥‥‥232頁・定価3080円

㊴ 情報とデザイン
　久野　靖・小池星多他著‥‥‥‥248頁・定価3300円

＊続刊書名＊

・コンピュータグラフィックスの基礎と実践
・可視化

（価格，続刊署名は変更される場合がございます）

【各巻】B5判・並製本・税込価格

共立出版　www.kyoritsu-pub.co.jp